Schmitz
Notarzt-Einsatz!

Verlag Hans Huber
Programmbereich Medizin

W0073910

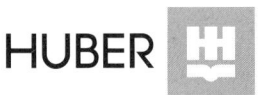

Bücher aus verwandten Sachgebieten

Mackway-Jones / Marsden / Windle
(Hrsg.)
Ersteinschätzung in der Notaufnahme
Das Manchester-Triage-System
2006. ISBN 978-3-456-84317-9

Schürch
Notfälle in der Hausarztpraxis
Von Allergie bis Zeckenbiss
2010. ISBN 978-3-456-84778-8

Tappert / Schär
Erste Hilfe kompakt
11. Aufl. 2006. ISBN 978-3-456-84178-6

Weitere Informationen über unsere Neuerscheinungen finden Sie im Internet unter
www.verlag-hanshuber.com.

Daniel Schmitz

Notarzt-Einsatz!
Ein Spielebuch für (angehende) Notärzte

Verlag Hans Huber

Anschrift des Autors:
Dr. Daniel Schmitz
Universitätsmedizin Mannheim
Institut für Anästhesiologie und operative Intensivmedizin
Theodor-Kutzer-Ufer 1–3
D-68167 Mannheim

Lektorat: Dr. Klaus Reinhardt
Bearbeitung: Ulrike Boos, Freiburg
Herstellung: Livia Schwarz
Umschlag: Claude Borer, Basel
Druck und buchbinderische Verarbeitung: AZ Druck und Datentechnik, Kempten
Printed in Germany

Bibliografische Information der Deutschen Nationalbibliothek
Die Deutsche Nationalbibliothek verzeichnet diese Publikation in der Deutschen Nationalbibliografie; detaillierte
bibliografische Daten sind im Internet über http://dnb.d-nb.de abrufbar.

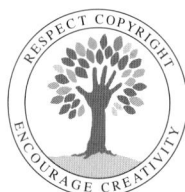

Anregungen und Zuschriften an:
Verlag Hans Huber
Lektorat Medizin
Länggass-Strasse 76
CH-3000 Bern 9
Tel: 0041 (0)31 300 4500
Fax: 0041 (0)31 300 4593
verlag@hanshuber.com
www.verlag-hanshuber.com

1. Auflage 2010
© 2010 by Verlag Hans Huber, Hogrefe AG, Bern
ISBN 978-3-456-84777-1

Inhaltsverzeichnis

Für Karin

und die Jungs auf den Spuren der Delesianer

Mein Dank gilt Martin Rembert und Michael Schöler für das kritische Durchspielen der Einsätze, Tom Terboven, Birgit Hechler und Herwig Grob für die Unterstützung der Fotoaufnahmen, Dr. Laila Schmidt für die EKG-Sammlungen und Dr. Klaus Reinhardt vom Verlag Hans Huber, ohne dessen Enthusiasmus für eine neue Idee dieses Buch nicht gedruckt worden wäre.

Vorwort

„Was sagt ein Medizinstudent, wenn man ihn bittet, das Berliner Telefonbuch auswendig zu lernen?"

Antwort: „Bis wann?"

So oder ähnlich beginnen die üblichen Witze über das scheinbar unendliche Auswendiglernen des Medizinstudiums. Und leider entspricht es auch in den meisten Fällen der Realität, dass es allein darum geht, endlose Texte, Tabellen und Bilder auswendig zu wissen. Dass aber der ärztliche Alltag später nicht nur aus Wissen, sondern vor allem aus Entscheidungen besteht, kommt im Studium oft zu kurz.

Ganz besonders zu spüren bekommt der junge Arzt/die junge Ärztin diese Diskrepanz zwischen Studiumsinhalten und den Praxisanforderungen im Notarztdienst. Dort geht es nicht darum, DNA-Sequenzen buchstabengetreu zu kennen oder Molekülstrukturen zu wissen, sondern in kürzester Zeit unter sehr begrenzten diagnostischen Möglichkeiten Entscheidungen zu treffen, von denen Menschenleben abhängen können.

Um dies zu trainieren und spielerisch abseits von ernstem Lernstress zu durchleben, wurde dieses Buch für Studenten, Rettungsdienstler, Interessierte der Notfallmedizin und (angehende) Notärzte geschrieben.

Die Idee dazu stammt aus Abenteuer-Büchern aus dem Fantasybereich, die es bereits seit Jahrzehnten in kleinen Auflagen gibt. Die Erinnerungen an die spannenden Erlebnisse in einigen dieser Bücher sind mir nach über 20 Jahren noch präsent.

Und darin zeigt sich der besondere Charakter des Spielebuchs: Man kann es nicht einfach lesen und sich passiv von der Geschichte berieseln lassen, um irgendwann an ihrem Ende angekommen zu sein und zu wissen, wer der Mörder ist. Im Gegenteil – der Leser ist immer wieder gezwungen, selbst zu entscheiden, wie die Geschichte weitergehen soll. Und nicht nur das: Er kann nicht einfach beliebig auswählen, sondern ist herausgefordert. Nur mit einer guten Leistung und den richtigen Entscheidungen kann er überhaupt das Ende der Geschichte erreichen.

Aber Sie übernehmen hier nicht die Figur eines muskulösen Kriegers, der ein zweihändiges Schwert schwingt, und Sie dürfen auch nicht als Magier mit Zaubersprüchen um sich werfen. Ihre Rolle wird Sie noch weit mehr herausfordern:

Sie beginnen als junger Notarzt Ihren ersten Dienst und starten am Beginn des ersten Einsatzes mit dem Lesen. Schon bald hangeln Sie sich von einer kritischen Entscheidung zur nächsten durch insgesamt elf Notarzteinsätze – was in etwa einem durchschnittlichen 24-Stundendienst in einer deutschen Stadt entspricht.

Richtige Entscheidungen führen Sie ein Stückchen näher an das erfolgreiche Ende des Einsatzes heran, falsche Entscheidungen schaden Ihren Patienten, kosten wertvolle Kompetenzpunkte und können zum „Game Over" führen. Überlegen Sie also gut!

Die elf gebotenen Einsätze spiegeln ein durchschnittliches Spektrum an häufigen Notarzteinsätzen wider – ein Großteil der üblichen Notarzteinsätze rekrutiert sich aus den hier gewählten Szenarien und alle gängigen Medikamente des Rettungsdienstes werden Ihnen begegnen und Ihr Wissen auf die Probe stellen.

Nehmen Sie die Herausforderung an? Viel Vergnügen!

Dr. Daniel Schmitz

Einführung

In diesem Buch durchleben Sie Ihren ersten Notarztdienst als verantwortlicher Notarzt in einer beschaulichen Kleinstadt. Sie beginnen am Morgen, indem Sie mit zitternden Knien und einem riesigen Kloß im Magen die Klinik betreten. Dort befindet sich der Standort des Notarzteinsatzfahrzeuges (NEF). Sie haben die ganze Nacht vorher schlecht geschlafen, und es kommt Ihnen vor, als wären Sie alle halbe Stunde aus dem Schlaf hochgeschreckt, um sich mit einem Blick auf den Wecker zu versichern, dass Sie nicht verschlafen haben.

Ihr Weg durch den Dienst wird Sie mit verschiedensten Einsätzen und kritischen Situationen konfrontieren, die Sie zu meistern haben. Das Prinzip ist ganz einfach: Sie beginnen im Abenteuerteil des Buches bei Absatz Nummer 1 mit dem Lesen. Jeder Textabschnitt wird Ihnen wieder eine oder mehrere Nummern von folgenden Absätzen eröffnen. Sie müssen Ihre eigene Entscheidung treffen, wie es weitergehen soll. Sie werden so gezwungen, teilweise einfache, aber auch schwierige Entscheidungen zu treffen und die Konsequenzen zu tragen.

Das allein ist noch nicht so wild, allerdings sollten Sie sich Gedanken machen, bevor Sie sich entscheiden. Denn nur die richtige Entscheidung wird dafür sorgen, dass Sie einen Einsatz kompetent und schnell durchziehen!

In der Regel erfahren Sie am Ende eines jeden Absatzes, wo es als Nächstes weitergeht. Einige Absätze enden jedoch als Sackgasse – es geht dann nicht mehr weiter. Das bedeutet leider, dass Sie einen mehr oder weniger schwerwiegenden Fehler begangen haben. Für Sie ist dieser Einsatz dann beendet, und Sie sollten erneut am Beginn dieses Einsatzes loslegen.

Jeder Einsatz endet schließlich mit einer Einsatznachbesprechung, wenn Sie ihn erfolgreich abgeschlossen haben. Dort erfahren Sie einige Erläuterungen zu dem Durchgemachten und können Ihre eigenen Gedanken zu dem Fall nochmals überprüfen. Sie sollten die Einsatznachbesprechung allerdings nur lesen, wenn Sie den Einsatz geschafft haben oder nicht noch mal versuchen wollen (im Falle eines Fehlschlags) – denn dort erfahren Sie alles Wichtige über und auch die Lösung für den entsprechenden Einsatz. Wenn Sie den Einsatz noch einmal beginnen möchten, schauen Sie stattdessen im Inhaltsverzeichnis die Nummer des jeweiligen Startabsatzes nach und beginnen einfach noch mal von vorn!

Noch ein Wort zu „Richtig" oder „Falsch": In der Regel basiert diese Beurteilung auf den gängigen Leitlinien von nationalen oder internationalen Fachgesellschaften oder entsprechenden Literaturquellen. Sicherlich fließt an einigen Stellen auch die subjektive Meinung des Autors mit ein in die Beurteilung Ihrer Entscheidungen. Das kann dazu führen, dass Sie (wenige) Kompetenzpunkte verlieren, obwohl Sie sich Ihrer Meinung nach korrekt entschieden haben. Aber dann sollten Sie nicht verzweifeln – das Leben draußen auf der Straße als Notarzt ist auch nicht immer gerecht!

Und natürlich brauchen Sie manchmal einfach auch ein Quentchen Glück, um die richtige Lösung zu finden.

Als Lernziel sollten Sie sich vornehmen, dass Sie jeden der gebotenen Einsätze problemlos durchspielen können. Und das nicht nur, weil Sie durch Ausprobieren herausgefunden haben, welches der richtige Weg ist! Vielmehr sollten Sie den Einsatz verinnerlicht haben und die Entscheidungen verstehen. Neben der Einsatznachbesprechung sollten Sie dazu auch das ein oder andere Mal querlesen und Absätze nachschlagen, die Sie zwar bereits als „falsch" identifiziert haben, aber die Begründung dafür nicht parat haben.

Ihre Kompetenz

Jede falsche Entscheidung von Ihnen wird dazu führen, dass Ihre Kompetenz schwindet: Sie verlieren Kompetenzpunkte. Wie viele Sie davon zu Beginn Ihres Dienstes haben, hängt davon ab, wie Sie sich selbst einschätzen. Starten Sie entsprechend der folgenden Liste:

Blutiger Anfänger	60 Kompetenzpunkte
Naseweiser Assistenzarzt	40 Kompetenzpunkte
Notarzt-Greenhorn	20 Kompetenzpunkte
Profi-Retter	10 Kompetenzpunkte

Wenn Sie irgendwann im Laufe des Buches alle Kompetenzpunkte verbraucht haben (und das wird vorkommen, soviel ist sicher!) – tja, dann gibt es eine gute und eine schlechte Nachricht. Die gute: Sie dürfen sofort nach Hause fahren, denn ein erfahrener Kollege löst Sie ab, damit Sie nicht noch mehr Schaden anrichten können. Und die schlechte: Sie werden auch in den nächsten sechs Monaten in diesem Rettungsdienstbereich keinen Notarztdienst mehr machen…

Es kann vorkommen, dass Sie einen Absatz während eines Einsatzes zweimal lesen müssen. Etwa wenn Sie eine falsche Entscheidung getroffen haben und wieder zurückgeleitet werden. Wichtig: Wenn Sie einen Absatz zweimal lesen, dann müssen Sie eventuell dort vermerkte Kompetenzabzüge nicht ein zweites Mal notieren.

Einsatzdokumentation

Wenn Sie starten, legen Sie einen Bleistift und ein Blatt Papier neben das Buch, um dort die Kompetenzpunkte zu notieren – schließlich hängt davon Ihre Zukunft als Notarzt ab!

Außerdem sollten Sie wichtige Untersuchungsbefunde festhalten, damit Sie im Laufe eines Einsatzes den Überblick behalten. So sollten Sie Blutdruck, Puls, Sauerstoffsättigung und andere klinische Befunde notieren, wenn sie in einem Absatz genannt werden. Es könnte sonst vorkommen, dass Sie vergessen, in welchen Zustand der Patient ist, wenn Sie bereits ein paar Absätze weiter sind. Zusätzlich sollten Sie auch festhalten, welche Medikamente Sie gegeben haben, denn nach dem Einsatz werden Sie eventuell gefragt, ob Sie alle nötigen Präparate verabreicht haben.

Im Anhang des Buches finden Sie ein geeignetes Protokoll als Kopiervorlagen, um alles Wichtige während Ihrer Einsätze zu dokumentieren.

Ihr Arbeitsgerät

Im Notarztdienst sind Ihre praktischen Fähigkeiten und Ihr Blick für den Patienten und seine Probleme wichtiger als in jedem anderen medizinischen Bereich.

Sie werden außerhalb Ihrer gewohnten Umgebung mit einer begrenzten diagnostischen und therapeutischen Ausstattung klarkommen müssen.

Neben Ihren fünf Sinnen verfügen Sie über ein multifunktionales Monitoring-Gerät, den sog. LifePak 12 (Abbildung 1, S. 14). Dabei handelt es sich um ein tragbares EKG-Gerät, das neben einer Pulsoxymetrie und dem normalen Standard-EKG (Extremitätenableitungen) auch ein 12-Kanal-EKG ableiten kann und im Notfall auch über seine Paddels als Defibrillator oder Schrittmacher dienen kann. Weitere wichtige Geräte sind die Absaugpumpe und das (nur optisch steinzeitliche) Beatmungsgerät (Abbildung 2, S. 14), mit dem Sie Ihren Patienten Sauerstoff geben oder beatmen können.

Personell werden Sie bei allen Einsätzen von dem Fahrer des Notarzteinsatzfahrzeuges unterstützt, der ebenfalls ein Dienstzimmer in der Klinik hat und dort auf den nächsten Einsatz wartet. Sie treffen ihn in der Regel am Auto und gemeinsam geht es los.

Da der Fahrer jedoch nicht nur besondere Fähigkeiten im Straßenverkehr hat, sondern auch ein ausgebildeter Rettungsassistent (RA) ist, kann er Ihnen auch bei der medizinischen Versorgung eine große Hilfe sein. Sie werden ihn im Laufe des Buches noch in Ihr Herz schließen!

Außerdem wird bei den meisten Einsätzen nicht nur der Notarzt, sondern auch ein Rettungswagen (RTW) verständigt und zur Einsatzstelle geschickt.

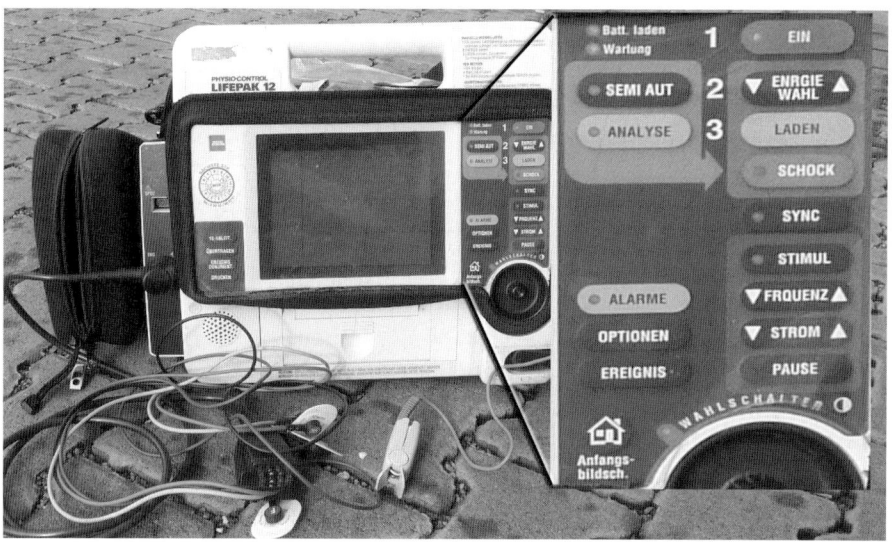

Abbildung 1: LifePak mit EKG, Pulsoxymeter und Defibrillator

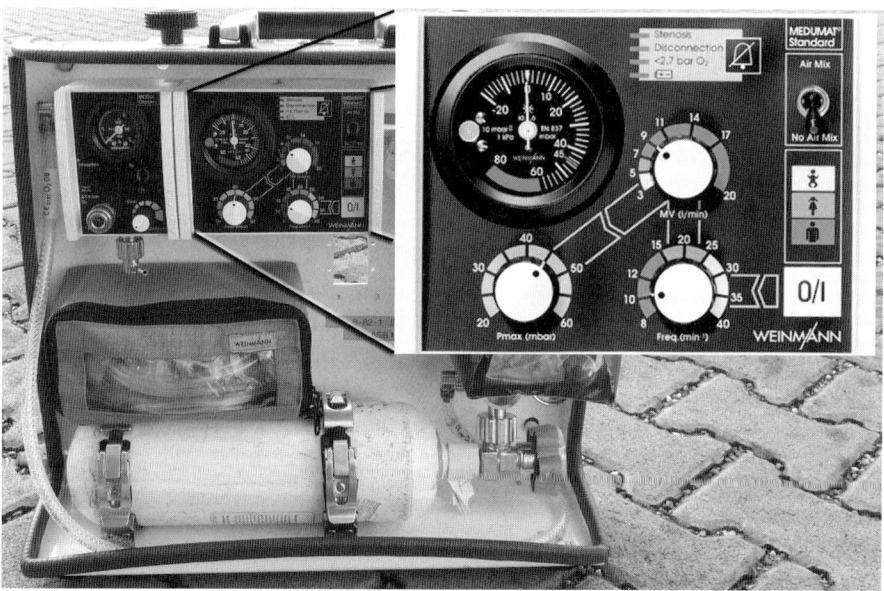

Abbildung 2: Sauerstoffzufuhr und Beatmung

Die Qualifikation der Besatzung schwankt in der Praxis je nach Rettungsdienstbereich, in diesem Buch werden Sie jedoch nur auf RTWs treffen, die
mit zwei Rettungsassistenten besetzt sind und Sie tatkräftig unterstützen.

14

Abenteuerteil

Haben Sie Zettel und Papier? Die Kompetenzpunkte sind notiert? Na, dann mal los! Beginnen Sie mit dem Lesen bei Absatz Nummer 1.

1 Sie sind Assistenzarzt an einem großen Krankenhaus, dem Rhein-Klinikum, in einer Stadt mit etwa 300 000 Einwohnern. Außer diesem gibt es noch zwei kleinere Krankenhäuser (St. Josephs-Klinik und das NeoVitae-Krankenhaus), die an der Grundversorgung der Bevölkerung teilnehmen und im Wesentlichen verschiedene chirurgische Disziplinen, Innere Medizin und Geburtshilfe vertreten. Eine genaue Aufstellung über die Fachabteilungen der drei Kliniken erhalten Sie im Anhang dieses Buches. Die dortige Tabelle wird Ihnen noch sehr nützlich sein, wenn Sie später entscheiden müssen, wohin Sie Ihre Patienten bringen. Schlagen Sie die Tabelle einen Moment lang auf und informieren Sie sich über die verfügbaren Kliniken.

Ihre Klinik hat etwa 1100 Betten und beherbergt alle wichtigen Fachrichtungen. Sie sind dort seit drei Jahren als Assistenzarzt tätig und haben vor einem Monat endlich die Prüfung für die Zusatzbezeichnung Notfallmedizin erfolgreich hinter sich gebracht.

Das Rhein-Klinikum ist Standort des Notarzteinsatzfahrzeuges (NEF) der Stadt und wird von den Ärzten der verschiedenen Abteilungen nach einem festen Dienstplan besetzt. Nach anfänglichem Zögern haben Sie sich doch bereits kurz nach der Prüfung für Ihren ersten Dienst in den Plan eingetragen – „direkt ins kalte Wasser" halten Sie für das Beste. Vom Warten allein wird es mit der Angst vor dem ersten Notfallpatienten auch nicht besser, oder?!

Und heute ist es endlich soweit! Sie stehen am Beginn Ihres ersten Dienstes, der morgens um acht Uhr beginnt und 24 Stunden andauern wird. In dieser Zeit wird ein kleines Dienstzimmer Ihr Zuhause sein.

Sie betreten die Klinik, gehen zur Umkleide und schlüpfen in die rote Notarzt-Jacke und die blaue Hose mit den silbernen Signalstreifen. Der nagelneue Stoff ist noch rau und widerspenstig und fühlt sich auf der Haut ein wenig unangenehm an.

Sie drehen sich zu einem Wandspiegel und betrachten sich prüfend; Na, Herr Kollege. Heute schon gerettet?!

Für einen Moment überkommt Sie ein Anflug von Stolz, aber das Unbehagen vor den nächsten 24 Stunden kehrt sofort wieder zurück. Am liebsten würden Sie alles wieder in den Schrank hängen und einfach nach Hause fahren. Sie wollten immer schon Notarzt sein und haben wie viele andere schon seit Kindesbeinen das Blaulichtauto bewundert. Aber muss es gleich heute sein?! Aber das hätten Sie sich wohl besser früher überlegt.

Was tun Sie?

- Sie suchen den Notarztkollegen, den Sie ablösen sollen (92)
- Sie rufen den diensthabenden Oberarzt an und fragen, ob es etwas Besonderes gibt (55)

2 Dass Sie somit den Patienten zwar oxygenieren können, aber keinen wirkungsvollen Aspirationsschutz gewährleisten, ist Ihnen zwar klar, aber im Moment sehen Sie keine realistische Möglichkeit, was Sie sonst tun sollten! Weiter zur 44.

3 Nach der Intubation möchten Sie sich selbst rückversichern, ob beidseits ein gutes Atemgeräusch zu hören ist. Zwar vertrauen Sie dem RA, der Ihnen dies gemeldet hatte, aber wenn es um einen lebenswichtigen Atemweg geht, ist Kontrolle immer besser. Sie setzen Ihr Stethoskop auf und nehmen den Patienten kurzzeitig wieder an den Beatmungsbeutel, um besser hören zu können. Leider machen es Ihnen die Umgebungsgeräusche schwer. Sie können zwar in der Inspiration ein vermeintliches Atemgeräusch zu hören, eine genaue Zuordnung ist aber nicht möglich. Zurück zu 132.

4 Sie drehen sich zu Tom um: „Wo steckt denn der RTW?"

Tom ist aber schon wieder Richtung NEF unterwegs und scheint Sie bei dem Lärm nicht zu hören – er holt wohl gerade weitere Ausrüstungsteile. Sie stehen auf und laufen zu ihm hinüber, während Ihnen die Arbeiter besorgt hinterher schauen. Scheinbar haben die im Gegensatz zu Ihnen verstanden, dass es jetzt erstmal um die dringende Versorgung des polytraumatisierten Patienten geht. Sie verlieren 8 Kompetenzpunkte. Gehen Sie zurück zur 423.

5 Sie machen einen Schritt in den Raum und setzen sich für einen Moment auf die Bettkante. Neugierig lassen Sie den Blick durch das kleine Zimmer schweifen. Die Ausstattung ist kärglich ... mehr als ein kleines Bett und ein Schreibtisch passt hier nicht rein. Wenigstens gibt es aber ein kleines Waschbecken und der PC soll internetfähig sein. Das ist ganz gut, falls die nächsten Stunden entgegen allen Erwartungen langweilig werden sollten. Sie atmen tief durch und lassen sich nach hinten auf die zerknautschte Bettwäsche Ihres Vorgängers fallen. Jetzt sind Sie tatsächlich als Notarzt verantwortlich für eine ganze Kleinstadt!

Egal was passiert ... Sie müssen hinfahren und Ihr Können beweisen. Aber leider fallen Ihnen sofort tausend Sachen ein, bei denen Sie überhaupt nicht wüssten, was zu tun wäre. Patella-Luxation?! Reponieren, ja oder nein?! Fieberkrampf beim Kleinkind?? Da wollen Sie lieber nicht dran denken ... wie sollen Sie bloß beim Säugling einen i.v.-Zugang hinbekommen?!

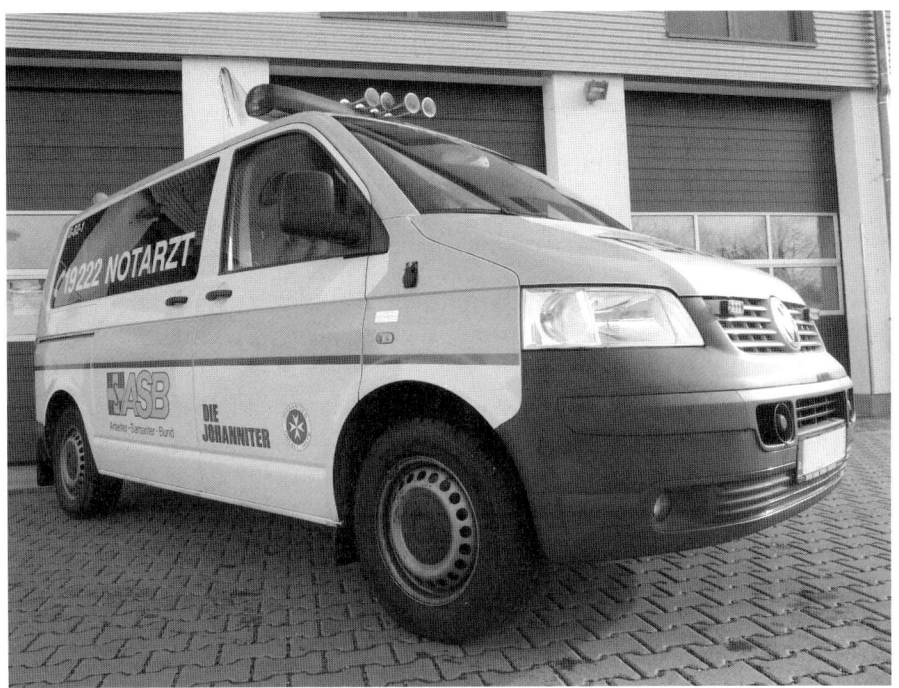
Abbildung 3: Ihr NEF

Und wie war das mit der Kinder-Reanimation?! Das leise Gefühl des Stolzes, das Sie auf der Fahrt hierher doch noch gespürt haben, hat sich inzwischen verabschiedet. „Na, das wird schon", reden Sie sich Mut zu und überlegen, was Sie als Nächstes tun wollen:

- erstmal einen Kaffee holen, um richtig fit zu werden (167)
- den PC und den Internetanschluss testen (32)

6 Sie bestehen auf der Ableitung eines Extremitäten-EKGs, da Sie das bei allen Patienten im Notarztdienst so machen. Dies ist allerdings eine zu undifferenzierte Sichtweise. Schließlich sollten Sie auch sinnhaft und ökonomisch mit Ihren Ressourcen umgehen! Sie verlieren 4 Kompetenzpunkte. Weiter bei 12.

7 Sie entscheiden sich für eine ungewöhnliche Diagnose – schließlich kommen solche Dinge eher bei Patienten jenseits der 60 vor. Die Aufnahmeärztin in der pädiatrischen Ambulanz des Rhein-Klinikums schaut Sie entsprechend belustigt an und bemüht sich, nicht gleich laut loszulachen. Sie beharren auf ihrem Verdacht und werden dann von der Kollegin einfühlsam, aber bestimmt ignoriert. Sie verlieren 10 Kompetenzpunkte.

8 „Tom, machst Du alles für Intubation klar? Das Kind ist atem-insuffizient!", rufen Sie Ihrem treuen Gehilfen zu. Anstatt Ihren Anweisungen Folge zu leisten, tritt er neben Sie und wirft einen Blick auf das Kind. „Also, für mich sieht er nicht sehr hypoxisch aus. Die Haut ist doch ganz rosig!"

Er könnte Recht haben ... gehen Sie zur 431 zurück und evaluieren Sie das Kind erneut. Sie verlieren 8 Kompetenzpunkte für Ihre Fehleinschätzung.

9 Bis zur Fahrzeughalle ist es nicht weit, und als Sie dort ankommen, sehen Sie bereits, dass Ihr Fahrer am offenen Kofferraum des Notarztwagens irgendwas im Inneren herumhantiert. Leider steht an Ihrer Klinik kein schicker Audi oder BMW, mit dem man über die Straßen brausen kann, sondern „nur" ein Transporter von Volkswagen – Hauptsache grell und ein Blaulicht oben drauf! Was tun Sie?

- Sie gehen zum Fahrer und sprechen ihn an (324)
- Sie stören ihn nicht weiter und gehen wieder zurück in Ihr Zimmer (32)

10 „Diflucan?", will der verdutzte RA wissen. „Das haben wir nicht auf dem Auto."

Da haben Sie wohl Pech gehabt – aber wozu wollen Sie auch ein Antimykotikum zur Intubation geben? Sie verlieren 5 Kompetenzpunkte und lesen weiter bei 124.

11 Sie beginnen gerade mit dem Bodycheck, um das Verletzungsmuster zu erfassen, da werden Sie von Tom unterbrochen: „Du, kann es sein, dass wir ihn intubieren sollten?"

Ein Blick auf das Pulsoxymeter zeigt Ihnen einen fallenden Wert von 77 %. Daran hätten Sie bereits vorher denken müssen, als Sie die Lunge auskultiert und die insuffizlente respiratorische Situation bemerkt haben! Sie verlieren 10 Kompetenzpunkte, brechen die Blutdruckmessung ab und gehen weiter zur 112.

12 Sie überlegen gerade, dass ein EKG vielleicht ganz sinnvoll wäre, als Tom Ihnen ein gefaltetes Blatt reicht, das er offensichtlich bei seiner Suche nach Personalien in der Brieftasche des Patienten gefunden hat. „Hier, schau mal rein."

Sie erkennen, dass es sich dabei um einen Ausweis für einen Herzschrittmacher handelt. Ihr Patient scheint Schrittmacherträger zu sein!

Der grau-weiße Ausweis sieht aus, als sei er schon ein paar Mal in der Waschmaschine gelandet – Sie entfalten das Dokument vorsichtig und versuchen, ein paar nützliche Informationen aus den blassen Druckbuchstaben und verschwommenen Kugelschreibereinträgen zu bekommen. Es scheint sich um einen VVI-Schrittmacher zu handeln. Die letzte Kontrolle liegt wohl etwa sechs Monate zurück und wurde in einer norddeutschen Herzklinik ohne Beanstandung durchgeführt. Anscheinend wurde der Schrittmacher vor fünf Jahren eingesetzt, den Grund dafür können Sie jedoch nicht erkennen.

Ihnen ist sofort klar, dass eine solche neurologische Symptomatik auch durch eine Herzrhythmusstörung verursacht werden kann. Um diese zu diagnostizieren, müssen Sie ein EKG ableiten und kleben die entsprechenden Elektroden auf den Thorax des Patienten. Wenige Augenblicke später ziehen Sie einen Papierstreifen aus dem Druckerspalt des LifePak.

Ein Blick auf den Rhythmusstreifen der Ableitung II zeigt Ihnen eindeutig einen unauffälligen Sinusrhythmus mit einer Herzfrequenz von 87 pro Minute – daran sollte es nicht liegen. SM-Aktionen sind auf dem Streifen nicht zu erkennen, es scheint tatsächlich kein Rhythmusproblem vorzuliegen.

Spontan erinnern Sie sich jetzt an eine notfallmedizinische Vorlesung in Ihrer Studentenzeit. Wie hatte der Dozent es damals genannt, wenn eine neurologische Symptomatik oder eine Synkope durch eine Herzrhythmusstörung auftrat?

Bitte entscheiden Sie sich für einen der fünf genannten Begriffe: Jones-Adams-Anfall, Stokes-Trend-Anfall, Adam-Stokes-Anfall, Trend-Adams-Anfall, Jones-Trend-Anfall. Dann lesen Sie weiter bei 586 und erfahren, ob Sie sich noch richtig erinnern.

13 Sie sind sicher: Der Patient ist kreislaufinstabil, weil er zuviel Blut verloren hat! Die beiden Infusionsflaschen sind wieder leer, damit haben Sie insgesamt bis jetzt 2 Liter Volumen gegeben – aber das scheint nicht zu reichen. Um den Kreislauf weiter zu stützen, geben Sie eine Flasche HyperHAES. An die andere Leitung hängen Sie noch eine Flasche mit kristalloider Lösung. An den Kreislaufverhältnissen ändert sich zunächst wenig. Weiter bei 185.

14 Sie gehen zurück in Ihr Zimmer und greifen nach dem Telefon auf dem Schreibtisch. Die Nummer vom Zimmer des Fahrers ist dankenswerterweise dick oben auf das Telefon geschrieben. Sie wählen, aber außer einem einsamen Tuten kommt nicht viel aus dem Hörer. Der ist wohl unterwegs, denken Sie sich. Vielleicht ist er in der Fahrzeughalle? Weiter bei 9.

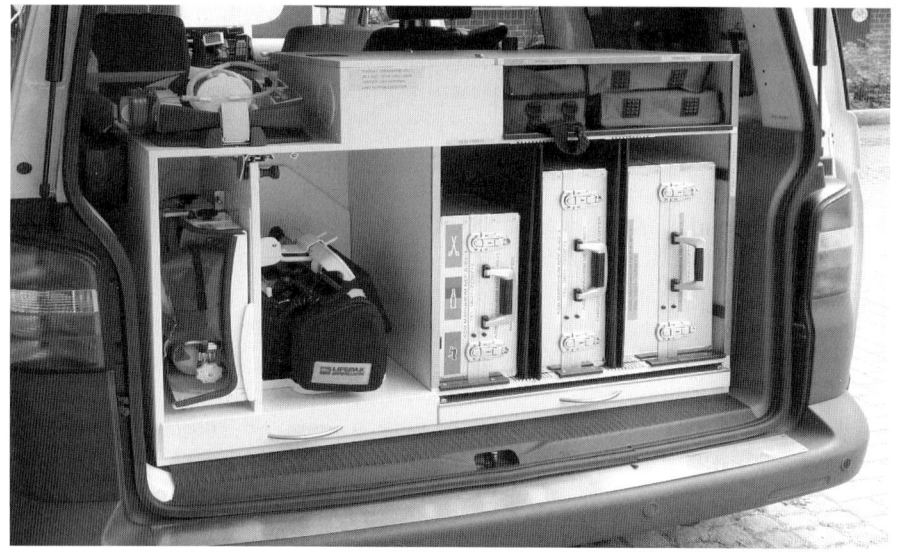

Abbildung 4: Die Rückansicht des NEF

15 „Kein Problem, ich gehe grade das Material durch und überprüfe unsere Ausrüstung. Aber erstmal vorweg: Ich würde' vorschlagen, dass wir uns duzen!"

Hmmm, da haben Sie nichts dagegen. Er scheint ein netter Kerl zu sein – und Sie sind sicher, dass Sie seinen gut gemeinten Rat heute noch ein paar Mal brauchen werden. „Klar, gerne!", entgegnen Sie.

„Sehr gut", antwortet er, „und jetzt zeig ich Dir gleich noch das Auto und den ganzen Krempel, mit dem wir heute arbeiten werden."

Ihr dankbares Nicken wertet er als Zustimmung und geht mit Ihnen anschließend die Ausrüstung des Notarztautos durch (Abbildung 4). So erfahren Sie, wo der Kühlschrank für die wichtigen Medikamente ist, wo das Set für die Thoraxdrainagen oder das Tracheotomie-Set und die anderen wichtige Dinge für Ihren kommenden Notarztalltag im Auto verstaut sind. Nützliche Informationen, falls Sie doch mal allein am Auto stehen und was benötigen. Und auch Tom freut sich, dass Sie sich für das Auto interessieren und offensichtlich nicht denken, dass er Ihnen alles nachträgt. So gewinnen Sie 2 Kompetenzpunkte. Sie haben schon wieder fast vergessen, dass Sie heute hier als Notarzt sind, da hüpfen Sie fast einen halben Meter in die Luft, als der Piepser plötzlich mit einem hellen PIIIEEEP-PIIIEEEP-PIIIEEEP in die Stille schreit. Hektisch greifen Sie an den Gürtel und merken, wie Ihr Herz einen großen Satz macht, bevor es in eine regelmäßige, supraventrikuläre Tachykardie verfällt. Sie drücken auf den großen, gelben Knopf am

Pieper und wenigstens das Kreischen verstummt. Tom lacht kurz mit seiner dröhnenden Stimme, denn ihm ist natürlich auch aufgefallen, wie Sie plötzlich ganz weiß um die Nase geworden sind. „Mach Dir keine Sorgen! Rein ins Auto und Abfahrt!" Weiter bei 22.

16 Es sind alle sinnvollen Möglichkeiten vorhanden. Sie verlieren 5 Kompetenzpunkte und gehen zurück zu 152.

17 „Ah, nein Danke. Ich hab vorhin schon 'nen Kaffee getrunken. Aber danke der Nachfrage. Ich werd' noch ein bisschen das Auto checken, wir sehen uns dann später!"

Er findet es offensichtlich nett, dass Sie ihn gefragt haben. Nachdem er nicht mitgehen will, ziehen Sie allein los in Richtung Cafeteria und konzentrieren sich auf die leckeren Schoko-Croissants, die dort in der Auslage liegen.

Zufällig treffen Sie noch ein paar ehemalige Kommilitonen, die Sie natürlich auch bewundernd anschauen. Sie setzen sich zu Ihnen, und es wird über die leider vergangene, aber lustige Zeit des Studentenlebens geklönt. Sie haben schon wieder fast vergessen, dass Sie heute hier als Notarzt sind, da hüpfen Sie fast einen halben Meter in die Luft, als der Piepser plötzlich mit einem hellen PIIIEEEP-PIIIEEEP-PIIIEEEP aufschreit. Hektisch greifen Sie an den Gürtel und merken, wie Ihr Herz einen großen Satz macht, bevor es in eine regelmäßige, supraventrikuläre Tachykardie verfällt. Sie drücken auf den großen, gelben Knopf am Pieper und wenigstens das Kreischen erlischt. Nicht nur der Piepser, sondern auch Ihre Freunde sind gerade verstummt und schauen Sie jetzt erwartungsvoll, vielleicht ein bisschen neidisch, aber auch mit einigem (oder vielleicht sogar einem ganzen Sack voll) Mitleid an. Was tun Sie, nachdem Sie sich eilig verabschiedet haben?

- Sie laufen schnell zum Auto (28)
- Sie gehen in Ruhe zum Auto (211)
- Sie gehen noch mal auf Toilette und beeilen sich dann, dass Sie schnell beim Auto sind (79)

18 Tom schaut Sie fragend an, als Sie um Ketanest bitten. Scheinbar ist er sich bezüglich der Sinnhaftigkeit dieser Maßnahme nicht sicher. Und Ihnen wird auch gerade klar, dass das absolut keinen Sinn macht. Schließlich geben Sie bereits Fentanyl als Analgetikum und Trapanal als Narkotikum! Sie verlieren 5 Kompetenzpunkte und lesen weiter bei Absatz 124.

19 Sie sind sich sicher, dass eine Herzrhythmusstörung Grund für die kardiopulmonale Instabilität des Patienten ist. Sie wollen ihn kardiovertieren und ggf. medikamentös anti-arrythmisch behandeln. Machen wir es kurz …

Sie werkeln mit dem LifePak herum und kardiovertieren den Patienten mit 50 Joule ... und es passiert nichts. Es besteht weiterhin eine supraventrikuläre Tachykardie mit einzelnen ventrikulären Extrasystolen. Weiter bei 185.

20 Mit den Beinen ... da stimmt irgendwas nicht. Auf den ersten Blick ist es nicht offensichtlich, aber als Sie das rechte, oben liegende vorsichtig bewegen – der Patient stöhnt leise auf – bemerken Sie einen nicht ganz so physiologischen Knick im linken Unterschenkel. Auch der Femur scheint etwas abbekommen zu haben. Durch einen Riss im Hosenbein im linken Oberschenkelbereich können Sie eine große Fleischwunde sehen, wo sich vermutlich der gebrochene Femur nach Außen durchgespießt hat. Die Femoralarterie könnte verletzt sein, denn es läuft blutig aus der Wunde. Aber vielleicht gibt es im Moment auch Wichtigeres?! Sie verlieren 5 Kompetenzpunkte, denn nach den üblichen Algorithmen ist das Inspizieren einzelner Verletzungen jetzt nicht der passende Schritt der Traumaversorgung. Zurück zur 45.

21 Sie glauben, dass ein EKG bei diesem Patienten nicht nötig ist. Schließlich haben Sie einen stabilen Blutdruck gemessen und den Eindruck einer kompensierten hämodynamischen Situation. Allerdings – könnte nicht auch eine Herzrhythmusstörung für eine zerebrale Minderperfusion verantwortlich sein und damit zu der bestehenden Symptomatik führen? Sie verlieren 8 Kompetenzpunkte, denn tatsächlich benötigt zwar nicht unbedingt jeder Patient ein EKG, bei einem Patienten mit neurologischer Symptomatik sollte es aber nicht fehlen. Sie lesen weiter bei 12.

22 Sie eilen zur Beifahrertür des rot-gelb lackierten VW-Transporters und schwingen sich auf den Sitz neben dem Fahrer. Ihre Hände zittern vor Aufregung und so fällt Ihnen das Anschnallen zunächst schwer, aber nach ein paar Versuchen treffen Sie mit der Schnalle des Gurtes die Verankerung und rasten ihn ein.

Falls Sie sich noch nicht begegnet sind, streckt der Fahrer Ihnen seine Hand eilig herüber und meint: „Hi, ich bin Tom!", während er mit der anderen Hand bereits den Kippschalter für das Baulicht in der Mitte des Armaturenbretts drückt. Blaue Blitze erfüllen die Fahrzeughalle, und das NEF gleitet zügig, aber umsichtig ins Freie.

Ein Blick auf das Armaturenbrett zeigt Ihnen einen Haufen verschiedener Schalter und Displays (Abbildung 5, S. 23). Tom drückt einen der Knöpfe am Funkgerät und ein lautes Piepen ertönt. Sie haben keine Ahnung, was das bedeutet. Hoffentlich müssen Sie nicht auch noch funken, oder so was!

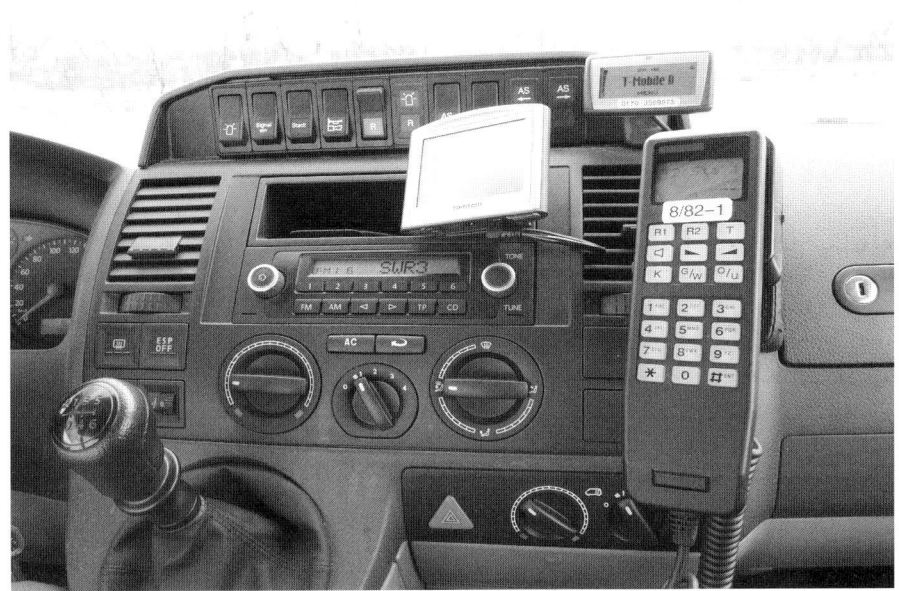

Abbildung 5: Die Armaturen im NEF

Dann gibt Tom Gas und fährt zum Ausgang des Klinikgeländes, wo er dann auch die Sirene mit einem weiteren Kippschalter einschaltet und auf der dahinter liegenden Hauptstraße ordentlich Gas gibt. Was tun Sie?

- Sie halten sich verkrampft am Sitz fest und schauen auf die Straße, damit Ihnen bei der Raserei nicht schlecht wird (340)
- Sie fragen Tom, wo Sie hinfahren (114)
- Sie schauen noch schnell ein paar Dinge im Schlauen Buch nach (31)

23 Sie greifen nach dem Tubus und führen ihn blind unter der Epiglottis hindurch. Sie fixieren ihn mit der rechten Hand im Mundwinkel des Patienten und konnektieren den Beatmungsbeutel. Einer der RA hat bereits ein Stethoskop gezückt und horcht während ein paar hastigen Beatmungen auf die Lunge. „Ich höre nichts!" Kein Atemgeräusch – Ihnen wird gerade schlecht. Sie horchen selbst auf beide Lungen und hören ebenfalls kein Atemgeräusch. Sie haben offensichtlich in den Ösophagus intubiert! Sie verlieren fünf Kompetenzpunkte, denn eine blinde Intubation bringt in einer solchen Situation lediglich unnötigen Zeitverlust. Inzwischen ist fast eine Minute vergangen, während der keine Reanimation durchgeführt worden ist. Sie entfernen den Tubus und kehren zurück zu den Optionen von 640.

24 Weiter bei 149.

25 Sie drücken sich vorbei an dem Rettungsassistenten neben die Patientin. Auf Ihr lautes Rufen: „Frau Kammerer, hallo!!", kommt keine wesentliche Reaktion, aber als Sie die alte Dame heftig in den Oberarm kneifen, macht sie eine ungezielte Abwehrbewegung mit den Armen, bewegt dabei auch die Beine und grunzt missmutig. Die Pupillen erscheinen isokor und beidseits lichtreagibel. Die Beurteilung ist jedoch erschwert, da die Dame die Augen zukneift, sobald Sie versuchen, sie zu öffnen.

Zur weiteren Untersuchung greifen Sie nach dem um Ihren Hals hängenden Stethoskop. Bei der Auskultation des Thorax hören Sie beidseits ein vesikuläres Atemgeräusch und eine Atemfrequenz von etwa 10/min. Die kardiale Auskultation ist bis auf ein leichtes Systolikum unauffällig. Könnte eine Aortenstenose sein. Pulse sind beidseits radial tachykard tastbar.

Bitte berechnen Sie den Glasgow-Coma-Scale, notieren ihn im Einsatzprotokoll und lesen weiter bei 209.

26 Sie liegen leider falsch und verabreichen dem Patienten aufgrund Ihrer Berechnung viel zu wenig Volumen. Lesen Sie weiter bei 30.

27 „Zieh' mir bitte noch Esmeron auf!", bitten Sie den RA. Im Geiste denken Sie kurz über die Dosierung nach (bitte notieren Sie, ob Sie 0,1 mg, 0,2 mg, 0,6 mg oder 1,0 mg pro kg Körpergewicht geben wollen) und gehen zur Intubation weiter zu 124.

28 Sie sind wirklich aufgeregt und laufen deswegen vielleicht ein kleines bisschen zu schnell zum Auto. Patienten und einige Schwestern, die Ihnen auf den Gängen begegnen, beäugen Sie verwundert, machen aber eilig Platz, um Ihnen die freie Bahn zu geben.

In der Fahrzeughalle angekommen, sprinten Sie zum NEF – jetzt geht es endlich los. Sie wissen grade nicht, ob Sie lachen oder weinen sollen! Weiter bei 22.

29 Theoretisch kommt auch eine postiktale Somnolenz für den Zustand der Patientin in Betracht. Allerdings gibt es keinen Hinweis auf einen Krampfanfall – weder der Ehemann noch die RTW-Besatzung hat etwas in dieser Richtung beobachtet, und auch der Ehemann hat (zumindest bis jetzt) nichts über ein bekanntes Krampfleiden von sich gegeben. Auch auf Ihre Frage verneint er, dass seine Frau jemals vorher einen Krampfanfall erlitten hat. Die genauere Untersuchung zeigt keinen Zungenbiss und auch keine eingenässte Hose – Ein Z. n. Krampfanfall ist hier äußerst unwahrscheinlich. Sie verlieren leider 5 Kompetenzpunkte. Gehen Sie zurück zu 265 und überlegen Sie sich was anderes.

30 Sie sind der festen Überzeugung, dass Ihr Patient nur wenig Volumen intravenös bekommen sollte. Dass dies ein großer Irrtum ist, wird Ihnen schnell klar, als Sie den Patienten in der aufnehmenden Klinik abgeben und der betreffende Oberarzt Ihnen Ihr Hinterteil dafür berechtigterweise ordentlich aufreißt. Der Patient ist inzwischen aufgrund der massiven Exsudation über die Brandwunden in einem massiven hypovolämischen Schock und braucht dringend einige Liter Volumenersatz in den nächsten Stunden. Sie verlieren 10 Kompetenzpunkte.

31 Es schaukelt ganz schön im Auto, während Tom sich durch den zum Teil doch sehr dichten Verkehr schlängelt. Er scheint sich gut auszukennen und hat ein ordentliches Tempo drauf, mindestens 80 km/h schätzen Sie. Da ist es mit dem Lesen nicht so einfach. Schnell merken Sie, dass Ihnen eher schlecht wird von der Leserei. Außerdem Sie sind doch viel zu aufgeregt, um noch irgendwas Sinnvolles aufzunehmen, von dem, was Sie da lesen. Schnell legen Sie das Buch wieder weg und hoffen, dass das flaue Gefühl im Magen bis zur Ankunft am Einsatzort wieder vorbei ist. Weiter bei 201.

32 Sie sitzen unentschlossen auf dem abgewetzten, wackeligen Drehstuhl, mustern den PC vor Ihnen und drehen sich leise quietschend hin und her. Nach kurzem Grübeln fällt Ihnen auch das Passwort für den Rechner wieder ein, und so loggen Sie sich problemlos ein. Tatsächlich, das Internet geht. Ein kurzer Besuch in Ihrem E-Mail-Postfach fördert allerdings nichts Neues zu Tage.

Kurz darauf bimmelt das Telefon und der NEF-Fahrer meldet sich kurz. Er meint, dass Sie bald tanken fahren müssen, das Auto sei vom letzten Dienst leergefahren. Er schlägt vor, dass Sie sich in einer halben Stunde in der Fahrzeughalle treffen. Nachdem Sie aufgelegt haben, wollen Sie grade einen Blick auf die aktuellen Nachrichten werfen und haben schon wieder fast vergessen, dass Sie heute hier als Notarzt sind, da hüpfen Sie fast einen halben Meter hoch, als der Piepser plötzlich mit einem hellen PIIIEEEP-PIIIEEEP-PIIIEEEP in die Stille schreit. Hektisch greifen Sie an den Gürtel und merken, wie Ihr Herz einen großen Satz macht, bevor es in eine regelmäßige, supraventrikuläre Tachykardie verfällt. Sie drücken auf den großen, gelben Knopf am Pieper und wenigstens das Kreischen verstummt. Was tun Sie?!

- Sie laufen schnell zum Auto (28)
- Sie gehen in Ruhe zum Auto (211)
- Sie gehen auf Toilette und beeilen sich dann (79)

33 „Ok, ich denke, das bekommen Sie jetzt auch ohne unsere Hilfe soweit hin. Essen Sie jetzt ein dickes Brot und trinken genug Apfelsaft, dann bleibt der Zucker oben. Und wenn Sie noch mal messen, dann achten Sie darauf, dass er über 80 bleibt. Zum Hausarzt müssen Sie aber trotzdem gehen, der soll Ihr Insulinschema anpassen. Am besten heute oder morgen!"

Der Ehemann ist dankbar, dass Sie die Dame nicht ins Krankenhaus mitnehmen wollen. Er verspricht, sich um alles zu kümmern und verabschiedet Sie, nachdem Sie Ihre Geräte eingepackt und die Kanüle entfernt haben. Auf der Rückfahrt kommen Sie allerdings ins Grübeln, ob Sie die Patientin nicht vielleicht doch hätten mitnehmen sollen. So richtig orientiert war die noch nicht, und der Ehemann schien nicht wirklich einen Plan gehabt zu haben. Wie auch immer. Wird schon gut gehen! Sie fahren zurück zur Klinik.

Leider bekommen Sie später über Funk mit, dass der ärztliche Bereitschaftsdienst noch mal zu den alten Leuten fahren musste, da der Zucker wieder gefährlich niedrig wurde. Dieser hat die Patientin dann stationär eingewiesen. Keine Glanztat, Sie Held! Patienten, die sich nicht sicher gut um ihren Zucker kümmern können oder keine Angehörigen haben, die das sicher für sie übernehmen können, sollten auf jeden Fall stationär eingewiesen werden. Sie verlieren 10 Kompetenzpunkte. Weiter bei 39.

34 In dieser Situation sollten Sie zunächst richtigerweise eine Therapie einleiten. Die Patientin ist zwar im Moment noch soweit einigermaßen stabil, eine Verschlechterung des Zustandes oder auch eine Erschöpfung der Atmung ist jedoch möglich. Durch eine frühzeitige, adäquate Therapie können Sie sich vielleicht kommende Schwierigkeiten vom Hals schaffen. Bezüglich der Dosierung von möglichen Medikamenten schätzen die das Körpergewicht der Patientin auf 65 kg.

Mit der Assistenz des RA haben Sie schnell einen intravenösen Zugang gelegt und können fortfahren. Das Extremitäten-EKG ist inzwischen auch geklebt (falls Sie es nicht schon vorher installiert hatten) und zeigt einen hektischen Sinusrhythmus an. Bitte entscheiden Sie sich für eine Verdachtsdiagnose:

- kardiales Lungenödem (251)
- Pneumothorax (183)
- Asthma (256)
- Lungenembolie (52)
- akuter Schub des Lupus erythemathodes (248)
- Addison-Krise (246)
- Anaphylaxie (296)
- eine nicht aufgeführte Diagnose (269)

35 Um Herrn Maurer zu schonen, bringen Sie ihn in die Notaufnahme, ohne auf der Fahrt wildes Geschrei um einen notfallmäßigen Herzkatheter zu veranstalten. Der aufnehmende Kollege meckert Sie erstmal an, warum Sie den Patienten nicht in eine andere Klinik gefahren haben. Dann schaut während der Übergabe beiläufig auf Ihren EKG-Streifen und zuckt zusammen. „Mensch, der hat einen akuten Hinterwandinfarkt mit Hebungen in II, III und AVF!!", ruft er laut aus. „Haben Sie das nicht gesehen, Mann?!"

Sie stottern herum, aber der Kollege ist schon auf und davon und organisiert die Notfall-Verlegung in das Katheterlabor, was glücklicherweise nur ein paar Gänge weiter gelegen ist. Letztendlich wird Herr Maurer bereits während des weiteren Transportes aufgrund eines Kammerflimmerns reanimationspflichtig, kann aber unter Reanimation erfolgreich rekanalisiert werden und überlebt das ganz nur knapp – was er allerdings eher dem aufnehmenden Kollegen als Ihnen zu verdanken hat. Sie verlieren 10 Kompetenzpunkte. Weiter bei 216.

36 Es sind alle sinnvollen Möglichkeiten vorhanden. Sie verlieren 5 Kompetenzpunkte und gehen zurück zu 159.

37 Weiter bei 171.

38 Tom schaut Sie fragend an, als Sie um Morphin bitten. Scheinbar ist er sich bezüglich der Sinnhaftigkeit dieser Maßnahme nicht sicher. Und Ihnen wird auch gerade klar, dass das absolut keinen Sinn macht. Schließlich geben Sie bereits Fentanyl als Opiat! Sie verlieren 5 Kompetenzpunkte und lesen weiter bei Absatz 124.

39 Ihr erster Einsatz hat Sie zu einem der Routinefälle im Notarztdienst geführt.

Und Sie haben hoffentlich gelernt, was therapeutisch das Erste ist, was Sie dabei tun können und sollten. Nämlich Glukose intravenös verabreichen. Letztendlich handelt es sich bei diesem Einsatz aber um eine ganze andere Standardsituation: Die Bewusstlosigkeit unklarer Genese. Als wesentliche Differentialdiagnosen kommen die im Absatz 265 gebotenen Möglichkeiten in Betracht, auch wenn die Aufstellung natürlich noch längst nicht vollständig ist (u. a. sollten Sie auch an eine Intoxikation oder einen anderen endokrinologischen Notfall denken).

Unabhängig von der eigentlichen Diagnose sollten Sie jedoch zunächst mit einfachen Mitteln so viel ausschließen wie möglich.

Dazu erheben Sie zunächst lebensnotwendige Befunde wie Atmung und Kreislauf, die Ihnen dann – nachdem Sie festgestellt haben, dass Sie die Patientin nicht reanimieren müssen! – auch schon etwas über mögliche

Differentialdiagnosen sagen. Anschließend erheben Sie einen Glasgow-Coma-Scale und prüfen damit zusammen mit einem Blick in die Pupillen die grobe neurologische Symptomatik – all dies können Sie einfach und schnell innerhalb von zwei Minuten durchführen.

Somit wissen Sie dann:

*   Die Dame hat einen suffizienten, hypertonen Kreislauf
*   Die Atmung ist suffizient, die Oxygenierung ist ausreichend
*   Die Pupillen sind seitengleich und lichtreagibel
*   Sie bewegt alle vier Extremitäten

Damit können Sie von den im Absatz 265 genannten Diagnosen die folgenden als unwahrscheinlich beurteilen: Apoplex, intrakranielle Blutung, hypertensive Entgleisung, Herzrhythmusstörung. Nach den äußeren Umständen sind die Dehydrierung und die postiktale Somnolenz eher unwahrscheinlich. Letztendlich sind Sie sich aber natürlich nicht sicher, also gehen Sie einen Schritt weiter und machen diagnostisch das, was zunächst sehr einfach ist und als wichtige Differentialdiagnose noch offen steht: Sie bestimmen den Blutzucker und haben Ihren Übeltäter.

Zur Hypoglykämie kann es bei bekannten Diabetikern aus verschiedenen Ursachen kommen: mangelnde Glukosezufuhr, Fehldosierung von Insulin oder oralen Antidiabetika. Typische Symptome dabei sind: Unruhe, Schwitzen, Aggression, Zittern, Krampfanfälle, neurologische Ausfälle, Tachykardie, Hypertonie, Verwirrtheit bis hin zur Bewusstlosigkeit und Koma bei weiterem Fortschreiten.

Im vorliegenden Fall hatte der Hausarzt in der Woche zuvor die orale Medikation der Patientin auf ein anderes Präparat umgestellt, um die Einnahme zu vereinfachen. Die alte Dame hat dann versehentlich fehldosiert und war in Abwesenheit des Ehemanns hypoglykäm geworden.

Nachdem der Blutzucker als Übeltäter identifiziert ist, sollte er schnellstens angehoben werden. Dies kann oral mit Saft oder Traubenzucker geschehen – allerdings nur, wenn der Patient wach genug ist, da sonst Aspirationsgefahr besteht! Beim Bewusstlosen sollte die intravenöse Gabe erfolgen. Dabei müssen Sie darauf achten, den Zucker nicht zu hoch konzentriert zu spritzen, da sonst eine Venenreizung oder Phlebitis die Folge sein können. Dies erreichen Sie durch Verdünnen der Zuckerlösung und gleichzeitiger Infusion.

Mengenmäßig reichen bei einer alten Dame sicherlich 10 g zunächst aus, bei Bedarf können Sie jedoch immer wieder 5 g nachgeben und zur Aufrechterhaltung auch 5 bis 10 g in eine laufende Infusion geben. Sobald die Dame wieder wacher ist, sollte sie jedoch zur nachhaltigen Therapie auch orale Glukose zu sich nehmen.

Die Entscheidung über einen Transport in eine Klinik hängt davon ab, ob Sie der Patientin und ihrem Umfeld zutrauen, den Blutzucker bis zum nächsten Besuch beim Hausarzt (sobald wie möglich!) im Griff zu haben. In dem Fall der alten Dame scheint der Ehemann überfordert zu sein, während die Patientin noch durcheinander ist – der Sohn der beiden ist nicht erreichbar. Eine Klinikeinweisung ist deshalb indiziert.

Weitere Informationen finden Sie im Internet unter den Stichworten „Hypoglykämie" oder „Koma".

Abschließend noch ein Wort zur Intubation: Grundsätzlich sollte bei einem Patienten mit einem GCS von weniger als 9 Punkten an eine Intubation gedacht werden. Zumindest bei Patienten mit einem Schädel-Hirn-Trauma wird bei einem GCS von acht oder weniger die Intubation empfohlen.

Grundsätzlich können Sie bei diesem neurologischen Status nicht sicher sagen, ob die Schutzreflexe vorhanden sind. Eine Aspiration könnte möglich sein. Im Falle eines Unterzuckers ist die nötige Therapie jedoch so einfach und schnell wirksam, dass mit einer Intubation (die durch Fehlintubation oder Verletzungen auch ganz erhebliche Gefahren für den Patienten mitbringen kann!) abgewartet werden kann. Weiter bei 45.

40 Eine Schmerzausstrahlung in den Rücken oder beim Atmen verneint er. Eine größere Operation oder eine längere Zeit, die er im Liegen verbracht hat, verneint er ebenso (als mögliches Risiko für eine tiefe Beinvenenthrombose). Bei der klinischen Untersuchung fallen keine Zeichen einer Rechtsherzbelastung auf (z. B. gestaute Halsvenen). Die Leber ist nicht druckdolent. Die Untersuchung der Beine zeigt keinen Verdacht auf eine tiefe Beinvenenthrombose. Zunächst ergibt sich demnach eher kein Hinweis auf eine Lungenembolie. Sie verlieren 5 Kompetenzpunkte. Zurück zur 304.

41 4-DMAP ist ein Antidot bei einer Zynaidvergiftung. Allerdings liegt bei diesem Patienten keine relevante Zyanidvergiftung vor – Sie richten nur weiteren Schaden an. Lesen Sie weiter bei 740.

42 Sie möchten jetzt Urapidil zur Blutdrucksenkung geben. Wie viel soll's denn sein?
- 10 mg (745)
- 50 mg (249)
- 100 mg (244)

43 Weiter bei 171.

44 Die Entscheidung über das weitere Vorgehen wird Ihnen abgenommen, da der Patient im Moment seine letzte Mahlzeit erbricht und einen großen Teil davon in die Lunge aspiriert. Unkontrolliert greifen Sie nach dem Sauger und versuchen, der bräunlichen Soße Herr zu werden. Letztendlich sind Ihre Versuche einer Atemwegssicherung und Oxygenierung jedoch frustran, und weniger Augenblicke später fällt der Patient in einen reanimationspflichtigen, hypoxischen Kreislaufstillstand.

Sie tun Ihr Bestes, um Ihre Fehler im Rahmen der schlechten Vorbereitung der Intubation wieder auszumerzen und fahren den Patienten unter Reanimation in den Schockraum des Rhein-Klinikums. Der dortige Oberarzt der Anästhesie übernimmt den Patienten, der jetzt bereits weite und lichtstarre Pupillen aufweist. Die Intubation gelingt ihm, allerdings wird die Reanimation wenig später bei fehlender Aussicht auf Erfolg eingestellt. Sie verlieren 40 Kompetenzpunkte und geben Ihren Piepser an einen Kollegen ab, der den Dienst für Sie zu Ende macht.

Einen positiven Effekt hat Ihr Unglück allerdings: In Zukunft wird das NEF der Klinik mit einem Satz Larynxtuben ausgestattet, damit so etwas nicht mehr passiert!

45 Es geht sofort weiter, denn Tom hat schon vorhin erwähnt, dass Sie Tanken fahren müssen. Tom ist kurz auf der Toilette verschwunden, Sie warten bereits beim Auto auf ihn, als er nach ein paar Minuten zurückkommt. Diesmal gestaltet sich Ihre Ausfahrt aus dem Klinikgelände und der anschließende Kurs durch die Stadt weniger hektisch – es hätte wohl niemand viel Verständnis dafür, wenn Sie mit Blaulicht und Martinshorn zum Tanken fahren würden.

Es kommt Ihnen schon fast ungewohnt vor, dass Sie ausnahmsweise wie alle anderen auch an einer roten Ampel halten müssen! Sie kriechen scheinbar im Schneckentempo durch den Stadtverkehr, aber letztendlich erreichen Sie nach etwa zehn Minuten Ihr Ziel, und Sie steigen aus dem Auto aus, um sich ein bisschen die Beine zu vertreten und im Tankstellenshop vielleicht was für Zwischendurch zu ergattern. Leider dauert die Pause nicht sehr lange, denn Tom hat gerade einige wenige Liter in den Tank laufen lassen, als der kleine Kasten an Ihrem Gürtel schon wieder losgeht und das mittlerweile bekannte, hektische PPIIIIIEPPP-PIEEEEEPP-PIEEEEEEP von sich gibt. Tom flucht laut vor sich, hin   denn einen schlechteren Moment für einen Alarm hätte es nicht gegeben.

„Häng den Rüssel wieder ein!", ruft er, wirft Ihnen die Schlüssel zu und rennt in den Shop, um zu bezahlen. Sie schließen den Tankdeckel, setzen sich auf den Beifahrersitz und stecken den Schlüssel ins Zündschloss. Neugierig, aber auch ängstlich werfen Sie einen Blick auf den Piepser und lesen die Einsatzmeldung:

„Notarzteinsatz70134/31.Mai/10:02/nefso/Fa. Günther/Sturz aus 12 m/ Kleiststr. 88."

Durch die Scheibe der Tankstelle können Sie Tom sehen, der sich inzwischen an zwei anderen Kunden vorbeigedrängelt hat und versucht, so schnell wie möglich die Bezahlung abzuwickeln. Während Sie ihn beobachten, schleicht sich so langsam ein kalter Schauer über Ihren Rücken … Sturz aus zwölf Metern … das kann nichts Gutes heißen. Ihnen fallen sofort gefühlte 1000 Knochen ein, die bei so einem Trauma wie Glas zerspringen. Ganz zu schweigen von den ganzen inneren Verletzungen, die da mit von der Partie sind …! Leberruptur, Aortenabriss, Lungenkontusion … Ihnen rauscht das Blut in den Ohren, als Tom endlich die Fahrertür aufreißt und sich neben Sie auf den Sitz schwingt.

„Na, dann los!", Toms gute Laune scheint nicht wirklich davon beeinträchtig zu werden, dass es schon wieder weitergeht – ganz im Gegenteil.

Auf Ihre Frage: „Du weißt, wo wir hin müssen?!", nickt er kurz und klammert sich mit beiden Händen am Lenkrad fest, als er schwungvoll in eine enge Linkskurve rauscht. Sie lehnen sich zurück, halten sich am Türgriff fest und sind froh, dass Sie jetzt nicht den Stadtplan lesen oder das Navi bedienen müssen!

Wenige Minuten später verlassen Sie die Wohngebiete und brausen zwischen backsteinernen Fabrikgebäuden und Eisenbahnwagen durch – willkommen im Industriegebiet! Am Ende einer langen Straße erkennen Sie bereits an einem schweren, braunen Metalltor einen winkenden Mann in blauer Arbeitskleidung und Schutzhelm.

Stimmt, Firma Günter hat irgendwas mit Schwerindustrie zu tun, aber was das genau ist, fällt Ihnen im Moment auch nicht ein.

Der Mann am Eingang winkt Sie durch und deutet Ihnen den Weg geradeaus und dann hinter eine Produktionshalle auf der linken Seite – an der Ecke können Sie in etwa 200 Metern eine weitere, winkende Gestalt in Arbeitskluft, Schutzhelm und roter Warnweste erkennen. Tom steigt auf dem Fabrikhof noch mal richtig aufs Gas und so sausen Sie Ihrem ersten Polytrauma entgegen.

Mit quietschenden Reifen nimmt Tom die Linkskurve hinter die Halle und Sie erkennen bereits weiter vorne vor der Kulisse eines Schrotthaufens und einiger Container eine Menschentraube direkt neben einem etwa 20 Meter hohen Verladekran – ist da jemand heruntergefallen? Ihnen wird flau im Magen, während Sie sich zwei Einmal-Handschuhe überziehen.

Von einem Rettungswagen ist leider noch nichts zu sehen. Tom bremst einige Meter vor der Gruppe aus etwa zehn Arbeitern ab, und Sie springen aus dem Auto – sofort schlägt Ihnen die Geräuschkulisse entgegen – Schwere Industrieanlagen, die die Luft mit einem pausenlosen Hämmern, Zischen und Dröhnen erfüllen.

„Geh Du schauen, ich hole den Krempel!", bellt Tom Ihnen gegen den Lärm entgegen und so eilen Sie die letzten Meter auf die Menschentraube zu, die sich mittlerweile geöffnet hat und Ihnen den Weg frei macht. Sie starren auf eine Person, die dort in Linksseitenlage mit angezogenen Beinen auf dem Boden liegt und Ihnen im Moment den Rücken zugedreht hat.

Einer der Arbeiter kauert neben dem Kopf des Verletzten, der neben einem Blaumann schwere Arbeitsschuhe und ein helles T-Shirt trägt. Ein Helm liegt neben dem Kopf auf dem rissigen Asphalt. Unter seinen Kopf ist eine zusammengeknüllte Jacke geschoben worden.

Er bewegt sich im Augenblick nicht, und an sonstigen Verletzungszeichen fällt Ihnen auf den ersten Blick nur ein großer, blutiger Fleck im linken Hosenbein zwischen Hüfte und Knie auf.

Sie knien sich neben den Verletzten, während sein Kollege mit zitternder Stimme berichtet. Der Fabriklärm macht eine Verständigung zwar nicht ganz einfach, aber Sie verstehen, dass der Verletzte auf dem Kran tätig war, dort abgerutscht sein muss und dann hier auf den Boden stürzte.

Ein kurzer Blick nach oben zeigt Ihnen eine Führerkanzel in etwa sechs bis acht Metern Höhe, die über eine Sprossenleiter zu erreichen ist.

„Guten Tag, ich bin der Notarzt! Sind Sie wach?!", rufen Sie neben dem Verletzten kniend und schauen sich sein Gesicht an. Es handelt sich um einen dunkelhaarigen, vielleicht 35-jährigen Mann. Äußere Verletzungen können Sie am Kopf nicht erkennen. Er öffnet auf Ihre Ansprache kurz die Augen, antwortet jedoch nicht. Er scheint Schmerzen zu haben und wirkt gestresst. Seine Gesichtsfarbe ist zwar blass, aber soweit noch einigermaßen rosig. Was tun Sie?

- Sie führen einen Bodycheck durch (163)
- Sie untersuchen den Schädel auf äußere Verletzungen (407)
- Sie legen dem Patienten eine Halskrause an (67)
- Sie legen einen i.v.-Zugang (373)
- Sie prüfen die Sensibilität der Beine und Arme (789)
- Sie führen eine Auskultation der Lungen durch (61)
- Sie inspizieren den Mundraum des Verletzten (423)
- Sie inspizieren die Beine und die möglicherweise schwere Blutung (20)

46 Lesen Sie weiter bei 30.

47 Weiter bei 762.

48 Weiter bei 171.

49 „Oh, Herr Doktor, das weiß ich nicht genau. Aber warten Sie mal, ich glaube ich habe hier eine Liste irgendwo." Er läuft zu einer kleinen Kommode und kramt kurz in der obersten Schublade.

„Hm, nein, hier ist nichts. Vielleicht hier ...“ Er kramt in den anderen Schubladen der Kommode. Tom tritt zu ihm, während Sie dem Mann beim Suchen zuschauen.

„Herr Kammerer, das können wir auch gleich noch suchen. Der Herr Doktor kümmert sich jetzt erstmal um Ihre Frau und ich helfe Ihnen später beim Suchen.“

Offensichtlich meint er, dass es im Moment Wichtigeres gibt, als nach einer Medikamentenliste der somnolenten Dame zu suchen … Sie verlieren 4 Kompetenzpunkte. Zurück zur 209.

50 Sie wollen erstmal die Kreislaufverhältnisse des Patienten überprüfen und ziehen die Blutdruckmanschette aus dem Koffer, den Tom gerade neben Ihnen abgeworfen hat. Tom sieht das und raunzt: „Kümmere Dich doch erstmal um die Atmung, das ist jetzt wichtiger!“

Und damit hat er vollkommen Recht. Entsprechend den gängigen Algorithmen sollten Sie sich erstmal um Atemweg und Atmung kümmern. Sie verlieren 5 Kompetenzpunkte. Zurück zur 423.

51 Es sind alle sinnvollen Möglichkeiten vorhanden. Sie verlieren 3 Kompetenzpunkte und gehen zurück zu 431.

52 Ihre Verdachtsdiagnose ist eindeutig eine Lungenembolie, schließlich besteht eine respiratorische Einschränkung bei Kreislaufinsuffizienz. Als einzige Therapieoption neben der symptomatischen Behandlung sehen Sie derzeit die systemische Lyse, um den Thrombus in der pulmonalen Strombahn aufzulösen.
- Sie lysieren (234)
- Sie lysieren nicht, sondern hoffen, die Klinik schnell genug zu erreichen (243)

53 „Frau Pajunk, nehmen Sie regelmäßig Medikamente ein?“, fragen Sie, um sich so Erkenntnisse über die Vorerkrankungen der Patientin zu verschaffen. Frau Pajunk nickt und antwortet zwischen ein paar kurzen Atemzügen: „Ich nehme immer morgens eine Tablette für den Blutdruck“, sie atmet ein paar Mal flach ein und aus und fährt fort: „und ab und zu noch Zink. Die Packungen sind im Schlafzimmer im Nachttisch.“

„Ich schau nach!“, meint Tom und verschwindet in die anderen Räume der Wohnung. Frau Pajunk ist gerade noch etwas eingefallen und so fügt sie hinzu: „Selten nehme ich im Sommer noch was gegen meinen Heuschnupfen.“

Kurze Zeit später kommt Tom zurück und drückt Ihnen zwei halbvolle Schachteln in die Hand. Sie lesen:

„Lopirin – Wirkstoff: Captopril" und „Zinkorotat-POS", nichts Spektakuläres. Tom hat außerdem noch eine leere Packung „Decortin H 5 mg" gefunden. Auf Nachfrage gibt die Patientin an, dies bereits seit einigen Wochen nicht mehr zu nehmen. Sie hatte auf Anraten des Hauarztes eine Kortisontherapie wegen ihres asymptomatischen „Lupus" durchgeführt. Zurück zur 220.

54 „Warum nehmen Sie denn das Ramipril?"

Herr Maurer schaut ratlos, aber sein Sohn steht neben Ihnen und blickt ebenfalls auf die Medikamentenliste. „Das ist für den Blutdruck, der bei ihm schon seit Jahren zu hoch ist. Erst hat er nichts genommen, aber der Hausarzt meinte, dass es besser sein würde."

Natürlich! Ramipril ist ein ACE-Hemmer … da hätten Sie auch selber drauf kommen können. Sie verlieren 4 Kompetenzpunkte für diese unnötige Frage. Zurück zur 154.

55 Nachdem Sie in die Notarztkluft gestiegen sind, verlassen Sie die Umkleide und suchen auf dem Gang das nächste Telefon, um den Oberarzt anzufunken. Nachdem Sie die Nummer gewählt haben, passiert erstmal nichts – vielleicht ist er beschäftigt?! Dann klingelt doch das Telefon und Sie heben ab: „Hallo?!", ertönt es gestresst aus dem Hörer.

„Ja, hallo, ich bin's! Wollte nur hören, ob irgendwas anliegt. Ich hab heute meinen ersten Notarztdienst!" Hm, der Oberarzt scheint sich dafür nicht wirklich zu interessieren.

„Nö, alles gut, viel Spaß dann!" Klick. Er hat schon wieder aufgelegt. Sie legen auf und wollen sich gerade auf den Weg zum Dienstzimmer machen, da kommt der Kollege auch schon um die Ecke, den Sie ablösen sollen.

„He, da bist Du endlich! Nimm mir bloß den Piepser ab, bevor es gleich wieder klingelt."

Er wirft Ihnen einen kleinen schwarzen Kasten zu und ist schon um die nächste Ecke verschwunden, bevor Sie irgendwas antworten können. Er war wohl nicht so angetan davon, dass Sie erstmal im Haus herumrennen, bevor Sie Ihren Dienst antreten und ihm den lästigen Piepser abnehmen. Sie verlieren 1 Kompetenzpunkt. Weiter bei 5.

56 Das macht jetzt keinen Sinn. Sie verlieren 5 Kompetenzpunkte. Zurück zu 525.

57 Ihr Team ist verwundert über Ihre Diagnose – auch die Eltern wundern sich, denn an so was haben sie nicht gedacht. Gemeinsam fahren Sie in die pädiatrische Aufnahme des Rhein-Klinikums und stellen den Patienten dort vor.

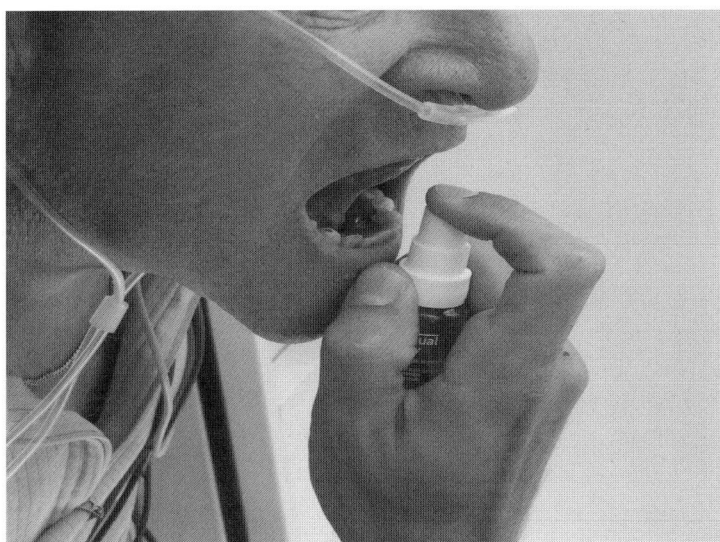

Abbildung 6: Zunge nach oben!

Leider werden Sie enttäuscht. Ihre Diagnose war vollkommen falsch! Sie verlieren 10 Kompetenzpunkte.

58 Die rote Flasche mit dem Nitro-Spray erkennen Sie auf den ersten Blick im Koffer der RA und holen sie zielsicher heraus. Sie wenden sich an Herrn Maurer: „Sooo, machen Sie den Mund auf und die Zunge nach oben. Ich sprühe Ihnen ein wenig unter die Zunge!" Herr Maurer tut wie geheißen, und Sie drücken zweimal auf den Pump-Sprayer (Abbildung 6). Herr Maurer zuckt zurück – das Zeug scheint nicht so gut zu schmecken, aber beide Ladungen sind zielsicher unter der Zunge angekommen. Sie warten ab … „Und, besser?!"

Herr Maurer nickt. „Jetzt fühle ich mich grade ganz gut, die Schmerzen sind besser."

* Sie möchten noch etwas anderes geben (173)
* Sie möchten keine weitere Analgesie mehr machen (178)

59 Sie greifen sich die Butdruckmanschette aus dem geöffneten Koffer und legen sie dem Patienten um den rechten Arm, der in der Linksseitenlage des Patienten von oben her gut zugänglich ist – auf den ersten Blick finden sich hier auch keine Verletzungen.

„Du, ich glaube, den müssen wir intubieren", unterbricht Tom Ihr Vorhaben mit einem Blick auf das Pulsoxymeter, das weiter fällt und nur noch

76 % anzeigt. Daran hätten Sie bereits vorher denken müssen, als Sie die Lunge auskultiert und die insuffiziente respiratorische Situation bemerkt haben! Sie verlieren 10 Kompetenzpunkte, brechen die Blutdruckmessung ab und gehen weiter zur 112.

60 Weiter bei 171.

61 Sie denken natürlich sofort an die Atmung des Patienten und wollen die Lungen auskultieren. Laut den gängigen Algorithmen sollten Sie allerdings vorher den Atemweg (A) überprüfen und erst dann die eigentliche Atmung (Breathing – B). Das heißt, Sie sollten zunächst einen kurzen Blick in den Mund des Patienten werfen, um dort befindliche Fremdkörper zu bergen oder Verletzungen auszuschließen, die eine Intubation nötig machen könnten. Sie verlieren 4 Kompetenzpunkte und gehen zur 423, um den Atemweg zu prüfen.

62 Weiter bei 149.

63 Was möchten Sie tun?
- die Lunge auskultieren (3)
- ein Oxymeter verwenden (427)
- ein Kapnometer verwenden (758)
- eine BGA durchführen (410)
- den Cuff des Tubus prüfen (785)
- einen Level-One anschließen (400)
- Bicarbonat i.v. geben (418)
- nichts, Sie gehen zurück zu den Optionen von 132

64 Sie entscheiden sich für die so genannte Monaldi-Position – Zugang von kranial oben. Diese Position ist besonders für die Entlastung von Luft geeignet. Allerdings besteht insbesondere bei Trauma-Patienten oft ein paralleler Hämatothorax – deswegen ist eine Thoraxdrainage in der Bülau-Position noch günstiger einzuschätzen. Für diese kleine Unachtsamkeit verlieren Sie 2 Kompetenzpunkte. Weiter bei 466.

65 Sie greifen in Ihre Jacke, wo normalerweise die Stiftlampe steckt – leider haben Sie sie wohl irgendwo liegen gelassen oder in eine der vielen Taschen Ihrer Jacke verstaut. „Tom, gibst Du mir eine Lampe rüber?"

Tom wirft Ihnen aus dem Koffer das Laryngoskop zu und Sie können damit dem Verletzten in die Pupillen leuchten. Die Lichtreaktion ist beidseits gleich, die Pupillen sind isokor. Allerdings steht in der etablierten Traumaversorgung an dieser Stelle nicht die Überprüfung der Pupillen, denn es gibt viel Wichtigeres! Sie verlieren leider 5 Kompetenzpunkte und gehen zurück zu den Optionen von 235.

66 Lesen Sie weiter bei 30.

67 Wichtiger Punkt – Immobilisation der Halswirbelsäule. Aber leider steht das nicht an dieser Stelle im Algorithmus der Traumaversorgung.

„Check doch erstmal den Atemweg!", meint Tom helfend. Sie verlieren 5 Kompetenzpunkte und gehen zurück zur 45.

68 Aus der Spritze mit den 5 mg Beloc spritzen Sie 2 ml (2 mg) über den liegenden i.v.-Zugang. Im Verlauf verlangsamt sich die Herzfrequenz des Patienten um etwa 15 Schläge, sodass Sie noch mal 2 mg geben, was die Herzfrequenz nochmals um 15 Schläge drückt. Danach ist Herr Maurer normofrequent mit 80 Schlägen pro Minute. Der Blutdruck hat sich darunter nicht wesentlich verändert. Für die weitere Therapie weiter bei 200.

69 Bei diesem Einsatz sind Sie mit einem Polytrauma konfrontiert worden, hier liegt allerdings der Schwerpunkt auf dem Thoraxtrauma. Und es ist so, wie es meistens ist: Sie kommen irgendwo hin und haben keine Ahnung, was los ist. In dem geschilderten Fall haben Sie es nur mit einem Verletzten zu tun, auf ihn können Sie sich erstmal konzentrieren.

Um in solchen Fällen den Überblick zu behalten, ist es enorm wichtig, dass Sie sich einen Behandlungsalgorithmus antrainieren. Er muss Ihnen so ins Blut übergehen, dass Sie ihn jederzeit sofort abrufen können, selbst wenn Sie nachts um drei von Ihrem schreienden Piepser aus dem Tiefschlaf gerissen werden. Dieser Algorithmus entsprechend dem verbreiteten ATLS-Konzept lautet: ABCDE. A – Airway, B – Breathing, C – Circulation, D – Neurologie/Disability, E – Entkleiden/Exposure. Diese Abfolge sollte von Ihnen stringent durchgeführt und eingehalten werden, da Sie so sicher sein können, dass Sie an alles Wichtige denken.

Nachdem Sie kurz geschaut haben, ob der Patient wach ist, checken Sie, ob der Atemweg frei ist (A). Wenn ja, legen Sie sofort eine Halskrause an, um die Halswirbelsäule zu schonen. Im Weiteren untersuchen Sie die Atmung (B) und anschließend die Kreislaufverhältnisse (C).

Im genannten Beispiel müssen Sie aufgrund der insuffizienten Atmung bei Rippenserienfraktur sofort intubieren, da der Patient andernfalls vital bedroht ist. Dazu sollten Sie die Halskrause öffnen (die Sie angelegt haben, nachdem Sie sicher waren, dass der Atemweg frei ist) und den Hals durch einen Helfer manuell fixieren, um bei der Intubation einen Kompromiss zwischen dem Schutz der HWS und einer Erleichterung der Laryngoskopie zu erreichen. Die Intubationsbedingungen sollten Sie weiterhin verbessern, indem Sie ein Muskelrelaxans geben und den Kopf des Verletzten vorsichtig in die Jackson-Position bringen.

Haben Sie an den Sellick-Handgriff zur Aspirationsprophylaxe gedacht? Wenn nicht, dann haben Sie deshalb 5 Kompetenzpunkte verloren. Davon bekommen Sie jetzt 4 wieder zurück, denn der Sellick-Handgriff wird derzeit sehr kontrovers diskutiert, da seine Einführung auf eine methodisch stark angreifbare Studie aus dem Jahr 1961 zurückgeht und eine Wirksamkeit nie einwandfrei nachgewiesen werden konnte. Es ist gut möglich, dass er in einigen Jahren seinen Stellenwert als Pflichtmaßnahme bei der Narkoseeinleitung eines nicht nüchternen Patienten verloren haben wird.

Nachdem der Atemweg/die Ventilation gesichert ist, müssen Sie den Kreislauf überprüfen, zwei intravenöse Zugänge etablieren und lebensbedrohliche Blutungen behandeln (C).

Erst dann erfolgt die eingehendere neurologische Beurteilung mittels GCS (D, sofern möglich) und anschließend die Entkleidung des Patienten und die Evaluation des Verletzungsmusters (E).

Ihr Patient hat eine Rippenserienfraktur auf der linken Seite und entwickelt im Verlauf einen Spannungspneumothorax, den Sie entlasten müssen, um den Patienten zu retten. Aufgrund der Häufigkeit und Gefährlichkeit eines Spannungspneumothorax bei intubierten Patienten nach Thoraxtrauma sollten Sie die Indikation zur Anlage einer Thoraxdrainage auf der betroffenen Seite möglichst weit stellen und können diese sogar schon direkt nach der Intubation anlegen (was ich Ihnen hier allerdings nicht gestattet habe, um später die akute Dekompensation zu ermöglichen). Hintergrund ist, dass eine Überdruckbeatmung bei Lungenverletzungen schnell aus einem Pneumothorax einen Spannungspneumothorax machen kann.

Diskussionswürdig ist an dieser Stelle auch eine notfallmäßige Punktion mit einer Kanüle, um den akuten Spannungspneu zu entlasten. Allerdings ist in Studien die Einmalpunktion mit einer Kanüle weniger wirksam, als die Anlage einer Thoraxdrainage. Aus diesem Grund sollten Sie sich von Beginn an mit der Anlage der Thoraxdrainage gut vertraut machen, da diese Entlastung bei guter Übung nahezu genauso schnell geht wie eine Einmalpunktion, dabei aber eine höhere Erfolgsrate vorweisen kann.

Zur weiteren Aufarbeitung des Themas können Sie das Internet nutzen und entsprechende Suchmaschine mit Begriffen wie „ATLS", „Trauma präklinisch" oder „Trauma Algorithmus" belasten.

Nach den üblichen Empfehlungen spielt eine effektive und schnelle Versorgung des polytraumatisierten Patienten eine wesentliche Rolle, um die Mortalität der Patienten möglichst gering zu halten. Demzufolge sollten Sie für die Erstversorgung und den Transport des Patienten in eine entsprechende Klinik nicht länger brauchen als

- 20 Minuten (528)
- 40 Minuten (454)
- 60 Minuten (529)
- 100 Minuten (459)
- 120 Minuten (470)

70 Sie wollen so schnell es geht vom Ort des Geschehens abhauen. „Tom, meld' uns im Schockraum an!"

„Und was soll ich anmelden?", fragt er zurück.

Sie grübeln kurz. In der Tat: Sie sollten erstmal die primäre Diagnostik und Therapie vor Ort abschließen, bevor Sie einen überstürzten Transport einleiten und möglicherweise akut lebensbedrohliche Befunde übersehen. Sie verlieren 5 Kompetenzpunkte. Zurück zu den Optionen von 138.

71 Das macht jetzt keinen Sinn. Sie verlieren 5 Kompetenzpunkte. Zurück zu 525.

72 Sie glauben an einen neurogenen Schmerz als Ursache der Beschwerden. Theoretisch zwar möglich, in der jetzigen Situation doch äußerst unwahrscheinlich! Sie verlieren 3 Kompetenzpunkte und gehen zurück zur 304.

73 Auf Ihr Kommando stoppt der Wagen kurz und Sie hören auf das Herz des Verletzten … die Herztöne sind einigermaßen gut zu hören und Herzgeräusche fallen Ihnen keine auf – aber ob Sie das bei einer Frequenz von 150 so gut beurteilen können, ist äußerst fraglich! Der Wagen setzt sich erneut in Bewegung und Sie verlieren 5 Kompetenzpunkte, weil Sie unnötig Zeit verloren haben. Zurück zur 150.

74 Sie prüfen mit dem Laryngoskop die Pupillenreaktion beidseits und sehen eine normale Lichtreaktion. Allerdings verlieren Sie dennoch 5 Kompetenzpunkte, da es in den üblichen Trauma-Algorithmen jetzt Wichtigeres gibt. Zurück zu den Optionen von 138.

75 Sie prüfen mit dem Laryngoskop die Pupillenreaktion beidseits und sehen eine normale Lichtreaktion. Allerdings verlieren Sic dennoch 5 Kompetenzpunkte, da es in den üblichen Trauma-Algorithmen jetzt Wichtigeres gibt. Zurück zu den Optionen von 179.

76 Sie füllen gerade die letzten Einträge auf dem Einsatzprotokoll aus und reißen den Durchschlag für die aufnehmende Klinik ab, als der Kollege, dem Sie gerade eine Übergabe gemacht haben, erneut neben Ihnen steht.

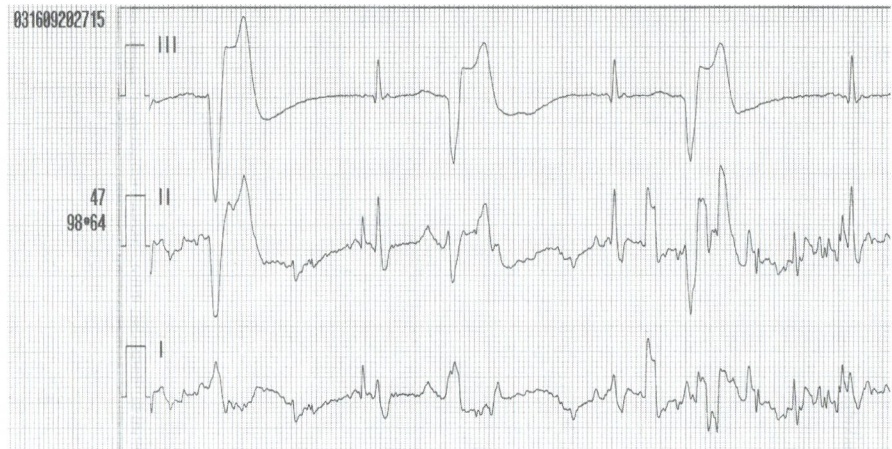

Abbildung 7: Wie lautet Ihre Diagnose?

Hagelt es jetzt Kritik? Stirnrunzelnd wenden Sie sich ihm zu, aber Ihre Befürchtungen erweisen sich als unbegründet.

„Kann ich Dir grade mal was zeigen?!", will der junge Kollege wissen und winkt mit dem Ausdruck eines EKGs (Abbildung 7). „Benjamin Haag – Assistenzarzt Chirurgie", lesen Sie auf seinem Namensschild.

„Klar, zeig' her", entgegnen Sie nickend und hoffen, dass Sie jetzt keine komplizierte Rhythmusdiagnostik machen müssen.

„Das hier ist von einem jungen, sonst gesunden und kreislaufstabilen Patienten, der sich wegen Sprunggelenksdistorsion vorhin hier vorgestellt hat. Eigentlich geht's ihm soweit gut, aber leider hat irgendwer ein EKG geschrieben …", mit unglücklicher Miene reicht er den Streifen herüber, auf dem nur die Ableitungen I–III zu sehen sind. Die Laufgeschwindigkeit des Papiers beträgt 50 mm/sec. „Heute ist mein erster Nachtdienst, und ich hab keine Ahnung von EKG. Muss ich da was machen?!", will er nach einigen Sekunden wissen und fügt niedergeschlagen hinzu: „Ich kann meinen Oberarzt nicht schon wieder rausklingeln." Wie befunden Sie das EKG?

- „Das sieht aus wie ein Schrittmacher-EKG" (86)
- „Das sieht aus wie eine ST-Hebung in Ableitung III, riecht nach Herzinfarkt!" (91)
- „Der Streifen ist viel zu kurz, ich brauche außerdem ein 12-Kanal-EKG für einen richtigen Befund" (107)
- „Das sieht aus wie ein AV-Block mit 2:1-Überleitung" (115)
- „Das sieht aus wie ein Bigeminus" (129)
- „Das sieht aus wie ein intermittierendes Blockbild" (417)

77 Die Paddels haben Sie bereits in der Hand und drücken die beiden Ladeknöpfe. Das inzwischen vertraute Heulen des Gerätes begleitet das Aufladen der Paddels und kulminiert innerhalb weniger Sekunden in dem hohen Pfeifen, das die volle Ladung der Paddels ankündigt. „Alle weg!" – „PLOCK!", sie heben die Paddels von der Brust des Patienten und der RA beginnt erneut mit den Thoraxkompressionen. „Warum hast Du eigentlich defibrilliert?", fragt eine ketzerische Stimme irgendwo in Ihrem Kopf. Das ist doch nur indiziert bei Kammerflimmern oder pulsloser ventrikulärer Tachykardie!

Da waren Sie wohl zu übereifrig, denn als Sie für einige Sekunden darüber nachdenken, fällt es Ihnen auch wieder ein: Bei einer Asystolie wird nicht defibrilliert, denn es ist kein Erfolg zu erwarten! Sie verlieren 3 Kompetenzpunkte. Zurück zur 127.

78 Sie prüfen mit dem Laryngoskop die Pupillenreaktion. Die Pupillen sind aufgrund der Opiatgabe jedoch stecknadelkopfgroß, sodass die Pupillenreaktion nur schwer zu beurteilen ist. Immerhin sind beide Pupillen aber isokor. Normalerweise müssten Sie an dieser Stelle des Trauma-Algorithmus auch den GCS erheben, dies ist aber aufgrund der Narkose und Beatmung nicht möglich. Weiter mit Entkleidung und Bodycheck bei 453.

79 Bevor Sie sich in die Hose machen, sollten Sie vielleicht wirklich aufs Klo, aber wenn gerade der Piepser für einen Notarzteinsatz gegangen ist, ist wirklich der falsche Zeitpunkt für so was. Sie kommen zwar schnell gelaufen, sind aber trotzdem zu spät am Auto, sodass Ihr Fahrer Sie ungeduldig von oben bis unten mustert. Sie verlieren 2 Kompetenzpunkte. Weiter bei 22.

80 Sie werfen einen Blick auf die Beatmungseinheit und versuchen den Knopf für die CPAP-Beatmung zu finden – gibt's nicht! Sie können den Patienten entweder kontrolliert beatmen oder gar nicht. Abgesehen davon merken Sie, dass der Patient durch die augenblickliche Wachheit und der behinderten Beatmung bereits wieder mit der Sauerstoffsättigung abfällt. Sie sollten diesen Patienten weiterhin bei V. a. Thoraxtrauma kontrolliert beatmen und keine Weaningversuche im RTW unternehmen! Sie verlieren 8 Kompetenzpunkte. Weiter bei 150.

81 Die orientierende Untersuchung im Rahmen der Triage (oder: Sichtung) zeigt Ihnen bei den drei Kindern und der Mutter auskultatorisch ein vesikuläres Atemgeräusch und äußerlich keinerlei Verbrennungsspuren. Grob abgeschätzt scheinen alle hämodynamisch stabil zu sein. Das Pulsoxymeter zeigt unter Raumluft Werte zwischen 97 % und 99 % an. Scheinbar sind die vier mit dem Schrecken davon gekommen, auch die Mutter hat sich inzwischen wieder gefangen, macht sich jedoch Sorgen um ihren Mann.

Der Familienvater hustet zwar immer wieder stark, das Atemgeräusch ist jedoch vesikulär. Die Sauerstoffsättigung beträgt bei ihm unter Raumluft 95 %. Wie schätzen Sie die Lage nun ein?

- Es muss ein weiterer Notarzt angefordert werden, um sich um Mutter und Kinder zu kümmern (660)
- Es muss lediglich ein weiterer RTW angefordert werden, um Mutter und Kinder in ein Krankenhaus zu bringen, während Sie sich um den Vater kümmern (729)
- Mutter und Kinder müssen nicht stationär eingewiesen werden. Lediglich der Vater erfordert weitere Behandlung (650)

82 So! Sind Sie nun schlauer? Hoffentlich, denn dem Patienten geht es zunehmend schlechter.... die Pulsoxymetrie zeigt Ihnen beunruhigende 82 % an. Und palpatorisch ist der Blutdruck bei 60 mmHg angekommen, Tendenz fallend! Der LifePak piepst hektisch pulssynchron mit einer Frequenz von 160/Minute. Wenn Sie jetzt nichts Sinnvolles tun, können Sie gleich mit der Reanimation anfangen! Fieberhaft sortieren Sie die erhobenen Befunde und stellen eine Diagnose, die Sie sogleich behandeln müssen! Was tun Sie?

- Perikardpunktion (492)
- Thoraxdrainage (267)
- abdominelle Punktion (89)
- Kardioversion und antiarrythmische Therapie (19)
- hirndrucksenkende Therapie einleiten (93)
- Volumengabe mit Infusionen und HyperHAES (13)
- erneuter Druckverband am Bein (349)
- Peritoneallavage (508)

83 Sie schauen wieder durch das kleine Fensterchen in die Fahrerkabine und rufen gegen den ganzen Lärm: „Halt an, ich muss abhören!!"

Der Fahrer tritt sofort auf die Bremse, fährt an den rechten Straßenrand und schaltet die Sirene ab. Sie warten kurz ab, bis auch das Fahrgeräusch verstummt und horchen dann erneut auf den Thorax.

Rechts ... Sie hören ein vesikuläres Atemgeräusch, als Sie den Beatmungsbeutel kräftig zusammendrücken ... links ... Sie hören ein Atemgeräusch, aber es ist kaum wahrzunehmen und deutlich leiser, als auf der rechten Seite. Sie würden gerne noch ausgedehnter Abhorchen, um sich sicher zu sein, aber die Zeit haben Sie jetzt nicht und rufen Richtung Fahrer: „Okay, weiter geht's! Vollgas!"

Zurück zur 150.

84 „Gib mal schnell das Pulsoxy her!", rufen Sie in Richtung eines der beiden RA. Der schaltet den LifePak an und gibt Ihnen den Fingerclip in die Hand. Sie stutzen, denn wie soll man mit diesem riesigen Fingerclip an der Hand eines Säuglings ein Signal ableiten? Der RA hat Ihr Zögern offensichtlich bemerkt und meint: „Einen Fingerclip für Babys haben wir leider nicht hier."

Sie überlegen kurz, ob es Sinn macht, es mit dem Erwachsenen-Fingerclip zu versuchen, verabschieden sich aber dann von dieser Variante. Sie müssen wohl vorerst ohne „Apparatemedizin" auskommen und Ihre fünf Sinne benutzen. Sie gehen zurück zu 431.

85 Es dauert schrecklich lange, bis der RA Ihnen die Kinderblutdruckmanschette aus dem Kinder-Notfallkoffer gekramt hat, und Sie diese angelegt, aufgepumpt und das Stethoskop in der Ellenbeuge aufgesetzt haben. Am Ende meinen Sie, den systolischen Blutdruck bei 70 gehört zu haben – die Herzfrequenz schätzen Sie auf 100–120 pro Minute. Sie verlieren jedoch 3 Kompetenzpunkte, denn in dieser Situation müssen Sie auf Dinge zurückgreifen, die weniger Zeit in Anspruch nehmen! Zurück zur 431.

86 „Hä? Schrittmacher?", der Kollege schaut verwirrt drein. „Also, der hat sicher keinen Herzschrittmacher. Ich glaub', dann ruf ich doch lieber den Oberarzt an." Unsicher bleiben Sie zurück und werfen noch einen Blick auf den Papierfetzen, den der Kollege liegen gelassen hat. Wenn der Patient keinen Schrittmacher trägt, kann das wohl auch kein Schrittmacher-EKG sein. Sie verlieren 5 Kompetenzpunkte.

87 „Frau Pajunk, zuerst hatten Sie Kopfschmerzen, habe ich gehört. Wie ist es dann weitergegangen?"

Frau Pajunk antwortet so gut sie kann in kurzen, von angestrengten Atemzügen unterbrochenen Sätzen und so erfahren Sie, dass sie des Öfteren Kopfschmerzen hat. Heute waren diese jedoch so unangenehm, dass sie sich zunächst in einer Apotheke ein paar Schmerztabletten holte und anschließend nach Hause fuhr. Dort versuchte sie, bei einem heißen Bad und einer Tasse Tee zu entspannen. Allerdings war ihr weiterhin nicht so wohl, und nachdem Sie dann mit Ausschlag auf das Badeöl reagierte, legte sie sich ins Bett und versuchte zu schlafen. Aufgewacht ist sie dann bereits kurze Zeit später, weil sie zunehmend schlecht Luft bekam. Sie informierte zuerst ihren Hausarzt, der nach einem kurzen Hausbesuch die Einweisung ausstellte. Zurück zur 220.

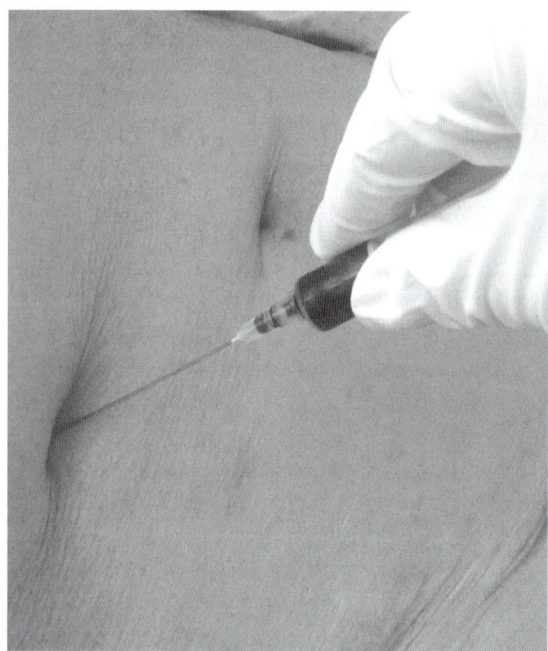

Abbildung 8: Blut oder Stuhl in der abdominellen Punktion?

88 Meine Güte! Wenn Sie an dieser Stelle eine Thoraxdrainage legen, dann ist das weder die Monaldi- noch die Bülau-Position, sondern wohl nur die Sie-wissen-nicht-wohin-damit-Position. Sie verlieren 5 Kompetenzpunkte und gehen zurück zur 267.

89 Sie wollen sicher sein, dass keine intraabdominelle Blutung vorliegt und sprühen das Abdomen großflächig mit Desinfektionslösung ab, bevor Sie unter den schockierten Augen des RA eine Kanüle durch die Bauchdecke stoßen! Es kommt leider kein Blut – nur ein wenig braune Flüssigkeit (Abbildung 8). Könnte Stuhl sein. Mist, das hilft Ihnen jetzt auch nicht weiter. Weiter bei 185.

91 „Ja, genau! Den Verdacht hatte ich auch schon", der Kollege tippt mit seinem Kugelschreiber auf die erhöhte ST-Strecke in den Komplexen der Ableitung III.
„Danke!", er schnappt sich den Papierstreifen und ist auf und davon, um die sofortige Notfalltherapie zu initiieren. Sie verabschieden sich zufrieden und sind stolz, hier konsiliarisch tätig gewesen zu sein. Leider verlieren Sie dennoch 10 Kompetenzpunkte, denn Ihre Diagnose war komplett falsch und

nur der verschlafene Oberarzt kann verhindern, dass der Patient einem völlig unnötigen Herzkatheter unterzogen wird.

92 Nachdem Sie sich in Ihre Uniform gestürzt haben, gehen Sie zum Dienstzimmer des Notarztes und klopfen. Ihr Vorgänger ist ein Ihnen gut bekannter Facharzt aus Ihrer Abteilung.

Ein verschlafenes „Herein" ertönt und ein müder Kollege mit kleinen Augen erwartet Sie bereits sehnsüchtig im Halbdunkel der zugezogenen Gardinen.

„Hi Veit! Alles klar?!", begrüßen Sie ihn aufgeregt und fröhlich.

„Danke der Nachfrage! Die übliche Ein-Uhr-, Drei-Uhr- und Fünf-Uhr-Nummer … Ich geh jetzt erstmal schnellstens heim, hab morgen schon wieder Dienst und bin total platt!"

„Und, was Besonderes dabei gewesen?!", fragen Sie neugierig nach.

„Gestern eine Reanimation, aber da war nichts zu holen und heute Nacht noch Wohnungsöffnung bei einem Alki … danke, ich hab genug. Aber jetzt bist Du ja da!" Veit klopft Ihnen ermunternd auf die Schulter, rafft seine Sachen zusammen und verschwindet durch die Tür. Offensichtlich ist er sehr froh, dass Sie ihn pünktlich abgelöst haben. Der Piepser für Sie liegt auf dem kleinen Schreibtisch neben dem PC und Telefon bereit. Weiter bei 5.

93 Hirndrucksenkende Therapie im RTW ist schwierig. Sie infundieren HyperHAES, vertiefen die Narkose und bringen den Patienten in 30-Grad-Oberkörperhochlagerung. Weiter bei 185.

94 Weiter zur 762.

95 Sie leuchten eilig abermals in die beiden Augen des Patienten. Die Pupillen sind weiterhin eng und isokor, eine Lichtreaktion scheint vorhanden. Zurück zur 150.

96 Es sind alle sinnvollen Alternativen genannt. Sie verlieren 5 Kompetenz-punkte. Zurück zur 147.

97 In Windeseile reißen Sie eine Ecke des Verbands am Oberschenkel herunter und versuchen herauszufinden, ob eine erneute Blutung vielleicht verantwortlich sein könnte für die akute Dekompensation des Patienten.

Auf den ersten Blick erkennen Sie nicht viel. Auch als Sie die Binde weiter lösen, strömt Ihnen nicht das Blut literweise entgegen. Es scheint Ihnen vielmehr, als hätte die Blutung nachgelassen. Tja, entweder hat der Patient kein Blut mehr, die Blutung steht spontan oder der Blutdruck ist so niedrig, dass die Blutung darunter zurückgeht … ?! Zurück zu 150.

98 „Beschreiben Sie doch mal, wie der Schmerz so ist. Ist er so wie ein Messerstich in die Brust, oder mehr so wie ein dumpfer Druck?", fragen Sie ihn.

„So wie ein Druck", kommt als Antwort.

„Und strahlt der Schmerz irgendwo hin aus? Vielleicht in den Rücken?"

„Nein, der Rücken tut mir nicht weh. Aber vorhin hatte ich das Gefühl, mein Kiefer würde auch von dem Schmerz erfasst sein, das war unangenehm!"

„Und wie stark ist denn der Schmerz, wenn Sie ihn von eins bis zehn einordnen sollen?"

„Hm, ich würde sagen, so etwa bei vier im Moment", meint der alte Herr. Immer noch auf der Fährte von der Aortendissektion untersuchen Sie die peripheren Pulse, die Sie alle problemlos finden. Eine Aortendissektion erscheint jetzt für Sie nicht mehr so wahrscheinlich – typisch wäre beispielsweise ein starker, dauerhafter Vernichtungsschmerz. Sie verlieren 5 Kompetenzpunkte. Zurück zur 304.

99 Tom hat noch eine Metallkladde aus dem Auto geholt und ist einige Meter hinter Ihnen. Was tun Sie vor der verschlossenen Haustür?

- Sie klingeln bei Pfanner (24)
- Sie klingeln bei Schreiber (258)
- Sie klingeln bei Langner (203)
- Sie klingeln bei Kaufmann (297)
- Sie klingeln bei Kammerer (298)
- Sie klingeln bei Kampmann (62)
- Sie klingeln bei allen (416)

100 Auf Ihre Anweisung hin bestimmt der RA aus einem Blutstropfen aus dem Ohrläppchen den Blutzucker und verkündet: „93!" Zurück zur 220.

101 Eine massive Blutung im Abdomen oder im Becken wäre eine gute Erklärung für die akute Dekompensation, denken Sie. Im Bereich des Beckens erkennen Sie zunächst keine Spuren bis auf die bekannte Instabilität linksseitig – aber wie auch, es gibt keine äußeren Verletzungen, aus denen es bluten könnte. Außerdem erscheint Ihnen das Becken in der angelegten Vakuum-Matratze gut komprimiert zu sein. Hmmm.

Was das Abdomen angeht – auch hier sehen Sie keine eindeutigen Zeichen für intraabdominelles Blut, aber das ist ohne Ultraschall auch schwierig zu sehen. Jedenfalls kommt Ihnen das Abdomen nicht gespannt oder prall vor. Zurück zur 150.

102 Als Sie dem älteren Herren die Hand entgegenstrecken, erwidert er die Begrüßung mit einem festen, aber zu kurzen Händedruck, auch sein Gesichtsausdruck wirkt angesichts der Situation deutlich gestresst und verwirrt.

„Herr Doktor, ich bin vorhin vom Einkaufen gekommen und da lag meine Frau immer noch im Bett, und ich kriege sie nicht richtig wach! Vor zwei Stunden ging es ihr noch gut, und sie wollte eigentlich aufstehen und mit unserem Sohn telefonieren. Und jetzt so was!" Er fährt hilflos fort: „Letzte Woche waren wir doch erst beim Hausarzt, da war alles in Ordnung! Sie nimmt auch immer regelmäßig ihre Tabletten."

Auf Ihren fragenden Blick fügt er hinzu: „Welche das sind, weiß ich leider nicht. Mein Sohn kann Ihnen da mehr sagen. Hier ist seine Telefonnummer." Er drückt Ihnen einen Zettel in die Hand. Was tun Sie?
- Sie fragen den Sohn telefonisch, warum die Dame beim Arzt war (760)
- Sie gehen zurück zu den Optionen von 209

103 Sie brauchen in der Hektik einige Zeit, um die Pulse zu finden, die sich angesichts der desolaten Kreislaufsituation schwach anfühlen. Schlussendlich sind Sie sich aber sicher, dass zumindest in beiden Leisten und an beiden Handgelenken ein schwacher Puls zu tasten ist. An den Füßen … das ist bei nicht-dekompensierten Patienten schon schwierig … Sie tasten in dieser Situation an beiden Seiten nichts. Zurück zur 150.

104 Irgendwas stimmt hier nicht! Sie hören zur Sicherheit noch auf das Herz des Patienten … bei dem Geheul der Sirene und dem Motorenlärm ist kaum was zu hören! Wollen Sie dem Fahrer zubrüllen, dass er kurz anhalten soll? Dann hören Sie vielleicht mehr, andererseits kostet Sie das mindestens 30 Sekunden, und die haben Sie im Moment nicht unbedingt … Die Sauerstoffsättigung piepst bei 87 %!
- Sie wollen anhalten (73)
- Sie wollen weiterfahren und gehen zurück zur 150

105 Lesen Sie weiter bei 168.

106 Weiter bei 116.

107 „Hm, okay. Trotzdem danke", der Kollege greift sich seinen Papierstreifen und schleicht enttäuscht von dannen. Leider haben Sie ihm nicht helfen können. Aber manchmal ist es besser, die eigene Unwissenheit zuzugeben, als Blödsinn zu erzählen. Sie verlieren dennoch 5 Kompetenzpunkte, denn als Notarzt benötigen Sie eine gute EKG-Kompetenz! Weiter bei 382.

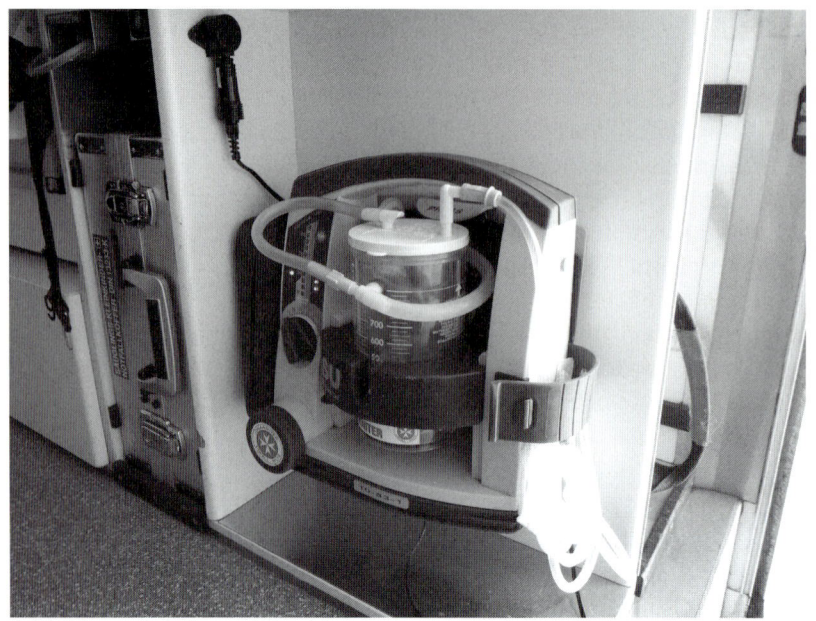
Abbildung 9: Die mobile Absaugpumpe - oft nützlich

108 Hm. Was könnte der Grund für diese kardiopulmonale Dekompensation sein?! Sie wissen es im Moment nicht wirklich, aber Sie haben einen Verdacht. Sie inspizieren den Hals des Patienten, auch wenn es bei angelegter Halskrause schwierig ist. Sie sehen beidseits eine prominente Vena jugularis externa ... Richtungsweisend ist das noch nicht. Weiter bei 150.

109 Die Opiate sind nicht im Koffer des RTW zu finden, sondern in einer separaten Box, die normalerweise im NEF eingeschlossen ist. Entsprechend bitten Sie Tom: „Tom, holst Du mir bitte eine Ampulle MO aus'm Auto?!"
Tom steht vom Tisch auf, wo er die Personalien aufgenommen hat und geht schnellen Schrittes zur Wohnungstür. „Alles klar, Chef", und schon ist er draußen. In spätestens zwei Minuten hat der Patient sein Morphin!
- Sie möchten noch etwas anderes zur Schmerztherapie geben (173)
- Sie möchten keine weitere Analgesie mehr machen (178)

110 Unter den gegebenen Möglichkeiten findet sich alles Nötige! Sie haben soeben eine Ihrer beiden Optionen sinnlos verpulvert. Zurück zu 150.

111 Sie schauen angestrengt in den Larynx des Patienten und erhöhen den Zug am Griff des Laryngoskopes. Im hinteren Rachen steht ein kleiner See aus Spucke und Schleim, und Sie erkennen erstmal gar nichts. Tom scheint Ihre Unsicherheit bemerkt zu haben und bietet Hilfe: „Sauger?"

Dankbar greifen Sie den Plastiksauger (Abbildung 9, S. 48) und verschaffen sich freie Sicht. Aber Sie erkennen immer noch keine bekannten Strukturen. Sie ziehen das Laryngoskop zurück und setzen erneut an. Da ist nur die rosa Schleimhaut der Rachenhinterwand und der Zungengrund zu sehen. Aber keine Epiglottis!

„Sch … Ich sehe nichts!", machen Sie sich Luft. Panik steigt in Ihnen auf. Sie führen des Laryngoskop erneut ein – diesmal noch ein wenig tiefer und erhöhen den Zug am Griff nochmals. Mit zusammengekniffenen Augen starren Sie in den Rachen – keine Epiglottis weit und breit, nur ein paar blutige Schlieren, die aus den von Ihnen inzwischen verursachten Schleimhautläsionen rinnen. Sie ziehen noch kräftiger am Laryngoskop und hoffen, dass die Halswirbelsäule des Patienten das aushält. Weiter bei 728.

112 „Wir müssen ihn intubieren – jetzt!", rufen Sie Tom zu. Richtig – mit Photosynthese wird er seinen Energiebedarf jedenfalls nicht decken können. Tom nickt mit ernstem Gesicht und beginnt eilig, Tubus, Blockerspritze und Führungsstab zu richten. „Welche Tubusgröße willste?", will er wissen. Sie überlegen kurz und rufen ihm „7,5!" zu, woraufhin er das entsprechende Stück aus der Packung reißt.

„Sie haben im Moment nicht genügend Kraft, um selbstständig zu atmen! Wir geben Ihnen etwas zum Schlafen und nehmen Sie dann an die Beatmungsmaschine – Sie werden dann schlafen und nichts mitbekommen!", erklären Sie dem Patienten laut gegen den Maschinenlärm der Fabrikanlagen.

Der Verletzte nickt mit ängstlichen Augen. „Ich krieg nicht genug Luft!", stöhnt er, als wolle er Ihr Vorhaben rechtfertigen. Eilig reißen Sie das Nötigste an sich, um schnell einen i.v.-Zugang anzulegen, was Ihnen problemlos an der linken Hand des Verletzten gelingt. Ein Blick auf das Pulsoxymeter zeigt Ihnen, dass sich die Sättigung auch unter O_2-Vorlage nicht erholt, sie liegt bei beängstigenden 77 %.

Der RTW braust inzwischen auf die Szenerie zu und kommt mit quietschenden Reifen zehn Meter von Ihnen entfernt zum Stehen. Die beiden Kollegen springen rechts und links aus dem Wagen und rennen zu Ihnen, nachdem sie Koffer, Sauerstoff und LifePak aus dem Auto gezerrt haben.

Die beiden RA haben die Lage schnell erkannt und helfen bei der Traumaversorgung. Einer assistiert Ihnen, während der andere ein EKG aufklebt, das auf dem zugehörigen LifePak einen wahrscheinlichen Sinusrythmus mit einer Frequenz von 110 pro Minute anzeigt.

Tom hat den Tubus gerichtet und nun müssen Sie die Intubation weiter vorbereiten. Der Patient liegt auf der linken Seite.

- Sie intubieren in Linksseitenlage, um die Wirbelsäule und das Rückenmark des Patienten zu schonen (122)
- Sie drehen den Patienten achsengrecht auf den Rücken und versuchen, eine mögliche Rückenmarksschädigung zu vermeiden (147)
- Sie stabilisieren den Patienten mit der Vakuum-Matratze und drehen ihn dann auf den Rücken (803)
- Sie stabilisieren den Patienten mit dem KED-System und drehen ihn dann auf den Rücken (160)

113 Sie beugen sich zum Medikamenten-Koffer und schauen sich suchend um: „Ähhh, wo habt Ihr denn das Berotec-Spray?!" Der RA kniet sich neben Sie und greift zielsicher zu einer kleinen Spraydose: „Hier, bitte."

„Danke!", entgegnen Sie und richten sich wieder auf, um Herr Maurer ein paar Hübe zu verpassen. Dabei fällt Ihr Blick auf die kleingedruckte Schrift auf der Spraydose. „Fenoterolhydrobromid" steht da … Sie zögern. Hatte das nicht was mit Asthma zu tun?! Richtig! Das ist doch ein Bronchospasmolytikum … also, das braucht Herr Maurer nicht.

„Äh, achso … nee, ich denke, wir machen erst was anderes". Sie reichen dem RA das Spray umständlich zurück. Sie verlieren 5 Kompetenzpunkte.

- Sie möchten noch etwas anderes zur Schmerztherapie geben (173)
- Sie möchten keine weitere Analgesie mehr machen (178)

114 Entspannt sind Sie nicht wirklich. Tom scheint konzentriert auf den Verkehr zu achten, denn er muss sich immer wieder zwischen verschiedenen Autos durchschlängeln, und da kann es ganz schön eng werden. Ihr „Äh, wo fahren wir eigentlich hin" hört er erst nach dem zweiten Mal und antwortet irgendwas von „ …Piepser …".

Den Rest verstehen Sie nicht bei dem ganzen Lärm, wollen Tom aber nicht weiter stören. Weiter bei 201.

115 „Meinst Du?" Der Kollege schaut Sie unsicher an. „Hm, dann schreibe ich sicherheitshalber ein 12-Kanal-EKG." Er greift sich seinen Papierstreifen und verschwindet wieder in einem Behandlungsraum. Sie waren bei Ihrer Diagnose auch nicht sehr sicher und rufen deshalb einige Zeit später noch bei dem Kollegen an und erkundigen sich, was aus dem EKG geworden ist. „Nein, nein. Das war gar kein AV-Block. Der Patient ist schon wieder entlassen!", erklärt Ihnen der Kollege eilig und hat dann leider keine Zeit, Ihnen die richtige Diagnose ausführlich zu erläutern. Sie verlieren 7 Kompetenzpunkte.

116 Sie glauben an ein West-Syndrom oder Blitz-Nick-Salaam-Anfall, bei dem es im Säuglingsalter aufgrund einer hirnorganischen Erkrankung zu typischen Krampfanfällen kommt. Die aufnehmende Kollegin in der pädiatrischen Ambulanz des Rhein-Klinikums ist zunächst besorgt. Nach einer kurzen Anamnese ist sie jedoch sichtlich erleichtert, denn es liegt mit hoher Wahrscheinlichkeit kein West-Syndrom vor. Sie verlieren 10 Kompetenzpunkte.

117 Sie drehen sich zum Ehemann der Patientin um und fragen ihn: „Herr Kammerer, haben Sie vielleicht ein Glas Cola oder Apfelsaft oder Traubenzucker?"

Er nickt eifrig und eilt in die Küche, wo er mit einigen Flaschen klappert. Anschließend drückt er Ihnen ein Glas Apfelsaft in die Hand und meint: „Der Doktor hat gesagt, wenn was mit dem Zucker ist, dann soll sie Apfelsaft trinken."

Sie nehmen das Glas und beugen sich zu der Dame im Bett hinab. Gerade als Sie das Glas ansetzen wollen, kommen Sie drauf, dass das vielleicht doch nicht so gut ist, wenn sie so schläfrig ist – sie könnte die Flüssigkeit aspirieren, wenn keine ausreichenden Schutzreflexe vorhanden sind. Sie verlieren 10 Kompetenzpunkte. Gehen Sie zurück zur 175.

118 Schnell haben Sie Ihr Stethoskop gezückt und halten das im Verhältnis natürlich viel zu große Endstück auf die Brust des Säuglings. Zuerst hören Sie nichts, dann schieben Sie das Endstück über den Halsausschnitt unter den Strampelanzug und hören ein beruhigendes, vesikuläres Atemgeräusch über allen Lungenabschnitten – sofern Sie das bei dieser Größe überhaupt differenzieren können. Die Atemzüge erscheinen Ihnen suffizient und liegen bei einer Frequenz von etwa 25 pro Minute – grob geschätzt! Parallel dazu nehmen Sie das hektische Klopfen des kleinen Herzens wahr. Die Herzfrequenz schätzen Sie auf 100 pro Minute. Zurück zur 431.

119 Während des Intubationsversuchs kommt es in der allgemeinen Hektik zu einer ungewollt hastigen Überstreckung mit nachfolgender Läsion des Rückenmarkes auf Höhe des vierten Halswirbels (C4) bei einer dort vorliegenden Fraktur. Es gelingt Ihnen, den Patienten kardiopulmonal zu stabilisieren und in den Schockraum des Rhein-Klinikums zu bringen. Er überlebt zwar den Einsatz, ist jedoch wegen Ihnen für den Rest seines Lebens ein tetraplegischer Pflegefall. Sie hätten die Halswirbelsäule mehr schützen müssen! Sie verlieren 50 Kompetenzpunkte.

120 Weiter bei 281.

121 "Zieh' mir noch Succi auf!", bitten Sie den RA. Im Geiste denken Sie kurz über die Dosierung nach (bitte notieren Sie, ob Sie 0,1 mg, 0,2 mg,

0,5 mg oder 1,0 mg/kg Körpergewicht geben wollen) und gehen zur Intubation weiter zu 124.

122 Sie möchten den Patienten in Linksseitenlage intubieren. Die Vorbereitungen werden weiter abgeschlossen und schließlich schreiten Sie zur Tat. Nach der Gabe der entsprechenden Medikamente sistiert die Atmung und Sie machen sich an die Laryngoskopie. Die Sauerstoffsättigung des Patienten befindet sich im freien Fall und ist bereits bei 60 % angekommen, als Sie während des ersten Laryngoskopieveruchs anerkennen müssen, dass es in Linksseitenlage nicht gerade einfach ist. Letztendlich müssen Sie den Patienten in einer schweren Hypoxie eilig auf den Rücken werfen, um den Atemweg überhaupt noch sichern zu können. Kurz vor der Reanimationspflichtigkeit schaffen Sie die Intubation, Gott sei dank!

Allerdings hat Ihre wilde, notfallmäßige Umlagerung zu einer kompletten Rückenmarksschädigung auf Höhe des zwölften Brustwirbels geführt. Der Patient überlebt den Einsatz, befindet sich aber für den Rest seines Lebens im Rollstuhl. Sie verlieren 25 Kompetenzpunkte.

123 Weiter bei 281.

124 Hier kommt Sie, Ihre erste präklinische Intubation ohne Hilfe von jemandem, der das schon mal gemacht hat! Sie stehen voll unter Strom, denn ihre zerebralen Neurone haben gerade für einen Moment darüber diskutiert, was Sie machen sollen, wenn Sie bei der Intubation jetzt versagen. Luftröhrenschnitt? Einfach weglaufen?

Sie denken lieber nicht weiter drüber nach!

Der Patient liegt jetzt auf dem Rücken direkt vor Ihnen, Sie knien hinter seinem Kopf und halten ihm über die Maske des Beatmungsbeutels Sauerstoff vor die Nase. Das EKG begleitet Ihr Treiben mit einem hektischen Piepsen, denn die Herzfrequenz liegt bei 130 pro Minute, während die Sauerstoffsättigung bei knappen 75 % verharrt. So langsam wird es ungemütlich!

Rechts neben Ihnen hält ein RA kniend den Kopf in fixierter Lage, während Ihnen von links Tom mit dem vorbereiteten Tubus und dem Laryngoskop assistiert. Am i.v.-Zugang wartet der andere RA auf Ihr Kommando:

- „0,1 mg Fentanyl und 250 mg Trapanal!" (436)
- „0,5 mg Fentanyl und 800 mg Trapanal!" (144)
- „0,05 mg Fentanyl und 100 mg Trapanal!" (139)
- „0,2 mg Fentanyl und 450 mg Trapanal!" (409)

125 Scherzkeks! Ihre Kollegen schauen zuerst verwirrt, grinsen sich dann aber eins, als Sie feststellen, dass es ein Medikament namens Omeprason weder im Medikamenten-Koffer noch in Ihrem Schlauen Buch gibt. Sie verlieren 5 Kompetenzpunkte. Zurück zur 296.

126 Der GCS des Patienten liegt bei 15. Zurück zur 757.

127 Wählen Sie von den gebotenen Optionen jene aus, die Sie nun durchführen wollen, um die Kreislaufinstabilität des Patients zu therapieren. Lesen Sie die entsprechenden Absätze und gehen Sie dann schließlich weiter zu 684. Dort werden Sie erfahren, ob Sie adäquat reagiert und alle nötigen Maßnahmen ergriffen haben.
- 1 mg Adrenalin (391)
- Defibrillation mit 200 Joule (77)
- Kardioversion mit 50 Joule (771)
- einen präkordialen Faustschlag ausführen (696)
- Lidocain (718)
- etwas anderes (719)

128 Die Behandlung mit Glukokortikoiden stellt einen wichtigen Pfeiler der antiallergischen Therapie dar, auch wenn die Wirkung erst im Verlauf einsetzt. Das im Rettungsdienst durchaus übliche Methylprednisolon in Form von Urbason haben Sie auch hier zur Verfügung. Nachdem Sie den RA darum gebeten haben, drückt er Ihnen gleich darauf eine 5 ml-Spritze mit dem Kommentar: „250 mg Urbason, bitteschön" in die Hand.

Wie viel geben Sie? Entscheiden Sie sich, ob Sie 100, 200, 250 oder 500 mg (also noch eine Spritze) geben wollen. Weiter geht es dann bei 310.

129 „Bigeminus?", der Kollege schaut Sie an, als habe er diesen Ausdruck grade zum ersten Mal gehört. Sie werden es ihm wohl noch erklären müssen.

„Hier liegt ein Bigeminus vor, bei dem auf jede normale Erregung eine ventrikuläre Extrasystole folgt."

„Aha, und muss man da was machen?!", will er weiter wissen.
- „Nein, das ist in diesem Fall vermutlich einfach stressbedingt" (759)
- „Es sollte im Verlauf ein Belastungs-EKG und ein Herz-Echo erfolgen, um eine Herzerkrankung auszuschließen" (302)
- „Es sollte im Verlauf eine KHK mittels Herzkatheter ausgeschlossen werden, da diese ursächlich sein kann" (153)
- „Der Patient sollte intensivmedizinisch überwacht werden, da die Rhythmusstörung in ein Kammerflimmern umschlagen kann" (162)
- „Das weitere Vorgehen hängt von dem TNI-Spiegel ab" (772)

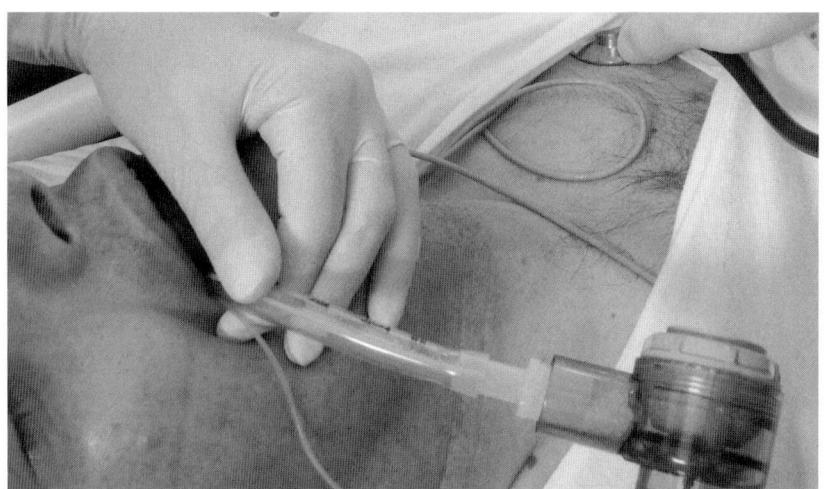
Abbildung 10: Auskultation zur Prüfung der Tubuslage

130 Sie schauen angestrengt in den Mund des Patienten und erhöhen den Zug am Griff des Laryngoskopes. Im hinteren Rachen steht ein kleiner See aus Spucke und Schleim, und Sie erkennen erstmal nichts. Tom scheint Ihre Unsicherheit bemerkt zu haben und bietet Hilfe: „Sauger?"

Dankbar greifen Sie den Plastiksauger und verschaffen sich freie Sicht. Da! Sie haben die Epiglottis erblickt und erhöhen den Zug am Laryngoskop noch ein wenig.

Der Blick auf die Stimmbänder bleibt Ihnen jedoch versagt.

„Sch … Ich sehe nichts!", machen Sie sich Luft. Panik steigt in Ihnen auf!

Sie versuchen sich selbst zu beruhigen und das Zittern Ihrer Hände zu unterdrücken. Sie setzen das Laryngoskop nochmals sorgfältig im Mund des Patienten ein und üben vorsichtigen Zug auf den Spatel aus. Wieder erkennen Sie problemlos die Epiglottis und erhöhen den Zug.

Ermitteln Sie erneut eine Zufallszahl und lesen Sie weiter:
- für 1–3 bei 385
- für 4–0 bei 728

131 „Okay!", er sucht im Koffer das nötige Zubehör für einen i.v.-Zugang zusammen. Sie schauen sich mit Unbehagen die Hände und Arme des Kleinen an. Ob Sie da eine Vene finden, ist mehr als fraglich. Sie lassen sich nicht entmutigen und stechen beherzt zu. Sie treffen zwar nichts, aber immerhin wissen Sie jetzt, dass der kleine Patient tatsächlich langsam wacher wird. Seinen kleinen Arm hat er nämlich kräftig weggezogen und sich laut über Ihre Quälerei beschwert. Nach kurzem Überlegen nehmen Sie

Abstand von der Idee eines i.v.-Zugangs, den Sie im Moment auch überhaupt nicht brauchen. Sie verlieren 3 Kompetenzpunkte. Weiter bei 152.

132 Sie sind überglücklich, dass Ihre erste „eigene" Atemwegssicherung als Notarzt gut geklappt hat. Einer der RA hat bereits abgehört (Abbildung 10, S. 54) und meldet: „Beidseits Atemgeräusch vorhanden!", sodass Tom den Tubus bei 23 cm ab Zahnreihe fixiert. Wenn Sie die Halskrause für die Intubation geöffnet hatten, wird sie jetzt wieder geschlossen angelegt.

Tom reicht Ihnen anschließend den Schlauch der Beatmungseinheit, sodass Sie den Patienten nicht weiter mit dem Beutel beatmen müssen, sondern an die Maschine anschließen. Sie akzeptieren derzeit die eingestellte Beatmung mit 12 x 500 ml Zugvolumen. Der PEEP beträgt 5 mmHg, der Atemwegsspitzendruck liegt bei 28 mmHg. FiO_2 ist 100 %.

Was tun Sie als nächstes?
- Sie messen Puls und Blutdruck (141)
- Sie untersuchen das Bein auf mögliche arterielle Blutungen (435)
- Sie prüfen mit einem Bodycheck das Verletzungsmuster (425)
- etwas anderes (63)

133 Weiter bei 645.

134 Sie stochern mit dem Tubus im Hals des Patienten herum und hoffen, die Trachea zu treffen – ohne Erfolg. Gehen Sie weiter zur 44.

135 „Ich brauche das Koniotomie-Set!", schreien Sie, und die Arbeiter um Sie herum werden zunehmend unruhig. Ihr Patient hat inzwischen eine tiefblaue, zyanotische Gesichtsfarbe angenommen hat. Einige der Umstehenden können das Übel nicht mehr mit ansehen und laufen davon.

Ihnen ist das alles egal, Sie sehen nur noch den Hals des Patienten vor sich und sind mit Ihrer ersten Koniotomie konfrontiert. Die Sättigung des Patienten ist unterirdisch, und er beginnt, bradykard zu werden. Wenn Sie nicht gleich reanimieren wollen, müssen Sie oxygenieren, bis die Vorbereitungen gemacht sind!

Sie setzen die Maske auf das Gesicht und drücken den Beutel ein paar Mal beherzt zusammen. Weiter bei 44.

136 „Gibt's einen Hausarzt?", fragen Sie an den Mitarbeiter des Hausnotrufes gewandt.

„Ja, Moment …", er blättert in einem Hefter, den er in der Hand hält.

„Dr. Buchholz. Hier ist auch die Nummer. Aber ich weiß zufällig, dass er gerade im Urlaub ist."

Das können Sie vergessen. Zurück zur 757.

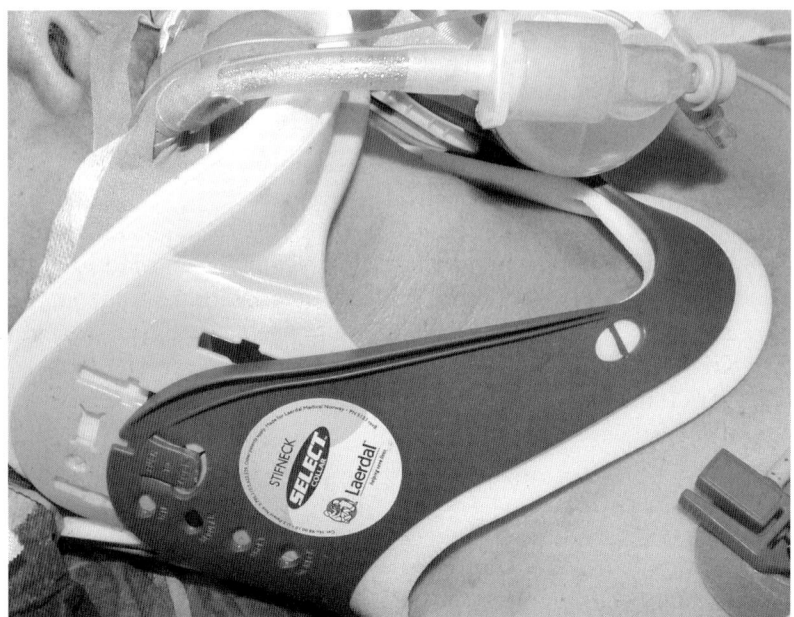

Abbildung 11: HWS stabilisiert, Atemweg gesichert!

137 Hier sind Sie endlich einigermaßen sicher! Nach den ERC-Leitlinien zur Behandlung des ACS gibt man 160–325 mg ASS i.v. – soviel ist klar. Gesagt getan, und es geht weiter mit der Therapie bei 200.

138 Jetzt zeigt das Kapnometer eine schöne endtidale CO_2-Kurve mit Werten zwischen 40 und 45 mmHg an. Auch die Sauerstoffsättigung verbessert sich in der Folge unter der künstlichen Beatmung auf Werte um 93 %. Und erfreulicherweise ändert sich die Gesichtsfarbe des Patienten langsam wieder von blass/blau/tot in ein sympathischeres Blassrosa (Abbildung 11). Sie sind inzwischen völlig mit den Nerven fertig, aber weiter geht es mit der Traumaversorgung ohne Verschnaufpause! Was tun Sie?

- Sie messen Puls und Blutdruck (179)
- Sie führen einen Bodycheck durch (376)
- Sie prüfen die Pupillenmotorik (74)
- Sie inspizieren den linken Oberschenkel (438)
- Transport in den Schockraum des Rhein-Klinikums (70)
- Sie tun etwas anderes (523)

139 Weiter bei 436.

140 Abwarten ist immer eine gute Idee – vor allem, wenn man keine Ahnung hat, was man tun soll. Bei einem anhaltenden Krampfanfall sollten Sie dringend eine medikamentöse Therapie zur Durchbrechung einleiten, denn sonst kann es schnell lebensbedrohlich werden. Das jedenfalls lesen Sie in Ihrem Schlauen Buch. Sie verlieren leider 8 Kompetenzpunkte und gehen zurück zur 222.

141 Sie pumpen die Blutdruckmanschette am linken Arm des Patienten zügig auf und tasten beim Druckablassen den Radialispuls. Systolisch kommen Sie auf etwa 80 mmHg! Die Herzfrequenz liegt bei 120/Minute … von stabilen Kreislaufverhältnissen kann man hier nicht gerade sprechen.

Sie überlegen gerade, wie Sie den Kreislauf stützen können, als Tom dazwischenruft: „Die Sättigung ist bei 60 % und fällt weiter!"

Geschockt starren Sie auf die Prozentzahl der Sauerstoffsättigung, die weiter abfällt und schnell unter 50 % ist. Überlegen Sie, was als Ursache für diese drastische Verschlechterung in Frage kommt. Lesen Sie weiter bei 426.

142 Jetzt hatten Sie Gelegenheit, das Kind auf den ersten Blick hin zu untersuchen und festzustellen, wie es weitergehen soll. Bitte wählen Sie eine Möglichkeit.
- Das Kind ist reanimationspflichtig (213)
- Das Kind ist pulmonal stabil, aber im hämodynamischen Schock (241)
- Das Kind ist hämodynamisch stabil, aber respiratorisch insuffizient (8)
- Das Kind ist kardiopulmonal stabil (452)

143 „Okay, aber fordert bitte noch einen RTW bei der Leitstelle nach, um den hier zu transportieren!"

„Warte!", Tom schaltet sich in die Organisationsplanung ein. „Sollten wir den hier nicht zuerst transportieren, der stirbt sonst!" Hm, da könnte er Recht haben. Wenn Sie mehrere Verletzte zu versorgen haben und triagieren müssen (Sichtung und Priorisierung der Patienten), dann haben Patienten mit schweren Verletzungen Vorrang, sofern sie noch eine Herz-Kreislauffunktion aufweisen. Der Patient im RTW wird auch ohne Ihre Anwesenheit keine ernsten Probleme bekommen – der Schwerstverbrannte wird sicher sterben, wenn Sie nicht Ihre ganze Kraft auf ihn konzentrieren.

Sie verlieren 5 Kompetenzpunkte und ändern Ihre Entscheidung. Lesen Sie weiter bei 623.

144 Der RA schaut betroffen, denn er hat nur 500 mg Trapanal in der Spritze. Er gibt erstmal die vorhandenen 500 mg Trapanal und 0,5 mg Fentanyl und zieht sich dann aus dem Koffer weitere 500 mg Trapanal auf, von denen er noch 300 mg spritzt.

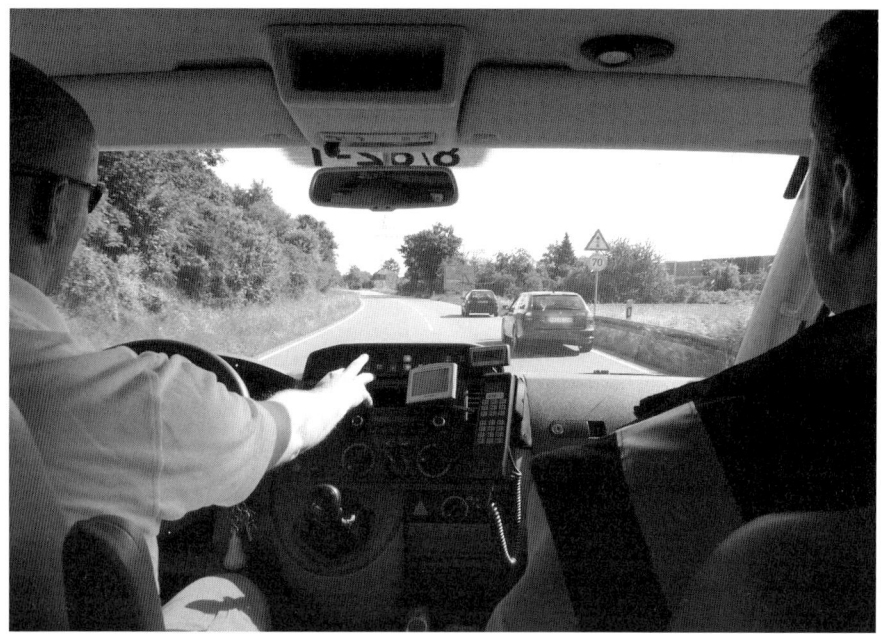
Abbildung 12: Sie verscheuchen die anderen Autos mit Sirene und Blaulicht

Sie merken, dass Ihre Dosierung möglicherweise unüblich war und lesen später mehr dazu nach. Dort lernen Sie, dass für einen Mensch mit 75 kg eine Dosis von 400 mg Trapanal (5 mg/kg Körpergewicht) und 0,2–0,3 mg Fentanyl (2,5 μg/kg Körpergewicht) locker ausgereicht hätte. Sie verlieren 5 Kompetenzpunkte. Weiter bei 409.

145 Sie sind inzwischen mit dem letzten Einsatz fertig und wieder zurück in der Klinik, da geht der Piepser schon wieder los und lässt Sie erneut erschrecken – aber das ist im ersten Dienst wohl normal, also machen Sie sich nichts draus! Sie schauen auf die schwarze Box an Ihrem Gürtel und lesen:

„Notarzteinsatz70169/31.Mai/12:25/nefso/Maurer/Dyspnoe/Klettmannstr. 56".

Sie gehen eiligen Schrittes zum NEF, wo Sie zeitgleich mit Tom eintreffen, der neben Ihnen auf dem Fahrersitz Platz nimmt und den Motor startet. „Na, den letzten Einsatz verdaut?!"… und 15 Sekunden später sind Sie wieder auf der Straße und drängeln sich durch den Vormittagsverkehr mit Sirene und Blaulicht (Abbildung 12).

Die Anfahrt dauert etwa zwölf Minuten, da Sie in ein Nachbardorf der Stadt fahren müssen. Schließlich halten Sie vor einem schmucken Einfamilienhaus in einer guten Wohngegend. Zu jedem Haus gehört hier eine große

Doppelgarage, und Ihren alten Golf würde hier wohl (natürlich versehentlich!) die Müllabfuhr mitnehmen, wenn Sie ihn am Straßenrand abstellten.

Der RTW kommt zeitgleich mit Ihnen am Einsatzort an und zu viert betreten Sie das Grundstück des weiß getünchten Hauses Nummer 56. An der hölzernen Eingangtür erwartet Sie bereits ein etwa 40 Jahre alter Mann in dunkler Anzughose, weißem Hemd und gepflegtem Erscheinungsbild. Er wirkt nicht übermäßig gestresst, jedoch ernsthaft besorgt.

„Guten Tag, kommen Sie doch Bitte herein, es geht um meinen Vater." Er zeigt den Weg durch einen geräumigen Flur mit Marmorboden in ein helles Wohnzimmer. Angespannt folgen Sie der Richtungsweisung und betreten einen geräumigen Raum, der über eine breite Glasfront in den großen und gepflegten Garten führt. Auf einer komfortablen Ledercouch an der rechten Wand des Raumes sitzt zurückgelehnt ein ca. 70-jähriger, ebenfalls gepflegt erscheinender Mann mit weißem Haarkranz und geschlossenen Augen – das muss der Patient sein. Er ist über den Beinen mit einer braunen Wolldecke zugedeckt und sieht im Moment ganz friedlich aus.

An einem großen Esstisch an der anderen Seite des Raumes sitzt eine Dame von ebenfalls etwa 70 Jahren und verbirgt das Gesicht in den Händen. Eine Frau in den 30ern in Rock und Bluse steht hinter ihr und blickt zur Tür, als Sie hereinkommen. Der Mann von der Eingangstür ist Ihnen inzwischen gefolgt. Die beiden Rettungsassistenten bewegen sich zu Ihrem Patienten auf der Couch, der die Augen öffnet, als sie an ihn herantreten.

„Was ist denn passiert?", fragen Sie in Richtung des jüngeren Mannes, der offenbar der Sohn des Patienten ist.

„Also, mein Vater hat seit heute morgen Atembeschwerden, Schmerzen in der Schulter und jetzt auch starke Übelkeit. Er war bei der Gartenarbeit, als es angefangen hat. Er dachte wohl, dass es vorbeigehen würde, wenn er sich ausruht, aber das ist bis jetzt nicht geschehen. Im Gegenteil, er fühlt sich immer schlechter, und ich habe leider erst eben grade davon erfahren, sonst hätte ich Sie schon früher informiert!"

„Also, so schlimm ist das jetzt auch nicht, und ich muss mich um den Garten kümmern", mischt sich Ihr Patient trotzig ein, wird jedoch von einem nur mühsam unterdrückten Wutanfall des Sohnes unterbrochen.

„Dieser blöde Garten! Vor drei Wochen ist er beim Obstpflücken von der Leiter gefallen und sogar auf der Intensivstation gelandet! Gott sei Dank war da nichts Schlimmeres!!"

„So ernst war das wirklich nicht…", versucht Herr Maurer zu beschwichtigen. Er scheint ein Dickkopf zu sein. Auf Ihre Nachfrage hin berichtet der Sohn des Patienten, dass Herr Maurer sich bei einem Sturz wohl ein leichtes Schädel-Hirn-Trauma zugezogen habe. Es erfolgte lediglich eine intensivmedizinische Überwachung über einige Tage, da man in den Untersuchungen eine kleine Blutung im Gehirn gefunden hatte ohne Indikation zur operativen Therapie. Herr Maurer sei seitdem noch geschwächt, aber insgesamt habe er großes Glück gehabt.

In der Zwischenzeit haben die Rettungsassistenten ihre Geräte und den Koffer abgestellt und dem Patienten Blutdruck und Herzfrequenz gemessen. „160/90 und 110 Puls!" meint einer von beiden. Da Sie mehr über die Beschwerden herausbekommen wollen, wenden Sie sich dem alten Mann zu.

- Sie fragen weiter bezüglich des Leitsymptoms „Übelkeit" (228)
- Sie fragen weiter bezüglich des Leitsymptoms „Schulterschmerz" (318)
- Sie fragen weiter bezüglich des Leitsymptoms „Dyspnoe" (334)

146 Sie denken, dass die Beschwerden vielleicht ganz gut zu einem Pneumothorax passen könnten und möchten den Patienten dafür abhören und sehen, ob die Atemgeräusche beidseits gleich sind. Gesagt – getan, Sie zücken Ihr Stethoskop und ziehen den Pullover des Mannes nach oben. Während er tief durchatmet, horchen Sie angestrengt und hören … beidseits ein vesikuläres Atemgeräusch. Sie sind enttäuscht und verlieren 6 Kompetenzpunkte. Aufgrund der zwischenzeitlichen Symptomfreiheit war die Diagnose eines Pneumothorax ohnehin eher unwahrscheinlich. Zurück zur 304.

147 Gemeinsam mit den angekommenen RA drehen Sie den Patienten vorsichtig und achsengerecht auf den Rücken, um eine Schädigung des Rückenmarkes bei möglichen Wirbelkörperverletzungen zu vermeiden. Zwar sollten Sie den Patienten so wenig wie möglich bewegen, eine Intubation in Linksseitenlage ist jedoch nicht kontrolliert durchführbar und kann weitere, lebensbedrohliche Probleme mit sich bringen. Wie verfahren Sie bezüglich der Halskrause?

- Sie hatten noch keine Halskrause angelegt (193)
- Sie belassen die Halskrause (301)
- Sie lockern die Halskrause, damit eine Reklination möglich ist (303)
- Sie öffnen die Halskrause, während ein RA den Hals fixiert (405)
- etwas anderes (96)

148 Bei einem GCS von acht Punkten wollen Sie das Kind intubieren, denn es kann nicht von einem sicheren Atemweg und erhaltenen Schutzreflexen ausgegangen werden. Die Eltern reagieren zwar geschockt auf Ihr Vorhaben, aber sie verstehen durchaus, dass es nur zum Besten des Kindes ist. Und natürlich wollen sie auch nicht, dass ihr Kind aspiriert und an einer Pneumonie verstirbt, nur weil es nicht intubiert wurde!

Tom scheint mit dem Vorhaben nicht unbedingt zu 100 % einverstanden zu sein, aber auch er kennt sich mit Notfällen bei Babys nicht so sehr aus, und so schreiten Sie zur Tat. Bitte wählen Sie, welche Tubusgröße Sie anfordern (2,5 mm, 3,5 mm, 4,5 mm oder 5,5 mm Innendurchmesser) und lesen weiter bei 472.

149 Der Patientenname scheint Ihnen entfallen zu sein … Hm, ob das jetzt die richtige Klingel war?! Tom ist mittlerweile neben Ihnen angekommen und wartet mit Ihnen auf eine Reaktion.

Als auch nach zehn Sekunden nichts passiert ist, drückt er auf die Klingel „Kammerer". MIST! Sie hatten in der Eile wohl falsch geklingelt, und als es nach wenigen Sekunden summt und Tom die Haustür aufdrückt, verlieren Sie 2 Kompetenzpunkte.

Aus einem der höheren Stockwerke hören Sie einige Stimmen und tatsächlich steht im 2. Obergeschoss eine Tür halb geöffnet, an dessen messingfarbenen Klingelschild Sie den Patientennamen erkennen. Weiter bei 238.

150 Sie geben noch einen weiteren Bolus Fentanyl von 0,2 mg und nehmen dankbar die Spritze vom RA, die er Ihnen mit dem Kommentar: „10 mg Dormicum" reicht und spritzen die volle Menge, um den Patienten wieder tief schlafen legen zu können – das ist im Moment in seinem instabilen Zustand auch das Beste.

Wenige Sekunden später verstummt der Druckalarm der Beatmungseinheit und der Patient lässt sich wieder problemlos beatmen.

Sie wollen nun endlich vorankommen und beugen sich durch das kleine Fensterchen in die Fahrerkabine: „Also, von mir aus kann es losgehen. Lampen an und ab dafür!"

Der RA auf dem Fahrersitz hat offensichtlich nur auf Ihr „Okay" gewartet und startet den Wagen. Wenige Sekunden später brausen Sie in voller Beleuchtung über das Fabrikgelände, Tom folgt Ihnen im NEF in geringem Abstand. Sie lassen sich im schaukelnden Auto auf Ihren Sitz neben dem Patienten fallen und versuchen sich zu entspannen. Ihr Patient ist derzeit gut versorgt, beatmet und kardiopulmonal stabil. Denken SIE…!

„Doc, hier ist was komisch!", der RA deutet auf den Monitor des LifePak. „Komisch" ist gerade das letzte Wort, was Ihnen in Bezug auf die Situation einfällt! Kann denn nie mal zwei Minuten alles in Ordnung sein?!

Sie folgen dem Blick des RA und schauen auf den LifePak, der inzwischen eine Herzfrequenz von 140/Minute anzeigt. Obwohl es bei dieser Frequenz schwer zu erkennen ist, vermuten Sie dennoch einen Sinusrythmus, der von einigen Extrasystolen unterbrochen scheint. Das Pulsoxymeter zeigt nur noch eine Sättigung von 88 % - und das obwohl der Patient weiterhin mit 100 % Sauerstoff beatmet wird!

„Der Druck ist systolisch bei höchstens 70!", ruft der RA hektisch in den Raum, nachdem er schnell die Manschette am linken Arm aufgepumpt und entlüftet hat. Und jetzt?! Der Patient scheint gerade akut zu dekompensieren! Nehmen Sie sich einen Moment Zeit und überlegen, was Sie als nächstes untersuchen möchten. Sie können von den hier angebotenen Möglichkeiten zwei ausnutzen und dann zur Nummer 82 weitergehen, um die Ursache der Dekompensation festzustellen.

- Auskultation des Herzens (104)
- Auskultation der Lungen (276)
- Auskultation des Abdomens (294)
- Überprüfen der Beatmung, des Tubus und der Kapnometrie (325)
- Zeichen einer oberen Einfluss-Stauung sichten (108)
- ein 12-Kanal-EKG schreiben (174)
- die Lichtreaktion der Pupillen und den neurologischen Status prüfen (95)
- die Oberschenkelwunde und den Verband untersuchen (97)
- Abdomen/Becken erneut auf Zeichen einer Blutung untersuchen (101)
- die peripheren Pulse (Leisten, dorsalis pedis und radialis) prüfen (103)
- Sie unternehmen einen anderen diagnostischen Schritt (110)

151 „Hm...", Sie grübeln und reiben sich beim Nachdenken das Kinn. Bezüglich der Diagnose sind Sie sich noch nicht ganz sicher und möchten einen Troponin-Schnelltest machen.

„Gebt Ihr mir einen TNI-Schnelltest, bitte", wenden Sie sich an die beiden RA. Anstatt hektischer Aktivität schauen die Sie allerdings fragend an.

„Keine Ahnung, ob wir so was haben...", meint der eine. „Doch, ich glaub, im Auto im Airway-Koffer ist einer. Ich hol ihn schnell", ruft der andere hoffnungsvoll und verschwindet nach draußen. Nach einer endlosen Minute kehrt der RA mit leeren Händen wieder. „Sorry, haben wir leider nicht …"

Laut den Leitlinien der deutschen Gesellschaft für Kardiologie besitzt der präklinische Nachweis von Biomarkern (TNI, CK…) keine Bedeutung, sondern wird erst im Verlauf wichtig. Sie verlieren 7 Kompetenzpunkte. Zurück zur 159.

152 Welche Diagnose ist für Sie am wahrscheinlichsten?
- Absence (448)
- Blitz-Nick-Salaam-Anfall (116)
- Hypoglykämischer Krampfanfall (207)
- West-Syndrom (106)
- Fieberkrampf (221)
- Transitorisch-Ischämische-Attacke (7)
- Paracetamol-Allergie (57)
- Kindesmisshandlung (184)
- etwas anderes (16)

153 „Oh, gut dass ich Dich gefragt habe! Ich hätte den jetzt glatt entlassen ohne weiteres Procedere." Er überlegt einen Moment und fügt dann hinzu: „Am besten mache ich gleich einen Termin im Katheterlabor für morgen aus. Danke!" Er schnappt sich seinen Papierstreifen und verschwindet in einem Behandlungsraum. Sie verharren noch einen Moment und gehen dann langsam zum Auto zurück. Leider verlieren Sie 7 Kompetenzpunkte, denn ein Herzkatheter ist keine adäquate Diagnostik bei einem Bigeminus. Weiter bei 382.

154 Sie vermuten, dass das Ganze von einem akuten Koronarsyndrom kommen könnte. „Herr Maurer, hatten Sie solche Beschwerden denn schon früher, oder ist das jetzt zum ersten Mal?!", fragen Sie weiter.

„So wie jetzt war es noch nie vorher, aber so was Ähnliches habe ich in den letzten Wochen hin und wieder gehabt. Aber es ging doch immer wieder weg, wenn ich mich kurz hingesetzt habe!"

Der jüngere Mann schüttelt resignierend den Kopf. „Er sagt nie, wenn er was hat..."

Sie bitten die RA, dem alten Mann eine Sauerstoffmaske aufzusetzen und ein EKG aufzukleben sowie die Sauerstoffsättigung zu messen.

Tom hat inzwischen von der jungen Frau eine Liste der Medikamente des Patienten bekommen. Sie lesen: „Ramipril 5 1-0-1, ASS 100 1-0-0, Simvastatin 1-0-0, Pantozol 40 0-0-1, Alna 0,4 0-0-1".

Sie können jetzt auf der Suche nach relevanten Vorerkrankungen noch den Grund der Medikamenteneinnahme erfragen oder einen i.v.-Zugang legen und die weitere Therapie beginnen.

- Sie fragen nach Ramipril (54)
- Sie fragen nach ASS 100 (791)
- Sie fragen nach Simvastatin (197)
- Sie fragen nach Pantozol (468)
- Sie fragen nach Alna (464)
- Sie legen einen i.v.-Zugang und beginnen die Therapie (159)

155 Der RA zieht Ihnen 10 g Glukose in wässriger Lösung in einer 20 ml-Spritze auf und reicht sie Ihnen. Wie geben Sie den Zucker?

- intravenös (273)
- intramuskulär (212)
- subkutan (161)

156 Er schüttelt den Kopf, als Sie einen Messerstich als Vergleich anbieten. „Eher so wie eine Faust, die alles zusammendrückt." Zurück zur 318.

157 „Natürlicher Tod", erwidern Sie auf Toms Frage. Er nickt zufrieden und zückt sein Handy, um den ärztlichen Bereitschaftsdienst vom dem Todesfall zu unterrichten. Dieser wird dann später vor Ort erscheinen und die Leichenschau durchführen und den Totenschein ausfüllen. Leider verlieren Sie in dieser Situation dennoch 5 Kompetenzpunkte. Denn aufgrund Ihrer Unsicherheit bezüglich der Thematik schauen Sie doch mit einem schnellen Blick in Ihr Schlaues Buch unter „Todesfeststellung" nach. Sie lesen, dass es sich bei einem „natürlichen Tod" um einen Tod handelt, der aus einer bekannten, natürlichen, inneren Erkrankung heraus eingetreten ist, und der natürliche Verlauf dieser Erkrankung diesen Verlauf hatte erwarten lassen. Und das können Sie leider nicht für einen etwa 50-jährigen Mann behaupten, dessen medizinische Vorgeschichte Sie lediglich aus dem Müllhaufen in seiner Wohnung rekonstruieren.

Tom scheint noch niemanden am Hörer zu haben, und so können Sie ihn schnell überzeugen, das Gespräch abzubrechen und von einem nicht-natürlichen Tod auszugehen. Weiter zur 481.

158 Da Sie nicht sofort antworten, fügt der Kollege mehr zu sich selbst hinzu: „Hm, wir müssten noch innerhalb der ersten drei Stunden nach Symptombeginn sein." Er geht ein paar Schritte zum nächsten Telefon, um den zuständigen neurologischen Oberarzt zu informieren und ein Schädel-CT zu veranlassen. Haben Sie gewusst, dass die Lyse innerhalb von drei Stunden nach Symptombeginn durchgeführt werden kann? Wenn nicht, verlieren Sie 5 Kompetenzpunkte.

Sie füllen Ihr Protokoll noch zu Ende aus, reißen den Durchschlag für die Klinik ab und gehen dann langsam zurück zum Auto. Geistig machen Sie sich eine Notiz, dass Sie später nochmals anrufen und nachforschen wollen, was aus Herrn Gerstmüller geworden ist. Hatten Sie den Blutdruck des Patienten auf Werte von 140 oder 100 mmHg systolisch gesenkt? Wenn ja, dann lesen Sie weiter bei 559. Wenn nicht, dann geht es weiter für Sie bei 605.

159 Sie denken, dass es sich bei den Beschwerden von Herr Maurer am ehesten um eine Angina pectoris handeln könnte – und da ist natürlich ein i.v.-Zugang dringend nötig. Allerdings sollten Sie vorher gefragt haben, warum Herr Maurer das ASS einnimmt – schließlich könnte dies ein wichtiger Hinweis auf eine schon bekannte koronare Herzerkrankung sein. Wenn Sie nicht nach dem Grund für die Aspirintherapie gefragt haben, verlieren Sie 4 Kompetenzpunkte.

Sie bitten den RA um die nötige Assistenz und erklären Herr Maurer, dass Sie ihm nun einen Venenzugang legen werden, um ihm Medikamente zu geben. Sie helfen ihm gemeinsam mit dem RA, den Pullover auszuziehen, sodass Zugriff auf die Arme und auch das Checken der EKG-Elektroden einfacher ist. Ein Blick auf den Monitor des LifePak zeigt Ihnen einen regelmäßigen Sinusrhythmus in Ableitung I mit einer Frequenz von 100/min. Während Sie die rechte Hand des Patienten für den i.v.-Zugang vorbereiten und mit der Blutdruckmanschette die nötige venöse Stauung aufbauen, checken Sie kurz palpatorisch den Blutdruck, der systolisch bei etwa 160 mmHg steht. Nach einer kurzen aber fachgerechten Desinfektion ist der intravenöse Zugang dank der prominenten Venen auf dem Handrücken des Patienten schnell etabliert. Was tun Sie als nächstes?

- Zur Diagnosesicherung möchten Sie einen Troponin-Schnelltest machen (151)
- Zur Diagnosesicherung sollte ein CK-MB-Schnelltest gemacht werden (800)
- Zur Diagnosesicherung schreiben Sie ein 12-Kanal-EKG (177)
- Weitere Diagnostik kann im Krankenhaus erfolgen, Sie leiten die Therapie und Transport ein, um keine Zeit zu verlieren (173)
- etwas anderes (36)

160 Sie wollen den Patienten mit dem KED-System (Rettungskorsett) stabilisieren. Das KED-System dient aber allenfalls dazu, einen Patienten aus einem Fahrzeug o. Ä. zu bergen. In der jetzigen Situation macht es keinen Sinn und ist unnötige Zeitverschwendung. Der Patient ist respiratorisch dekompensiert, Sie müssen jetzt handeln! Wählen Sie eine andere Option von 112.

161 Sie bitten den RA noch um eine dünne Infusionskanüle und geben der Dame den Zucker in eine Hautfalte des Bauches. Tom und die beiden RA schauen Ihnen dabei zu als, hätten sie so was noch nie gesehen.

„Hä, was hast Du denn jetzt gemacht?", meint Tom.

„Na, den Zucker subkutan gespritzt!", entgegnen Sie selbstsicher.

„Hm, hab ich noch nie gesehen, die anderen machen das immer i.v.", meint Tom und dreht sich wieder um. Es ändert sich am Zustand der Dame leider erstmal nichts und auch die Zuckerkontrollen nach fünf und acht Minuten zeigen noch keine Verbesserung. Hm, vielleicht sollten Sie die Glukose doch anders geben?! Sie verlieren 5 Kompetenzpunkte. Sie bekommen erneut eine Spritze mit insgesamt 10 g Glukose und lesen weiter bei 273.

162 „Oh, wirklich?! Dann kümmere ich mich schnell darum, der liegt nämlich grade ganz ohne Monitoring da hinten rum!", er deutet in Richtung eines der Behandlungszimmer, schnappt sich seinen Papierstreifen und eilt in die gezeigte Richtung. Wenig später wird er sicherheitshalber noch seinen

Oberarzt aus dem Schlaf rütteln, um ihm von diesem kranken Patienten zu berichten. Dabei merkt er, dass er besser nicht auf Sie hätte hören sollen! Ein Bigeminus birgt nämlich kein wesentliches Risiko, in ein Kammerflimmern überzugehen und indiziert auch keine intensivmedizinische Überwachung. Sie verlieren 7 Kompetenzpunkte. Weiter bei 382.

163 Sie wollen erstmal einen kompletten Bodycheck (= eine orientierende Ganzkörperuntersuchung) durchführen, um sich einen Überblick über die Verletzungen zu machen. Sie setzen gerade an, um mit der Untersuchung zu beginnen, als einer der Arbeiter meint: „Und, kriegt der überhaupt noch Luft?!?!"
Ähhhh … tja vielleicht hätten Sie das erstmal checken sollen? Sie verlieren 5 Kompetenzpunkte, denn nach den gängigen Algorithmen der Traumaversorgung gibt es zunächst Wichtigeres als den Bodycheck. Zurück zur 45.

164 Manchmal ist gerade im Notfalleinsatz weniger mehr, und Zeit ist Leben! Da der RTW schon vor Ihnen am Einsatzort ist, können Sie davon ausgehen, dass die Mannschaft des RTW bereits die nötige Ausrüstung in die Wohnung des Patienten gebracht hat. Spezialausrüstung wie ein Thorax-Drainagen-Set oder das Tracheotomie-Set können bei Bedarf immer noch geholt werden. Tom ist noch an der Fahrerseite beschäftigt, als Sie die Heckklappe öffnen. „He, Geräte sind schon alle da, wir nehmen nichts mit!", ruft er Ihnen zu. Verschämt werfen Sie die Heckklappe wieder zu und laufen Richtung Haustüre. Fast hätten Sie einen ersten Kompetenzpunkt verloren! Weiter bei 99.

165 Sie haben zwar noch nicht viele EKGs befundet, aber die ST-Hebungen in II, III und AVF sieht ein Blinder mit dem Krückstock! Nebenbei bemerken Sie die spiegelbildlichen Senkungen über der Vorderwand in V1–V3. Das bedeutet, Herr Maurer hat einen akuten ST-Hebungsinfarkt (STEMI), und damit ist nicht zu spaßen. Sie spüren, wie Ihre Aufregung plötzlich wieder zurückkommt … jetzt müssen Sie wirklich handeln – und das richtig! Oh Gott, hoffentlich stirbt Herr Maurer jetzt nicht!
„Herr Maurer, es kann möglicherweise sein, dass die Ursache Ihrer Schmerzen vom Herzen her kommt. Wir geben Ihnen nun weitere Medikamente, um Ihr Herz zu schützen." Herr Maurer schaut erschrocken drein, nickt aber artig und scheint Ihnen zu vertrauen.
Sie schieben das EKG zu Tom rüber, der inzwischen zurück ist. Er hält für einen Moment inne, denn offensichtlich hat er auch schon einige EKGs in seinem Leben gesehen und merkt es, wenn er einen akuten Infarkt sieht. Sie beginnen zunächst die weitere medikamentöse Therapie. Das Morphin ist inzwischen von einem der RA aufgezogen worden. Auf Ihre Nachfrage

beklagt Herr Maurer immer noch Druck auf der Brust, ansonsten scheint er im Moment stabil zu sein. Der RA hat die Kreislaufparameter nochmals erhoben und meldet: Blutdruck 170/90, Puls 110. Für die weitere Therapie gehen Sie zu 200.

166 Leitlinienkonform denken Sie natürlich sofort an die orale Gabe von 300 mg Clopidogrel zur Thrombozytenfunktionshemmung, wie es von der European Society of Cardiology empfohlen wird. Ihre Bitte um das Präparat löst eine kurze Diskussion aus, denn die beiden RA kennen das nicht, und Tom meint: „Ja, sollten wir haben – gibt's aber bislang noch nicht auf unseren Autos, sorry." Sie müssen auf das Präparat wohl erstmal verzichten.

Sie sind enttäuscht und machen weiter bei 200.

167 Sie stecken den Notarztpiepser mit dem Clip an der Rückseite an den Gürtel und gehen nach draußen zum nächsten Kaffeeautomaten. Unterwegs kramen Sie ein paar Münzen hervor. Ein Euro ist ganz schön viel für einen Kaffee! Aber was sein muss, muss sein.

Also werfen Sie Ihr Geld in die Kiste und drücken nach kurzen Suchen auf die Taste für „Kaffee – schwarz". Es brummt und surrt und schließlich halten Sie einen heißen Becher mit wohlriechendem Kaffee in der Hand. Das heiße Getränk gibt Ihnen ein gutes Gefühl und Sie kommen sich schon nicht mehr ganz so verloren vor – falls Sie vorher einen Kompetenzpunkt verloren haben, gewinnen Sie ihn jetzt wieder zurück. Was wollen Sie jetzt tun?!

- in die Fahrzeughalle laufen und sich umsehen (9)
- schauen, wo Ihr Fahrer steckt (14)

168 Sie wählen die Stromstärke leider viel zu hoch und provozieren eine massive Muskelantwort der Schultern und des Rumpfes! Sie verlieren 5 Kompetenzpunkte und gehen zurück zur 530, um die Stromstärke neu einzustellen.

169 „Hmmmm", Sie grübeln und kratzen sich dabei am Kopf. „Könnte eine Herzrythmusstörung sein. Durch eine verminderte zerebrale Perfusion ist die Dame dadurch so schläfrig. Wir müssen ein 12-Kanal-EKG schreiben!"

„Okay!", entgegnet der RA, der sich die Tüte mit den EKG-Elektroden greift und die Gelegenheit nutzt, um seinem Kollegen nochmals zu erklären, wie man ein solches EKG klebt. Er öffnet dafür die oberen Knöpfe des Nachthemdes und klebt die Ableitungen vorschriftsmäßig. Am Zustand von Frau Kammerer ändert sich inzwischen wenig, allerdings bewegt sie sich während des EKG-Schreibens beim ersten Mal so stark, dass ein zweites geschrieben werden muss, was das Ganze noch weiter verzögert. Schließlich halten Sie ein einigermaßen verwertbares 12-Kanal-EKG in der Hand und erkennen einen schnellen Sinusrythmus mit einer Frequenz von etwa 120/Minute. Als Ursache für die Bewusstlosigkeit der Patientin kommt das sicher nicht in Betracht! Sie verlieren 5 Kompetenzpunkte. Zurück zur 265.

170 Stolz erinnern Sie sich daran, dass es im vierten ICR rechts parasternal mit der ersten Brustwandableitungen losgeht. Zielsicher kleben Sie alle Elektroden! Es geht weiter bei 173.

171 Irgendwie sieht das hier nicht so aus, als wäre es richtig. Jedenfalls werden Sie von beiden RA belustigt beobachtet. Zum Glück erinnern Sie sich noch an die EKG-Übersicht in Ihrem Schlauen Buch, und vor dem geistigen Auge sehen Sie, dass Sie wohl doch im vierten ICR rechts parasternal anfangen müssen! Sie verlieren 3 Kompetenzpunkte, greifen noch mal herzhaft in die Tüte mit Klebeelektroden und machen es diesmal dann richtig. Weiter bei 173.

172 Hm, leider ist die Symptomatik nicht typisch für einen Apoplex – auch wenn er als Differentialdiagnose in Frage kommt! Letztendlich findet man Patienten mit Apoplex meistens wach, jedoch mit neurologischer Symptomatik vor, da nur ein Teil des Gehirns betroffen ist. So könnte der Notarzt gerufen werden, weil es plötzlich zu einer Hemiparese oder einer Aphasie und Verwirrtheit kommt. Dass ein Infarkt so ausgeprägt zuschlägt, dass es bereits initial zu solch einer starken Bewusstseinstrübung kommt, ist eher die Ausnahme (kann aber beispielsweise im Rahmen einer Basilaristhrombose vorkommen). Aber natürlich wollen Sie trotzdem intubieren! Weiter bei 770.

173 „So, Herr Maurer, als Allererstes tun wir jetzt was gegen die Schmerzen in der Brust. Sie bleiben einfach ganz ruhig sitzen, und wir bereiten inzwischen einige Medikamente vor, um Ihnen zu helfen." Herr Maurer nickt dankbar, eine Medikamentenallergie verneint er auf Nachfrage.
Welche(s) Medikament(e) möchten Sie zunächst zur Behandlung der Schmerzen geben?
* Fentanyl i.v. (187)
* Morphin i.v. (MO) (109)
* Ketanest i.v. (255)
* Nitro-Spray (58)
* Berotec-Spray (113)
* etwas anderes (524)
* nichts weiter (178)

174 Irgendwas stimmt mit dem Herz hier nicht – soviel scheint Ihnen sicher. Um dem Ganzen auf den Grund zu gehen, wollen Sie ein 12-Kanal-EKG schreiben. Als Sie das dem RA mitteilen, schaut er Sie zwar kurz entgeistert an, wirft Ihnen dann aber die Tüten mit den Klebeelektroden rüber. Sie kleben in Windeseile und hoffen, dass alles richtig sitzt. Schnell noch den Analyse-Knopf am LifePak gedrückt und fertig!

Kurz darauf kommt die Papierschlange aus dem EKG raus und Sie sehen ... nichts außer einem total verwackelten ... tja ... könnte ein tachykarder, ansonsten unauffälliger Sinusrythmus sein. Oder?! So ist das Ganze jedenfalls nicht zu beurteilen, aber Sie sind sich sicher, dass Ihnen nicht die Zeit bleibt, noch eins zu schreiben und dafür mal eben locker am Straßenrand anzuhalten, während Ihr Patient stirbt. Gehen Sie zurück zu 150.

175 Tom nickt zustimmend, als Sie meinen: „Okay, geben wir ihr ein etwas Zucker und sie ist schnell wieder auf dem Damm." Wie viel geben Sie?!
• ein Glas voll Cola oder Apfelsaft (117)
• 10 g Glukose (155)
• 50 g Glukose (380)
• 80 g Glukose (219)

176 Sie nehmen den Reflexhammer und testen die peripheren Muskeleigenreflexe, die alle regelrecht erscheinen. Der Babinski-Reflex ist negativ, sodass nicht von einer Hirnstammläsion auszugehen ist. Der Kornealreflex ist vorhanden. Beim Blick in den Mund sehen Sie eine gelblich belegte Zunge sowie trockene Schleimhäute. Die Halsvenen sind nicht gestaut, die Schilddrüse scheint nicht vergrößert. Der Thorax ist soweit stabil, abdominell ergeben sich keine Resistenzen, die Leber ist nicht vergrößert. An den Beinen findet sich kein pathologischer Befund, insbesondere kein Hinweis auf eine tiefe Beinvenenthrombose. Die Dame ist deutlich tachykard mit einer Herzfrequenz von mindestens 120/Minute.

In der Zwischenzeit hat Tom sich den alten Mann geschnappt, lässt sich von ihm die Personalien der Dame geben und füllt die Papierverwaltung aus. Die Rettungsassistenten stehen nutzlos um das Bett herum. Insgesamt dauert das alles aber doch viel lang für einen Notfalleinsatz. Sie verlieren 5 Kompetenzpunkte. Okay, was machen Sie als Nächstes?! Zurück zu 209.

177 Sie haben sich aus den Prüfungsvorbereitungen noch gemerkt, dass das 12-Kanal-EKG unbedingt beim Patienten mit Verdacht auf Myokardinfarkt oder Angina pectoris anzufertigen ist, um möglichst frühzeitig Ischämie-Zeichen zu erkennen. Es kostet zwar einiges an Zeit, aber es gibt Ihnen Sicherheit in der Diagnose und wertvolle Hinweise, wie die weitere Therapie zu gestalten ist.

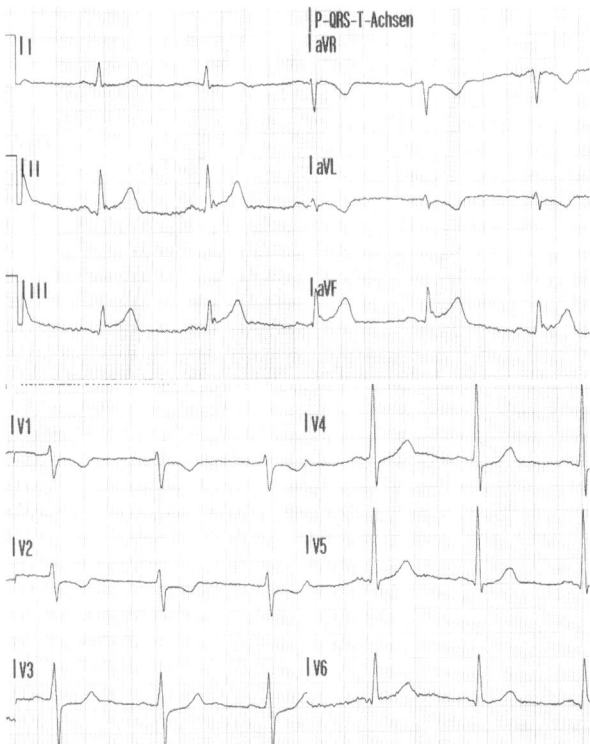

P-QRS-T-Achsen
| I | aVR
| II | aVL
| III | aVF
| V1 | V4
| V2 | V5
| V3 | V6

Abbildung 13: Wie lautet Ihre Diagnose?

Also verkünden Sie in Richtung RA: „Wir müssen erstmal ein 12-Kanal schreiben. Könnt Ihr kleben, oder soll ich das machen?" Der Angesprochene reicht Ihnen grinsend die Tüte mit den Klebeelektroden…. Tja, jetzt sind Sie wohl gefragt.

Sie versuchen, Ihre Unsicherheit zu verbergen, indem Sie selbstsicher das Unterhemd von Herr Maurer hochziehen und ihm dabei erklären: „Herr Maurer, ich schreibe jetzt noch ein großes EKG bei Ihnen, um wirklich sicher zu sein, was Ihnen fehlt." Herr Maurer nickt zustimmend und Sie kleben neben den schon vorhandenen vier Extremitäten-Ableitungen noch insgesamt wie viele Elektroden für die standardmäßige Brustwandableitung?

- 5 Elektroden (223)
- 6 Elektroden (271)
- 7 Elektroden (120)
- 8 Elektroden (123)

178 Wenn Sie noch kein Nitro-Sray gegeben haben, dann lesen Sie kurz bei 180 weiter, ansonsten hier. Wenn Sie Tom noch nicht zum Auto geschickt haben, um eine Ampulle Morphin zu holen, gehen Sie zu 191, ansonsten lesen Sie hier weiter.

Wenn Sie kein 12-Kanal-EKG geklebt und geschrieben haben, dann lesen Sie weiter bei 441, ansonsten hier.

So, jetzt haben Sie schon was gegen die Schmerzen getan, und der RA reicht Ihnen den 12-Kanal-Ausdruck aus dem LifePak. Die Laufgeschwindigkeit des Papiers ist 50 mm/s (Abbildung 13, S. 70). Was sehen Sie dort?!

- ein Vorhofflimmern (306)
- einen Sinusrhythmus (347)
- eine ventrikuläre Tachykardie (186)
- etwas anderes (731)

179 Nach der Versorgung des Atemwegs (A – Airway) und der Sicherstellung der Ventilation (B – Breathing) steht jetzt richtigerweise die Überprüfung der Kreislaufparameter (C – Circulation) auf dem Plan. Tom hat sich dieses Themas gerade angenommen und berichtet: „Blutdruck systolisch bei 80!", der Piepston des EKGs strapaziert Ihr ohnehin schon lädiertes Nervenkostüm fröhlich mit einer Frequenz von 120/Minute. Was nun?

- Sie führen einen Bodycheck durch (497)
- Sie behandeln die Tachykardie medikamentös (786)
- Sie prüfen die Pupillenmotorik (75)
- Sie inspizieren die fragliche Blutung am linken Oberschenkel (439)
- Transport in den Schockraum des Rhein-Klinikums (517)

180 Das Nitro-Spray gehört zu den ganz wichtigen Medikamenten zur primären Therapie bei einem akuten Coronarsyndrom und ist in den Leitlinien der Deutschen Gesellschaft für Kardiologie enthalten. Es hilft oft sehr gut gegen die pectanginösen Schmerzen, kann jedoch auch zu kritischen Blutdruckabfällen führen. Herr Maurer ist eher hypertensiv und daher der ideale Kandidat für zwei Hub Nitro sublingual. Ziehen Sie sich 5 Kompetenzpunkte ab. Zurück zu 178.

181 Sie werden verwundcrt angeschaut, als Sie den RA bitten, den BZ erneut zu messen. Aber bitte – Sie sind hier der Doktor. Die erneute Messung ergibt einen Wert von 192 mg/dl. Das hat Sie jetzt nicht weitergebracht und kostet Sie 3 Kompetenzpunkte. Zurück zur 757.

182 Eine kleine Trapanal-Narkose hat schon jeden Krampfanfall in die Flucht getrieben, denken Sie sich. Dass es da aber noch weniger invasive

Therapiemöglichkeiten gibt, einen Krampfanfall zu behandeln, erfahren Sie ein paar Tage später in einem Gespräch mit einem erfahreneren Kollegen. Sie verlieren 5 Kompetenzpunkte und gehen zurück zur 222.

183 Sie sind sich sicher, dass die Dame einen Spontanpneu hat und deswegen über Atemnot klagt.

„Tom, bringst Du mir das Thoraxdrainagen-Set aus dem Auto?"

Tom schaut misstrauisch. „Thoraxdrainage?"

„Ja, Frau Pajunk hat einen Spontanpneu!"

Tom greift sich das Stethoskop und hört die Dame noch mal ab.

„Hmmm, sie ist jetzt noch so stabil, dass wir sie ins Auto bringen und in der Klinik eine Drainage legen könnten, oder?", meint er.

- Sie wollen jetzt eine Thoraxdrainage legen (231)
- Die Thoraxdrainage kann auch in der Klinik noch gelegt werden (266)

184 Sie nehmen das wacher werdende Kind und die beiden Eltern mit in die pädiatrische Abteilung des Rhein-Klinikums, ohne sich auf eine Diagnose festzulegen. Dort angekommen, warten Sie einen günstigen Moment ab und ziehen die Aufnahmeärztin zur Seite: „Also, die Geschichte hört sich für mich merkwürdig an. Ich könnte mir gut vorstellen, dass da auch was anderes dahinter steckt." Sie werfen der Kollegin einen vielsagenden Blick zu.

„Meinen Sie eine Misshandlung?! Nein, das glaube ich nicht. Keine Sorge, wir kümmern uns", und schon ist sie weg. Offensichtlich sind Sie über das Ziel hinausgeschossen – oder hier stecken alle unter einer Decke! Aber das ist eher unwahrscheinlich – im Gegensatz zu der Möglichkeit, dass Sie sich geirrt haben – zumal Sie keinerlei Hinweise in Form von alten Hämatomen oder so gesehen haben. Sie verlieren 10 Kompetenzpunkte.

185 Alles Weitere erledigt sich von selbst, denn soeben ist der Patient ins Kammerflimmern gefallen – Sie müssen eine Reanimation beginnen! Sie stürzen zum Patienten und komprimieren den Thorax mit Ihren verschränkten Händen ein paar Mal, während der Rettungsassistent eine Defibrillation vorbereitet. „Weg vom Patient!", der RA drückt die beiden Paddels auf die Brust des Patienten und löst den Schock aus. Schweiß läuft Ihnen brennend in die Augen, als Sie erwartungsvoll auf den Monitor blicken … Nichts! Kein beruhigender Sinusrythmus, sondern weiterhin die chaotische Sägezahnlinie des Kammerflimmerns.

Jede Minute ohne Spontankreislauf verschlechtert die Prognose des Patienten drastisch! Sie müssen alles geben, um Ihren Patienten zu retten!

Während der Reanimation – entsprechende Defibrillationen bleiben erfolglos – haben Sie keine Zeit mehr für weitere therapeutische Eingriffe, und so erreichen Sie wenige Minuten später unter Reanimation den Schockraum. Sie sind froh, dass sich jetzt erfahrene Leute um den Patienten kümmern … und irgendwie haben Sie ein schlechtes Gefühl bei der ganzen Sache. Die Bestätigung dessen lässt auch nicht lange auf sich warten, denn eine Stabilisierung des Patienten gelingt im Schockraum zügig, nachdem der von Ihnen übersehene Befund behandelt wird. Ansonsten wäre der Patient sicher verstorben. Sie verlieren 50 Kompetenzpunkte und dürfen sich dann ein paar Tage später beim zuständigen Oberarzt für ein „nettes" Gespräch unter vier Augen melden.

186 Herr Maurer hat offensichtlich eine ventrikuläre Tachykardie! Jedenfalls nach allem was Sie über EKGs wissen. Da das nicht so schrecklich viel ist, werfen Sie lieber einen Blick auf die EKG-Karte, die in Ihrer Jackentasche steckt.

Wenn das eine ventrikuläre Tachykardie sein sollte, dann wären die typischen breiten Kammerkomplexe zu erwarten. Allerdings sehen die QRS-Komplexe ziemlich schmal aus. Keine ventrikuläre Tachykardie! Sie verlieren 10 Kompetenzpunkte. Zurück zu 178.

187 "Tom, holst Du mir bitte eine Ampulle Fentanyl aus dem Auto?!", Tom sitzt am Tisch und nimmt dort die Personalien auf, aber Sie können auch aus der Entfernung erkennen, dass er Sie verwundert ansieht.

„Warte, ich sitze hier grade und mache den Schreibkram. Willst Du nicht erstmal was anderes nehmen?! MO oder Nitro oder so?!" Den besten Eindruck hinterlassen Sie grade nicht als Notarzt, ziehen Sie sich 5 Kompetenzpunkte ab. Es wäre wohl besser, wenn Sie doch noch mal überlegen, ob Sie was anderes geben wollen. Fentanyl ist ein hervorragendes Schmerzmittel bei starken bis stärksten Schmerzen oder zur Narkoseeinleitung, aber nicht bei Angina pectoris.
• Sie möchten noch etwas anderes zur Schmerztherapie geben (173)
• Sie möchten keine weitere Analgesie mehr machen (178)

188 Die Patientin verneint Schmerzen im Thorax. Auch die Kopfschmerzen sind im Moment nicht mehr so schlimm. Ihr wesentliches Problem ist die anhaltende Dyspnoe. Zurück zur 220.

189 Das EKG sieht für Sie normal aus – vielleicht zu schnell, aber das ist angesichts der Lage nicht verwunderlich. Sie legen es zur Seite und wenden sich wieder Herr Maurer zu, der Sie jetzt erwartungsvoll ansieht. „Also, Herr Maurer, das EKG sieht soweit in Ordnung aus, aber es könnte trotzdem sein, dass Ihr Herz die Ursache für die Beschwerden ist."

Tom ist wieder zurück und hat sich inzwischen des EKG angesehen. „Hm, könnte schon eine Ischämie sein", meint er.

Hä?? Ischämie?! ... Sie lassen es sich nicht anmerken, dass Sie nichts von einer Ischämie gesehen haben und werfen einen verstohlenen Blick auf das EKG. Sie verlieren 12 Kompetenzpunkte und machen sich eine geistige Notiz, sich das Thema „EKG" auf jeden Fall genauer anzuschauen.

- Sie sehen doch noch einen anderen Befund im EKG (347)
- Sie fahren mit der weiteren Therapie fort (764)

190 Wenn Sie bereits eine Halskrause angelegt haben, dann ist eine Reklination nicht möglich. Gehen Sie zurück zu 423 oder nehmen Sie die Halskrause ab und lesen hier weiter: Sie platzieren Ihre Hände vorsichtig seitlich an den Schläfen des Patienten und beginnen, den Kopf langsam zu reklinieren und informieren den Patienten: „Ich bewege Ihren Kopf vorsichtig, keine Angst!"

Tom hat gerade den Koffer neben Sie gestellt, bückt sich schnell zu Ihnen herunter und zischt möglichst leise: „Lass die Finger weg da! Wenn der Mund einsehbar und frei ist, reicht das doch erstmal – sonst schädigst Du dadurch am Ende noch das Rückenmark!"

Etwas erschrocken nehmen Sie Ihre Hände vorsichtig zurück. Einerseits sind Sie pikiert, weil er Ihnen jetzt so in die Arbeit reinredet, aber andererseits sind Sie sicher, dass er wahrscheinlich Recht hat. Und Sie wollen nicht schuld sein, wenn der Patient den Rest seines Lebens im Rollstuhl sitzt! Sie verlieren 8 Kompetenzpunkte. Zurück zu den Optionen von 423.

191 Tom ist inzwischen fertig mit der Aufnahme der Personalien und kommt wieder zu Ihnen herüber. „So, was kann ich tun? Soll ich MO aus dem Auto holen?!"

Hm, Sie denken kurz drüber nach und erinnern sich, dass Morphin in den Leitlinien der Deutschen Gesellschaft für Kardiologie als ein wichtiger Therapiepfeiler bei dem akuten Koronarsyndrom etabliert ist. Da hätten Sie auch schon draut kommen konnen! Sie verlieren 5 Kompetenzpunkte und schicken Tom dankbar nach draußen. Weiter bei 178.

192 Sie schauen das EKG genauer an und meinen, die Zeichen einer frischen Ischämie zu entdecken. Was glauben Sie zu sehen?

- einen Linksschenkelblock (421)
- einen Rechtsschenkelblock (801)
- infarktverdächtige Hebungen der ST-Strecke (165)
- infarktverdächtige Senkungen der ST-Strecke (446)
- Also, so sicher sind Sie sich doch nicht (347)

193 Sie hatten keine Halskrause angelegt, was zeigt, dass Sie sich offensichtlich nicht bewusst sind, wie wichtig die Fixierung der HWS als einer der ersten Schritte in der Traumaversorgung ist. Weiter bei 119.

194 „Schlechter wird es, wenn ich mich anstrenge, aber wenn ich mich dann ausruhe, dann wird es auch schnell wieder besser. Aber jetzt geht es gar nicht mehr ganz weg", schildert er mit besorgter Miene. Zurück zur 318.

195 „Gut, als Nächstes gebe ich Ihnen ein Vitaminpräparat für die Blutgerinnung!"

Sie wenden sich an den RA und bitten ihn: „Kannst Du mir 'ne Ampulle Konakion aufziehen, bitte?!"

„Konakion?!" Er schaut Sie verwundert an.

„Ja, oder ist das ein Problem?!"

„Also, Konakion haben wir nicht dabei, da bin ich mir sicher", meint er zu Ihnen und auch Tom nickt zustimmend.

„Wieso willste das denn geben?! Ist doch normalerweise nur bei Marcumar-Patienten gut ...", fügt der RA noch hinzu. Bei einem Patienten mit ACS hat das wirklich nichts zu suchen.

„Okay, wenn wir es nicht dabei haben, machen wir anders weiter", versuchen Sie Ihren Fehler nicht ganz so offensichtlich werden zu lassen. Sie verlieren 5 Kompetenzpunkte und machen weiter bei 200.

196 Die richtige Dosierung bei Isoptin (Verapamil) beträgt 2–4 mg. Sofern Sie etwas anderes wollen, werden Sie mit großen Augen angeschaut und verlieren 5 Kompetenzpunkte, da man Sie vorsichtig über die korrekte Dosierung aufklärt. Mit einer Dosierung von 2 mg gelingt es Ihnen, die Herzfrequenz der Patientin auf knapp unter 100 zu drücken, ohne dass dies dem Blutdruck wesentlich schadet. Zurück zur 342.

197 „Warum nehmen Sie denn das Simvastatin, Herr Maurer?"

Aus dem Blick von Herr Maurer können Sie entnehmen, dass er dieses Wort soeben zum ersten Mal in seinem Leben gehört hat. Sie richten Ihre Fragen an seinen Sohn, aber auch der kann Ihnen nach einem Blick auf die Medikamentenliste nicht weiterhelfen. Tom sitzt am Wohnzimmertisch und nimmt grade die Personalien von Herr Maurer auf. Als er sieht, wie Sie ratlos auf die Liste schauen, kommt er herüber zu Ihnen.

„Na, das ist doch so ein Cholesterinsenker, oder?! Denk ich jedenfalls."

Stimmt! Den nimmt wahrscheinlich jeder zweite in Herrn Maurers Altersgruppe. Aber ziehen Sie sich ruhig 5 Kompetenzpunkte ab, weil Sie es offensichtlich nicht wussten. Zurück zur 154.

198 Tom hat inzwischen einen zweiten großlumigen i.v.-Zugang gelegt. Sie sollten jetzt die Infusionstherapie zur Kreislaufunterstützung durchführen (C – Circulation). Welchen systolischen Zielblutdruck streben Sie für den Patienten an? Wählen Sie 60–80 mmHg, 80–100 mmHg, 100–120 mmHg, 120–140 mmHg oder 140–160 mmHg und lesen Sie bei 285 weiter.

199 Die kleinen Augen des Kindes sind nicht zugänglich. Wenn Sie jedoch mit zwei Fingern einer Hand nachhelfen und die Lider spreizen, können Sie für einen kurzen Moment hineinleuchten. Sie erkennen äußerlich keine Besonderheiten, die Augäpfel bewegen sich nach rechts oben. Zurück zur 431.

200 Was wollen Sie bezüglich der weiteren Therapie tun/geben?
- zur Diagnosesicherung einen Troponin-Schnelltest machen (364)
- Morphin (392)
- Marcumar (794)
- Metoclopramid i.v. (743)
- Urapidil i.v. (42)
- Atropin i.v. (365)
- Acetylsalicylsäure i.v. (787)
- Amiodaron i.v. (272)
- Konakion i.v (195)
- Heparin i.v. (278)
- Metoprolol i.v. (313)
- Lyse mit tPA (Actilyse) i.v. (368)
- Lyse mit TNC-tPA (Metalyse) i.v. (338)
- Clopidogrel (166)
- Sie möchten keine weiteren Medikamente mehr geben, sondern Herrn Maurer ins Krankenhaus bringen (210)
- Sie möchten keine weiteren Medikamente mehr geben und bitten Herrn Maurer, heute oder morgen zum Hausarzt zu gehen (761)

201 Unter dem lauten Sirengeheul hören Sie Toms Stimme: „Welche Hausnummer war's?!"

Das hatten Sie ganz vergessen: Es steht einiges auf dem kleinen Display des Piepsers, was Ihnen Informationen über den Einsatz geben kann! Sie schauen runter auf den kleinen Kasten an Ihrem Gürtel und drehen ihn nach oben, sodass Sie die Digitalanzeige an der rechten Seite erkennen können:

„Notarzteinsatz70087/31.Mai/8:54/nefso/Kammerer/Bew. Person/Obere Riedstr. 214", steht da.

„Zweihundertvierzehn!", rufen Sie gegen das Sirenengeheul und sehen, dass Tom bereits langsamer geworden ist und durch Blicke auf die Häuser am Straßenrand die Hausnummern zu erkennen versucht. Kurz sehen Sie an einem Hochhaus die „89", und auch Tom hat das erspäht, denn mit einem kräftigen Druck aufs Gaspedal drängt Ihr Wagen weiter die Straße herunter. Kurz darauf erblicken Sie nach einer kleinen Kurve im Straßenverlauf bereits einen Rettungswagen, der am linken Straßenrand vor einem Mehrfamilienhaus steht. Das Dunkel im Fahrzeuginnern verrät Ihnen, dass die Kollegen vom Rettungsdienst sich wohl schon in die Wohnung des Patienten aufgemacht haben. Tom bringt den Wagen mit dem nötigen Rangierabstand hinter dem RTW zum stehen und schaltet endlich die Sirene aus, die Ihnen schon langsam in den Ohren klingelt.

„Alles klaro?!" zwinkert er Ihnen zu – er scheint ganz entspannt zu sein. „Alles klaro!" erwidern Sie und versuchen, Ihre Aufregung zu überspielen. Toms Ruhe springt dabei auf Sie über, denn scheinbar weiß er, was er tut und scheint auf jeden Fall eine starke Unterstützung für Sie zu sein. Sie öffnen die Türen und springen beide gleichzeitig auf die Straße. Was tun Sie?

- Sie laufen zum Heck des Wagens, um das nötige Equipment für die Patientenversorgung mitzunehmen (164)
- Sie laufen zur Haustüre (99)

202 Wenn Sie diesen Einsatz bereits einmal durchgespielt und dabei den Patienten im Rahmen der Atemwegssicherung verloren haben, dann gehen Sie zu 224, ansonsten lesen Sie hier weiter.

„Ich brauche einen Larynxtubus!", rufen Sie verzweifelt.

Ihre Kollegen schauen sich mit angsterfüllten Augen gegenseitig an. „Haben wir nicht dabei!", antwortet einer der RA, und Tom fügt hinzu: „Wir auch nicht!"

Da haben Sie den Salat. Was tun Sie jetzt? Zurück zur 361.

203 Weiter bei 149.

204 „Also, die Schmerzen sind zumindest heute erst gekommen, als ich im Garten zu tun hatte." Zurück zur 318.

205 Glukose? Für diese Idee erhalten Sie leider keinen Preis, sondern lediglich einen Abzug von 5 Kompetenzpunkten, denn Sie müssen bei der Lektüre Ihres Schlauen Buches feststellen, dass Glukose in der akuten Anfallstherapie höchstens beim hyoglykämischen Krampfanfall einen Stellenwert hat – und das liegt hier nicht vor. Sie gehen zurück zur 222.

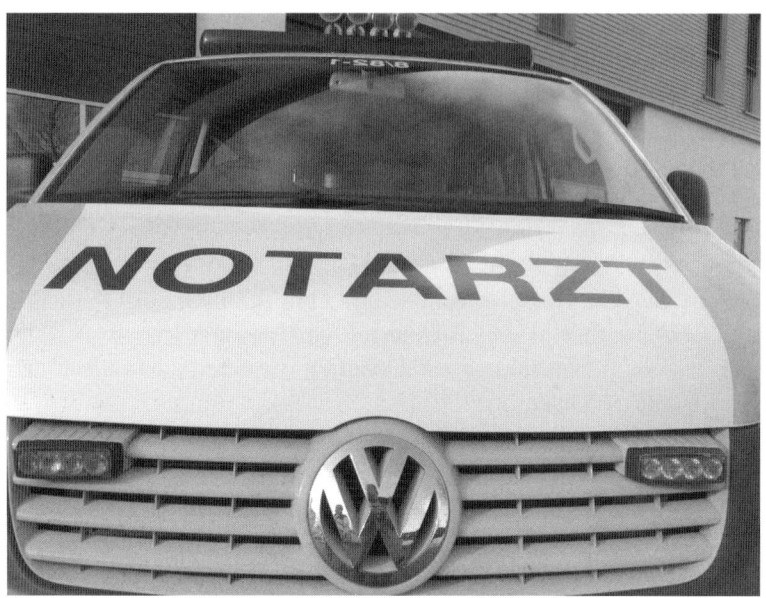

Abbildung 14: So sehen die anderen Autofahrer Sie im Rückspiegel

206 Die beiden RA schauen Sie irritiert an, als Sie nur einen kleinen Teil spritzen (in der Spritze sind 500 mg). Den Rest verwerfen Sie selbstsicher, aber unabhängig von Ihrer weiteren Therapie spricht Sie in den nächsten Tagen einer Ihrer Kollegen an und meint: „Du, ich hab zufällig über Deine Einsatzprotokolle drüber geschaut – man gibt 160–325 mg ASS beim akuten Koronarsyndrom." Ups! Sie verlieren 5 Kompetenzpunkte. Weiter bei 200.

207 Sie vermuten einen hypoglykämischen Krampfanfall und bringen das Kind unter der entsprechenden Diagnose in die pädiatrische Aufnahme des Rhein-Klinikums. Ihr kleiner Patient hat sich auch zunehmend erholt, ist bei Übergabe schon fast wieder ganz der Alte und räkelt sich ruhig im Arm seiner Mutter. Nicht ganz so gemütlich wird es für Sie, denn die aufnehmende Assistenzärztin zieht Ihre Diagnose stark in Zweifel. „Bei Kleinkindern ist ein BZ von 60–90 mg/dl völlig normal!", meint Sie zu Ihnen und schaut verwundert auf Ihr Notarztprotokoll. Sie verlieren 10 Kompetenzpunkte. Offensichtlich lag kein Unterzucker vor, aber was denn dann?

208 „Herr Maurer, wie schwer sind Sie?"

„82 Kilo, vielleicht auch 83", antwortet der Gefragte. Sie berechnen die Dosis und spritzen die entsprechende Menge intravenös. Aber dann kommen Ihnen doch Zweifel. War Ihre Dosierung richtig? Im Verlauf des Einsatzes schauen Sie verstohlen in Ihr Schlaues Buch ... da steht was von 70 Einheiten/kg, maximal 5000 Einheiten. Wenn Sie falsch dosiert haben, verlieren Sie 5 Kompetenzpunkte. Weiter bei 200.

209 Die Dame hat die Augen geschlossen und öffnet diese auch nicht. Des Weiteren gibt sie nur unverständliche Laute von sich und reagiert auf Schmerzreiz mit einer ungezielten Abwehrbewegung. Das gibt in der Summe einen GCS von 7 Punkten. Für jeden Punkt, den Sie daneben gelegen haben, verlieren Sie 3 Kompetenzpunkte. Was tun Sie jetzt?

- Sie möchten die Dame intubieren, da sie einen Glasgow-Coma-Scale von weniger als 9 Punkten hat. Weiter bei 770
- Sie befragen den älteren Herren nach den akuten Vorkommnissen (102)
- Sie fragen den älteren Herrn nach den Medikamenten der Dame (49)
- Sie setzen Ihre Untersuchung fort und machen eine genaue neurologische und körperliche Untersuchung (176)
- Sie bitten die Rettungssanitäter, die periphervenöse Sauerstoffsättigung (SaO_2) und den Blutdruck zu messen und eine Infusion zu richten (265)

210 Die medikamentöse Therapie des Patienten sollte aus folgenden Präparaten bestehen: Aspirin, Heparin, Morphin, Urapidil, Metoprolol und Clopidogrel. Für jedes dieser Präparate, an das Sie nicht gedacht haben, verlieren Sie 5 Kompetenzpunkte. Herr Maurer sollte durch die genannte Therapie nun schmerzfrei sein sowie normoton und normofrequent.

„Okay, ich denke das wäre alles, was wir hier vor Ort tun können. Herr Maurer, ich muss Sie leider ins Krankenhaus mitnehmen." Herr Maurer schaut unglücklich drein, aber sein Sohn nickt heftig zustimmend. „Auch wenn Sie jetzt keine Schmerzen mehr haben, bedeutet das nicht, dass mit dem Herz jetzt alles in Ordnung ist – das sollte man zumindest einmal genauer untersuchen und beobachten!", fügen Sie hinzu, um Ihrem Vorhaben Nachdruck zu verleihen. Herr Maurer scheint einzusehen, dass Widerstand erstmal zwecklos ist und zuckt die Schulter „Na, wenn's denn sein muss, hab ich wohl keine Wahl."

„Richtig!", entgegnen Sie fröhlich und bitten den RA, den RTW für den Transport zu richten. Tom hat inzwischen die Schreibunterlagen alle zusammengesucht und bewegt sich nach draußen, während der RA seinen Koffer langsam wieder einpackt. Wie bringen Sie Herrn Maurer zum Auto?

- Sie tragen die Geräte, er soll zügig ins Auto laufen (430)
- Der RA soll die Geräte (LifePak und Sauerstoff) tragen, während Sie Herr Maurer stützend bis zum Auto geleiten (437)
- Die beiden RA sollen alles vorbereiten und dann Herrn Maurer im Sitzgriff oder Tragetuch zum Auto tragen, während Sie LifePak und Sauerstoff hinterher schleppen (461)

211 Das können Sie sich aufsparen für die Zeit, wenn Sie ein alter Notarzthase sind. Als Neuling ganz lässig um die Ecke zu schlendern, das nimmt Ihnen Ihr Fahrer nicht ab, auch wenn er (als alter Hase) auch nicht viel schneller am Auto ist als Sie. Ziehen Sie sich einen Kompetenzpunkt ab. Weiter bei 22.

212 Sie bitten den RA um eine dünne Infusionskanüle und geben der Dame den Zucker in den Musculus glutaeus maximus der rechten Pobacke. Tom und die beiden RA schauen Ihnen dabei zu, als hätten sie so was noch nie gesehen.

„Hä? Was hast Du denn jetzt gemacht?", meint Tom.

„Na, den Zucker intramuskulär gespritzt!", entgegnen Sie selbstsicher.

„Hm, hab ich noch nie gesehen, die anderen machen das immer i.v.", meint Tom und dreht sich wieder um. Es ändert sich am Zustand der Dame leider erstmal nichts und auch die Zuckerkontrollen nach fünf und acht Minuten zeigen noch keine Verbesserung. Hm, vielleicht sollten Sie die Glukose doch anders geben?! Sie verlieren 5 Kompetenzpunkte. Sie bekommen erneut eine Spritze mit insgesamt 10 g Glukose und lesen weiter bei 273.

213 Sie sind tatsächlich in der befürchteten Horrorsituation und müssen reanimieren! Jedenfalls glauben Sie das und rufen ein wenig zu laut: „Wir müssen das Kind reanimieren!" Die Eltern bekommen einen ordentlichen Schock und beginnen verständlicherweise mit lauten Wehklagen – aber Gott sei Dank gibt es noch Tom (mal wieder): Er tritt neben Sie und fährt Sie an: „Jetzt bleib mal ganz ruhig, ja!? Du machst hier alle verrückt!"

Ob er Recht hat? Gehen Sie zur 431 und führen Sie eine erneute Evaluation des Kindes durch. Für die tolle Idee einer Baby-Reanimation mit garantierter Panikmache verlieren Sie 10 Kompetenzpunkte.

214 Die Messung der Körpertemperatur über ein oral platziertes Thermometer ergibt einen Wert von 36,8 Grad Celsius. Das hilft Ihnen jetzt wirklich nicht weiter und kostet Sie 2 Kompetenzpunkte. Zurück zur 757.

215 Nachdem Sie kurz im Telefonspeicher Ihres Notarzthandys gewühlt haben, finden Sie die Nummer vom Katheterlabor und lassen es dort läuten. Zunächst ist eine Schwester am Telefon, die Ihnen aber schnell den zuständigen kardiologischen Oberarzt an den Hörer holt.

Sie schreien fast vor Aufregung in den Hörer: „Ich habe hier einen 70-jährigen Patienten mit akutem ST-Hebungsinfarkt. Beginn der Symptome etwa vor zwei Stunden!"

Schnell erkennt der Kardiologe die Dringlichkeit des Falles und weist Sie an, mit dem Patienten direkt ins Katheterlabor zu kommen. Gesagt, getan. So fahren Sie nicht wie gewohnt in die Notaufnahme, sondern bringen Herrn Maurer direkt auf den Kathetertisch. Das ist zwar erschreckend und aufregend für Herr Maurer, aber sicherlich die beste Therapie;

Während Sie hinter der strahlendichten Scheibe das Treiben um Ihren Patienten beobachten, wird dieser plötzlich bewusstlos und auf den Monitoren zeigt sich ein Kammerflimmern. Sie wollen schon wieder in den Raum springen, da erkennen Sie, dass das Katheter-Team die Lage bereits routiniert unter Kontrolle gebracht hat. Der Patient ist wenige Sekunden später bereits erfolgreich defibrilliert worden und wieder in einem Sinusrythmus. In der Angiographie zeigt sich passend zu Ihrem EKG-Befund ein Verschluss der A. coronaria dextra, der problemlos mittels Ballondilatation und Stent versorgt wird. Während es im Saal ganz gut vorangeht, müssen Sie sich erstmal hinsetzen – Ihnen ist grade klar geworden, was passiert wäre, wenn Sie sich zu Hause bei Herrn Maurer mehr Zeit gelassen hätten. Dann hätte er vielleicht in seinem Wohnzimmer das Kammerflimmern bekommen! Und ob Sie ihn da hätten retten können … wer weiß?! Sie sind froh, dass es so nicht gekommen ist, als Sie plötzlich einen kräftigen Schlag auf die Schulter spüren Der kardiologische Oberarzt scheint mit dem Katheter schon fertig zu sein und hat neben Ihnen Platz genommen, um den Papierkram auszufüllen.

„Gut gemacht, Herr Kollege!", raunzt er Ihnen fröhlich zu. Weiter bei 216.

216 In diesem Einsatz haben Sie einen weiteren Routinefall des Notarztdienstes erlebt – das akute Koronarsyndrom (ACS). In diesem Falle geht es sogar noch weiter, denn der Patient hat aufgrund der Befunde im EKG einen ST-Hebungsinfarkt (STEMI).

Diese Patienten brauchen eine zügige medikamentöse Therapie zur kardialen Entlastung und zur Gerinnungshemmung, um eine Zunahme des myokardialen Schadens zu verhindern. Außerdem sollten Sie den Patienten möglichst schmerzfrei bekommen, um endogene Katecholaminspiegel zu senken.

Herr Maurer präsentiert sich initial mit klassischen Symptomen, wie Sie sie aber auch „draußen" oft finden: Belastungsabhängige Brustschmerzen, die auch als starker Druck oder Dyspnoe empfunden werden. Oft klagen die Patienten auch über Begleiterscheinungen wie Übelkeit, Schwindel oder Erbrechen.

Sie werden gezwungen, eine streng zielorientierte Anamnese durchzuführen und dürfen nur wenige Fragen stellen, um den Zeitdruck in der Notfallsituation zu simulieren. Dabei dient Ihnen der beschriebene Schulterschmerz als Leitsymptom.

Ganz wichtig in der weiteren Diagnostik ist neben der körperlichen Untersuchung auch die Anfertigung eines 12-Kanal-EKGs, um einen akuten ST-Hebungsinfarkt auszuschließen, der in diesem Falle leider vorliegt. Dies können Sie diagnostizieren, wenn in mindestens zwei zusammenhängenden Extremitätenableitungen eine ST-Erhöhung von mindestens 0,1 mV (= 1 mm) oder eine Hebung der ST-Strecke von zwei nebeneinander liegenden Brustwandableitungen von mindestens 0,2 mV (= 2 mm) vorliegt. Herr Maurer zeigt die klassischen Zeichen einer Hinterwandischämie mit Hebungen der ST-Strecke in den Ableitungen II, III und aVF.

Sobald Sie das erkannt haben, sollten Sie Herrn Maurer schnellstmöglich in die nächste Klinik mit verfügbarem Notfall-Herzkatheter schaffen. Es bleibt Ihnen noch kurze Zeit, um die medikamentöse Therapie einzuleiten und dann geht's ab.

Bezüglich der medikamentösen Therapie sollten Sie Herrn Maurer in einen normofrequenten und normotonen Bereich bringen, um sein Herz zu schonen und den myokardialen Sauerstoffverbrauch zu senken. Im vorliegenden Fall gelingt Ihnen das durch die Gabe eines intravenösen Betablockers (Beloc i.v.) und dem Blutdrucksenker Urapidil. Außerdem sollten Sie ihm Morphin geben, um Schmerzen zu behandeln. Und selbst wenn er keine Schmerzen hat, sollte Morphin zu Ihrer Therapie dazugehören, da Morphin Vorlast und Nachlast senkt, sodass ebenfalls der myokardiale Sauerstoffverbrauch reduziert wird.

Außerdem sollten Sie antikoagulatorisch tätig werden, indem Sie ASS und Heparin geben.

Eine Lysetherapie kommt bei Herrn Maurer nicht in Betracht, da er vor drei Wochen eine „Blutung im Gehirn" hatte – er ist damals gestürzt und hat sich eine leichte traumatische SAB zugezogen. Dieses Trauma gilt als Kontraindikation zur Lysetherapie. Außerdem sind Sie nur wenige Minuten Fahrzeit von einem Katheterlabor entfernt – da kommt eine Lysetherapie in diesem Fall ohnehin nicht in Frage! Der Herzkatheter ist in seiner Wirksamkeit der systemischen Lyse überlegen. An eine Lyse würde man höchstens denken, wenn das nächste Katheterlabor zu weit weg ist, um innerhalb von 90 Minuten einen Herzkatheter durchzuführen (bei Symptombeginn wie hier vor mehr als drei Stunden). Sind die Beschwerden erst innerhalb der letzten drei Stunden aufgetreten, führen Sie eine Lyse durch, wenn ein Herzkatheter nicht innerhalb von 60 Minuten zu erreichen ist. Dementsprechend wird die systemische Lyse für Sie präklinisch interessant, wenn Sie in einem ländlicheren Gebiet mit geringerer Krankenhausdichte tätig sind.

Falls Sie sich das ACS genauer anschauen wollen, finden Sie in den Guidelines des ERC (European Resuscitation Counsil) von 2005 eine gute Darstellung der Therapie. Weiter bei 372 mit dem nächsten Einsatz.

217 Angewidert hocken Sie sich neben Kopf und Thorax des Mannes und packen ihn mit einer Hand kräftig an der Schulter: „Hallo!!!"

Sie bekommen keine Reaktion und rütteln kräftiger. Der Patient lässt sich jedoch auch dadurch nicht beeindrucken und beantwortet Ihre Bewegung lediglich mit einem trägen, teigigen Widerstand seiner Schulter – die sich im Übrigen kalt anfühlt. Ziemlich tot, so wie es scheint. Wie geht es weiter?

- „Tom, hilfst Du mir grade mal, ihn auf den Rücken zu drehen?" (374)
- Sie kleben ein EKG auf den Rücken des Patienten (377)

218 Sie sagen nichts und lassen den RA gewähren. Der piekst mit einer Lanzette in das winzige Ohrläppchen und presst einen Blutstropfen auf den Sensorstreifen des BZ-Gerätes. Einige Sekunden später piepst es vielversprechend und er verkündet: „65!" Was tun Sie?

- nichts (152)
- den Blutzucker anheben (515)

219 „80 Gramm??!!", entfährt es RA und Tom gleichzeitig wie aus einem Munde, als Sie um eine entsprechende Spritze bitten. Schockiert zucken Sie zurück und stammeln: „Ähhh , ist das zuviel?!"

„Mensch, das reicht, um ein ganzes Indianerdorf eine Woche zu ernähren! Gib doch erstmal 10 Gramm!"

Tom schüttelt den Kopf über Ihre Dosisvorstellungen. Sie verlieren 5 Kompetenzpunkte. Weiter bei 155.

220 Im Moment sind Sie gerade auf der Rückfahrt ins Rhein-Klinikum und lassen die Gedanken schweifen, während Tom Sie durch den dichten Verkehr navigiert … Man könnte fast sagen, Sie entspannen sich für ein paar Minuten!

Zugegeben: Tom ist eine wirklich gute Hilfe, und Sie sind sehr dankbar, dass er an Ihrer Seite ist und Sie ihn auch mal um Rat fragen können. Was wohl als Nächstes auf Sie zukommt?! Apropos: Wie wär's denn mit Mittagessen?! Erst jetzt realisieren Sie, dass Sie heute noch keine richtige Mahlzeit zu sich genommen haben: Heute Morgen ging vor Aufregung nichts runter, und danach hat einfach die Zeit gefehlt. Und das Trost-Eis von vorhin hat Ihren Insulinhaushalt erst so richtig in Schwung gebracht!

Aber woher nehmen, wenn nicht stehlen? Eingepackt haben Sie sich nichts, und in der Klinik gibt's nur Schokoriegel oder trockene Sandwichs aus dem Automaten … nicht wirklich verlockend. Aber wozu haben Sie denn einen fahrbaren Untersatz?

„He, Tom, ich glaub', ich müsste was Essbares zu mir nehmen."

„Klar, worauf hast Du denn Lust? China? Mäckes?"

Hm, Sie überlegen kurz. Döner wäre jetzt nicht verkehrt … andererseits … Sie wollen nicht „der Retter mit der Knoblauchfahne" werden, deswegen antworten Sie: „China hört sich gut an!"

Tom schaut weiter auf die Straße und meint: „Okay, lass' mich machen, ich kenn' da was Nettes", und greift zum Funkgerät: „Leitstelle von 10-82-1, kommen!", es knackt ein paar Mal im Äther, bis sich die Leitstelle zurückmeldet: „10-82-1 von Leitstelle, kommen."

„Zurück über Innenstadt mit Versorgung!", teilt Tom mit und nickt zufrieden, als die Leitstelle meldet: „Na, dann guten Appetit!" Schon wenige Minuten später haben Sie sich dann letztendlich doch gegen die gebratenen Nudeln mit Hühnchen entschieden und halten eine dampfende Portion Schweinefleisch süß-sauer in einer heißen Aluminium-Schale in der Hand, als plötzlich von Ihrem Gürtel das inzwischen schon so vertraute „PIEEEP-PIEEEEP-PIEEEEP!" ertönt. Mist! Das mit dem ruhigen Mittagessen können Sie jetzt erstmal vergessen – und kalt wird's vermutlich später auch nicht mehr so toll schmecken. „Mann, wir haben richtig Glück heute, was?!", meint Tom grinsend mit vollen Backen zu Ihnen, während er den Pappdeckel auf die Aluminiumschale zurücksteckt und das Ganze in die Ablage der Fahrertür klemmt. Genervt werfen Sie einen Blick auf das Display des Piepsers:

„Notarzteinsatz70275/31.Mai/15:22/nefso/Pajunk/Asthma/Rothring 3".

Die Adresse kennen Sie zufällig, da Sie mal in der Nähe gewohnt haben. Am Rothring – einem am Stadtrand gelegenen Sozialprojekt – ragen einige kantige, graue Wohnbunker mit 20, 30 oder 40 Stockwerken aus asphaltierten Parkflächen und eingestreuten kleinen Grünstreifen empor. Nicht gerade bekannt für attraktives Wohnen, aber eben billig.

Die Fahrt wird noch einige Minuten dauern, und anstatt über den kommenden Einsatz zu orakeln, versuchen Sie, bis zur Ankunft möglichst viel von Ihrem Essen in einem einigermaßen genießbaren Zustand in den Magen zu bekommen. Zum Glück müssen Sie nicht mit Stäbchen essen – das wäre bei Toms notgedrungen rasanter Fahrweise eher schwierig. Sie schaffen es so, knapp die Hälfte der leckeren Mahlzeit herunterzuschlingen, bis Tom das NEF durch die Rettungszufahrt direkt vor den Eingang von Haus Nummer 3 am Rothring steuert und den Motor abstellt. Ein verlassener RTW ist bereits vor dem Haus geparkt. Tatsächlich handelt es sich bei dem Gebäude um einen monotonen Wohnblock mit geschätzten 40 Stockwerken und mindestens viermal so vielen Parteien – hoffentlich gibt's hier einen Aufzug!

Als Sie aussteigen, kommt ein RA aus dem Hauseingang und begrüßt Sie: „Hi, 23. Stock, linke Seite!", und verschwindet hinter dem RTW. Tom zieht an der Milchglaseingangstüre und Sie betreten das Erdgeschoss – links und rechts an der Wand befinden sich nach Stockwerken geordnet unzählige

Klingeln – geradeaus geht es eine Treppe hinauf – und direkt daneben in einen Aufzug, wenigstens das!

Tom hat die Klingel im 23. Stock bereits gefunden und läutet, bevor Sie den Aufzug betreten. Zusammen mit dem RA, der ein Pulsoxymeter geholt hat, fahren Sie schweigend nach oben und werden zur Patientenwohnung geführt, die hinter einer nichtssagenden Türe in einem der dunklen Flure liegt.

Hinter der Wohnungstüre geht es direkt links in die kleine Küche, wo sich offensichtlich das Geschehen abspielt. Die Wohnung macht auf den ersten Blick einen viel gemütlicheren und wärmeren Eindruck, als Sie es von der Gegend hier erwartet hätten – offensichtlich hat sich hier jemand viel Mühe gegeben, die Sozialbaukulisse vor der Türe zu lassen.

An der linken Wand ist eine Küchenzeile installiert, auf der Lebensmittel, einiges Geschirr und benutzte Töpfe verteilt sind. Rechts davon sitzt die Patientin an einem kleinen Esstisch.

Es handelt sich dabei um eine schlanke, dunkelhaarige, gebräunte Frau in den 30ern – trotz der Bräunung fällt Ihnen allerdings sofort die blasse Gesichtsfarbe auf. Sie trägt einen rosafarbenen Trainingsanzug, weiße Hausschuhe und hält sich an Stuhllehne und Tischkante fest, während sie angestrengt ein- und ausatmet. Vom Rettungsdienst hat sie bereits eine Sauerstoffmaske aufgesetzt bekommen – dem lauten Zischen laufen darüber 10 bis 15 Liter Sauerstoff pro Minute.

Die Patientin wirkt bereits auf den ersten Blick sehr unruhig, und die Atemfrequenz schätzen Sie auf mindestens 20 pro Minute. Der RA klebt gerade ein paar EKG-Elektroden.

Als Sie den Raum betreten, tritt er beiseite und reicht Ihnen die schriftliche Einweisung des Kollegen vom ärztlichen Bereitschaftsdienst und fügt hinzu: „Wir sind vor etwa zehn Minuten hier eingetroffen, da war der Kollege noch da, er ist aber gleich zum nächsten Patienten weiter. Da Frau Pajunk wirklich nicht gut Luft bekommt, haben wir Euch jetzt nachgefordert. Sie war heute Morgen in der Stadt und ging dann nach Hause, weil sie Kopfschmerzen bekam. Sie hat sich dann hingelegt und ist vorhin mit Luftnot wach geworden."

Auf der Einweisung können Sie entziffern „Asthma, stationäre Einweisung".

„Guten Tag, Frau Pajunk, ich bin der Notarzt!" Frau Pajunk nickt. Das Sprechen erscheint ihr im Moment nicht so einfach möglich zu sein, da sie knapp mit der Luft ist. Ihr Oberkörper hebt und senkt sich angestrengt bei jedem der flachen, schnellen Atemzüge. Die Sauerstoffsättigung beträgt 89 %, der RA hat den Fingerclip inzwischen an der Hand der Patientin angebracht.

Was tun Sie zunächst diagnostisch, um den Beschwerden auf den Grund zu gehen?

Sie sollten nicht zuviel Zeit bis zur Therapie verlieren. Sie dürfen vier diagnostische Maßnahmen auswählen, dann lesen Sie bei 366 weiter. Für jede weitere Maßnahme, die Sie durchführen wollen, ziehen Sie sich 5 Kompetenzpunkte ab. Wenn Sie weniger als vier Maßnahmen benötigen, gewinnen Sie 2 Kompetenzpunkte für jede nicht genutzte Möglichkeit (beispielsweise 4 Punkte, wenn Sie nur zwei Maßnahmen wahrnehmen).

- GCS und Pupillenreaktion testen (488)
- nach thorakalen Schmerzen fragen (188)
- die Beine der Patientin untersuchen (495)
- den Blutzucker bestimmen (100)
- die Jugularvenen beurteilen (773)
- den Thorax perkutieren (268)
- nach Drogenkonsum fragen (387)
- die Patientin über die Beschwerden am heutigen Tag befragen (87)
- die Vorerkrankungen der Patientin erfragen (226)
- die Dauermedikation der Patientin erfragen (53)
- Blutdruck und Puls messen (480)
- ein Extremitäten-EKG anlegen (498)
- Auskultation von Herz und Lunge (326)
- den Nasen-Rachen-Raum untersuchen (229)
- zur Therapie übergehen (366)

221 Sie glauben, dass in diesem Falle ein Fieberkrampf vorliegt – ein relativ oft vorkommender, in der Regel unproblematischer Anfall. Sie können die Eltern im Weiteren beruhigen – Sie scheinen Ihren beruhigenden Worten zu vertrauen. Sie erklären den Eltern, dass es das Beste ist, wenn sie mit Ihnen in die nächste Kinderklinik fahren, um ganz sicher zu sein, dass nichts Ernsteres dahinter steckt. Bereitwillig folgen die Eltern Ihrem Vorschlag und wenig später sitzen Sie gemeinsam mit der Mutter des Kindes hinten im RTW. Das Baby liegt mit einer locker vorgelegten Sauerstoffmaske und in eine Decke eingewickelt in einer ausreichenden Seitenlage auf der Brust seiner Mutter und scheint zufrieden zu schlafen. Rein rechtlich gesehen müssten Sie das Kind in einem speziellen Kindersitz angurten, aber das trifft bei Kindern und Eltern auf großen Widerstand und muss im Einzelfall entschieden werden. Die grobe Erfassung des GCS hatte zuletzt einen Wert von 12 Punkten ergeben, sodass Sie sich derzeit keine Sorgen machen und einigermaßen entspannt dem leisen Piepsen des Pulsoxymeters (98 %) lauschen.

Der Rettungswagen setzt sich rumpelnd in Bewegung und Sie beobachten den schlafenden Säugling. Das hätte wirklich schlimmer kommen können mit dem ersten Baby-Notfall, denken Sie sich zufrieden und lassen sich von gleichmäßigen Motorengeräusch einlullen.

„Kann so was öfter vorkommen?", reißt die Mutter Sie aus Ihren Tagträumen. Wie antworten Sie?

- „Tut mir leid, das fragen Sie lieber die Kollegen in der Kinderklinik" (236)
- „Fast alle Kinder bekommen durchaus auch einen zweiten Anfall" (232)
- „Etwa zwei von drei Kindern bekommen einen zweiten Anfall" (227)
- „Etwa eines von drei Kindern bekommt einen zweiten Anfall" (240)

222 So tuckern Sie gemütlich Richtung Klinik und lassen die Gedanken schweifen. Dem Kind geht es weiterhin gut, es räkelt sich ab und an auf der Brust seiner Mutter, die Sauerstoffsättigung beträgt 99 % und die Herzfrequenz etwa 100/Minute. Nach der Frage der Mutter nach der Wahrscheinlichkeit eines zweiten Anfalls sind Sie allerdings ins Grübeln gekommen. Denn was würden Sie unternehmen, wenn das Kind in Ihrer Obhut einen zweiten Krampfanfall erleide würde, der nicht innerhalb weniger Augenblicke spontan sistiert?

- das Ende des Krampfanfalls abwarten und Sauerstoff geben (140)
- Trapanal verabreichen (182)
- Glukose verabreichen (205)
- Diazepam verabreichen (308)
- Midazolam verabreichen (250)
- Bromalhydrat verabreichen (252)

223 Weiter bei 281.

224 Sie sind so glücklich, dass Sie nach der letzten Katastrophe mit der Atemwegssicherung dafür gesorgt haben, dass ein Larynxtubus jeder Größe auf dem NEF platziert wird (Abbildung 15, S. 88).

„Tom, ich brauche sofort einen Larynxtubus, Größe 4!"

Tom sprintet zum NEF und reißt die Heckklappe auf. Oben, in einer kleinen Stofftasche sind die Larynxtuben deponiert, und er kommt mit der entsprechenden Größe zurück gerannt und drückt Ihnen das Ding gespannt in die Hand. Sie wissen, dass der Einsatz kinderleicht ist. Sie orientieren sich kurz und schieben den LT dann der Biegung entsprechend in den Rachen des Patienten, bis ein federnder Widerstand spürbar ist.

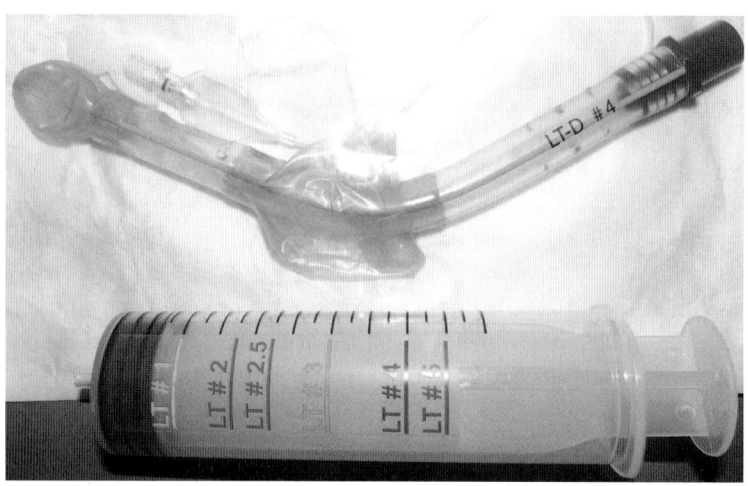

Abbildung 15: Der Larynxtubus

Die beiden Cuffs werden mit der beiliegenden Spritze gefüllt. Gespannt führen Sie mit dem Beatmungsbeutel die ersten Ventilationsversuche durch, und es geht erstaunlich gut! Sie schließen erneut das Kapnometer an und lesen schnell weiter bei 138.

225 Beim letzten Mal ist Ihnen bereits ein Patient verstorben, weil Sie keinen Atemweg sichern konnten. Damit Ihnen so was nicht noch mal passiert, haben Sie sich über Alternativen informiert und zur Sicherheit ein paar Larynxtuben auf das Auto legen lassen.

„Tom, ich brauche sofort einen Larynxtubus, Größe 4!"

Tom sprintet zum NEF und reißt die Heckklappe auf. Oben, in einer kleinen Stofftasche sind die Larynxtuben deponiert, und er kommt mit der entsprechenden Größe zurück gerannt und drückt Ihnen das Ding gespannt in die Hand. Auch er hat so was noch nie eingesetzt, aber Sie wissen, dass der Einsatz kinderleicht ist. Sie orientieren sich kurz und schieben den LT dann der Biegung entsprechend in den Rachen des Patienten, bis ein federnder Widerstand spürbar ist. Die beiden Cuffs werden mit der beiliegenden Spritze gefüllt. Gespannt führen Sie mit dem Ambu-Beutel die ersten Ventilationsversuche durch, und es geht erstaunlich gut! Weiter 132.

226 „Und, ist bei Ihnen eine Lungenerkrankung bekannt?"

Sie schüttelt den Kopf: „Nein, ich hatte noch nie Probleme mit der Luft."

Außer einem leichten Hypertonus sei ein „Lupus" bekannt, wie die Patientin zwischen zwei flachen Atemzügen erwähnt. Sie habe allerdings keine

Beschwerden und sei derzeit nicht in Behandlung. Allergien sind bis auf einen Heuschnupfen im Frühjahr nicht bekannt. Alkohol trinkt sie nur selten und raucht etwa zehn Zigaretten am Tag. Zurück zur 220.

227 Weiter zu 232.

228 Herr Maurer berichtet Ihnen über die Übelkeit. Gestern habe er viele Erdbeeren aus dem Garten gegessen, aber eigentlich kann er sich nicht vorstellen, dass das damit zu tun habe. Abends sei man gut essen gewesen, aber mehr als zwei Gläser Wein habe er dabei auch nicht getrunken. Eine Durchfallerkrankung von vor sechs Wochen sei schon vollständig weg gewesen. Zusammenfassend bekommen Sie heraus, dass die Übelkeit/das Unwohlsein seit einigen Tagen immer mal wieder auftritt, jedoch eher nicht mit bestimmtem Nahrungsmittelkonsum einhergeht. Sie tritt meistens unter Belastung auf, wenn sich auch die anderen Symptome einstellen. Deutlich besser wird es meistens, wenn der Patient sich dann ein wenig Ruhe gönnt. Erbrechen ist heute einmal aufgetreten, das Erbrochene war jedoch unauffällig, weder stuhlig noch blutig. Die Miktion ist unverändert wie immer, auch der Stuhlgang ist problemlos.

Eine kurze abdominelle Untersuchung fördert nichts Ungewöhnliches zu Tage. Der Bauch ist weich, nicht druckdolent, die Nierenlager erscheinen nicht schmerzhaft. Die Milz ist nicht zu tasten, während Sie den Leberrand unter dem rechten Rippenbogen erahnen können. Die Darmgeräusche erscheinen lebhaft. Weiter bei 304.

229 Sie greifen sich Ihre Stiftlampe und bitten Frau Pajunk, den Mund ganz weit zu öffnen – die O_2-Maske haben sie kurz nach oben geschoben. Sie leuchten in den Mund, erkennen aber keine pathologischen Befunde. Die Schleimhaut ist rosig, Tonsillen können Sie keine erkennen. Die oberen Atemwege erscheinen frei zu sein. Sie beenden die Untersuchung zügig, denn Frau Pajunk benötigt wieder die Sauerstoffmaske. Zurück zur 220.

230 Sie möchten jetzt lieber die Patientin einpacken und schnell von hier verschwinden, damit im Krankenhaus eine vernünftige Therapie gemacht werden kann. Da Sie natürlich auf dem Rettungswagen nur begrenzte Ressourcen haben, erscheint dieses Vorgehen insbesondere dann sinnvoll, wenn Sie vor Ort an der Situation wenig ändern können, und eine gute Therapie nur im Krankenhaus möglich ist. Und für Sie sieht es jetzt danach aus, dass Sie Frau Pajunk nur begrenzt helfen können.

„Alles klar. Frau Pajunk, wir bringen Sie nun runter ins Auto und dann in das nächste Krankenhaus. Dort können die Kollegen Ihnen dann helfen und etwas gegen die Beschwerden tun!", erklären Sie der Patientin. Sie nickt, während die RTW-Besatzung die Gerätschaften wieder einpackt. Letztendlich übernehmen Sie Sauerstoff und EKG, während Frau Pajunk auf einem Bürostuhl vom einem RA in den Aufzug gefahren wird. Unten steht bereits die Trage bereit, und wenige Augenblicke später sitzen Sie samt Patientin im RTW auf dem Weg ins Rhein-Klinikum.

Frau Pajunk hat weiterhin kompromittierte Kreislaufverhältnisse mit Tachykardie und Hypotonie sowie einer Sauerstoffsättigung von etwa 90 % unter 10 l Sauerstoff via Maske. Die Atemfrequenz beträgt etwa 25/min. Frau Pajunk wirkt unverändert angestrengt und wird diese Atmung so sicherlich nicht unbegrenzt fortsetzen können.

Sie übergeben den Fall an den diensthabenden Kollegen in der Notaufnahme.

„Was haben Sie denn bisher gegeben?", möchte er wissen.

„Bislang nichts. Aus meiner Sicht war der schnelle Transport erstmal am wichtigsten", antworten Sie, worauf der Kollege verständnislos schaut. Offensichtlich ist er der Meinung, dass man Frau Pajunk vor Ort sehr wohl hätte helfen können, anstatt einen überstürzten Transport einzuleiten. Er gibt einige schnelle Anweisungen an den zuständigen Krankenpfleger, und als Sie ca. 15 Minuten später vorbeischauen, liegt Frau Pajunk entspannter und mit geschlossenen Augen im Bett. Die Atemfrequenz ist deutlich langsamer, die Sauerstoffsättigung beträgt 95 %, und das EKG piepst längst nicht mehr so hektisch, wie zu der Zeit, als Sie noch der behandelnde Arzt waren. Ein verstohlener Blick auf den Therapieplan zeigt Ihnen, dass der Kollege im Wesentlichen nur Medikamente gegeben hat, die Sie auch im Notarztdienst zur Verfügung haben. Sie verlieren 13 Kompetenzpunkte. Ein früher und schneller Transport ist vielleicht für Sie am angenehmsten – die Patientin hätte aber von einer frühen Therapie auf jeden Fall profitiert! Fangen Sie noch mal bei 220 an!

231 Sie beharren auf der Idee und so holt Tom schließlich widerwillig das Set der Thoraxdrainage. Langer Rede kurzer Sinn: Sie legen nach lokaler Anästhesie und intravenöser Sedierung auf der linken Seite eine Thoraxdrainage.

Frau Pajunk ist durch die Sedierung schon fast in Narkose und weist eine O_2-Sättigung von 82 % und einen systolischen Blutdruck von 70 mmHg auf. Die Anlage der Thoraxdrainage scheint nicht viel bewirkt zu haben, es hat sich auch keine Luft entleert, als Sie durch die Thoraxwand präpariert haben. Ratlos – Sie waren sich sicher, dass ein Pneu die Ursache der Beschwerden ist – bringen Sie Frau Pajunk ins Rhein-Klinikum. Der aufnehmende Kollege ist entgeistert, als Sie ihm das Vorgehen erläutern. Letztendlich lässt sich nicht mehr klären, ob ein Pneumothorax vorgelegen hat oder nicht – schließlich ist schon eine Thoraxdrainage gelegt worden. Und das ist Ihr Glück, denn in der Klinik zeigt sich, dass Frau Pajunk auf eine bronchospasmolytische Therapie gut anspricht. Aber immerhin sehen Sie im durchgeführten Röntgenbild des Thorax, dass Ihre Drainage an der richtigen Stelle liegt. Ein Pneu zeigt sich nicht (mehr?). Sie verlieren 15 Kompetenzpunkte, denn es lag nie ein Pneumothorax vor.

232 Sie antworten mit fester Stimme und sehen, wie der Blick der Mutter sich sogleich wieder verdunkelt, und sie besorgt das Gesicht Ihres Kindes mustert. Sie hätten Ihr wirklich keine Angst einzujagen brauchen, denn was Sie da gerade erzählen, stimmt überhaupt nicht. Jedenfalls erfahren Sie das, als Sie später interessiert ein paar Fragen an die Kollegin in der pädiatrischen Ambulanz stellen. Danach wissen Sie, dass etwa 30 % der Kinder einen zweiten Fieberkrampf bekommen. Weiter bei 222.

233 Pech gehabt! In dieser Situation gibt es keine andere sinnvolle Handlung (außer Sie wollen schreiend davon laufen). Sie verlieren 5 Kompetenzpunkte und gehen zurück zu den Optionen von 372.

234 Sie bitten Tom um die Lyse, der wieder einmal überrascht schaut. Letztendlich kann er Sie aber nach einer kurzen Diskussion davon überzeugen, dass Sie eine präklinische Lyse so lange aufschieben sollten, wie es Frau Pajunk einigermaßen gut geht. Und das ist auch ganz gut so, denn in der weiteren Diagnostik in der medizinischen Aufnahme des Rhein-Klinikums ergibt sich kein Hinweis auf eine Lungenembolie – Glück gehabt! Na gut, Sie verlieren trotzdem 12 Kompetenzpunkte.

235 Schnell öffnen Sie die beiden Schnappverschlüsse des Koffers und greifen nach kurzem Herumkramen nach dem Stethoskop. Am Patienten öffnen Sie vorsichtig die oberen Knöpfe des Blaumanns. Da der Patient auf der linken Seite liegt, können Sie so durch Hochschieben des T-Shirts einen guten Zugang zum Thorax des Patienten bekommen. Auskultatorisch ist die Beurteilung aufgrund der starken Umgebungsgeräusche praktisch unmöglich. Sie hören beidseits kein sicheres Atemgeräusch, können jedoch am flachen Heben und Senken des Thorax eine Atemfrequenz von etwa 35 pro Minute abschätzen.

Perkutorisch können Sie ebenfalls keine validen Befunde erheben, allerdings vermuten Sie ein relevantes Thoraxtrauma, da insbesondere links frontal ein deutlicher Kompressionsschmerz (der Patient grimassiert) und eine Instabilität über den Rippen besteht – knöcherne Verletzungen können Sie hier nicht ausschließen.

Tom hat inzwischen das Pulsoxymeter aus dem Auto geholt und den Clip an die rechte Hand des Patienten gesteckt. „79 %", zeigt das blasse Display an.

Während Sie überlegen, was weiter zu tun ist, hören Sie dankbar in der Ferne das Geräusch einer Sirene, die sich langsam nähert – das muss der RTW sein! Tom hat inzwischen eine Sauerstoffmaske aus der Plastikhülle gerissen und sie dem Patienten aufgesetzt. Er lässt ihm so 10 l O_2 pro Minute zu Gute kommen.

- Sie führen einen Bodycheck durch (11)
- Sie legen dem Patienten eine Halskrause an (744)
- Sie prüfen die Pupillen auf eine Lichtreaktion (65)
- Sie messen Puls und Blutdruck (59)
- Sie bereiten die Intubation vor (112)
- etwas anderes (259)

236 Sie antworten frei nach „ich weiß, dass ich nichts weiß", was auf jeden Fall besser ist, als irgendwelchen Schrott zu erzählen. Die Mutter scheint ebenfalls zu akzeptieren, dass Ihre wesentliche Kompetenz in der Notfallversorgung und nicht im Fachwissen neurologischer Entitäten liegt. Allerdings verlieren Sie dennoch 2 Kompetenzpunkte. Weiter bei 222.

237 Sie stellen vorsichtig eine Frequenz von 70/Minute und eine Stromstärke von 10 mA ein. Es passiert erstmal nichts.… Denn Sie haben die Stromstärke viel zu niedrig gewählt! Im EKG des LifePak erkennen Sie zwar kleine Stimulations-Ausschläge, eine ventrikuläre Antwort kommt aber nicht dabei heraus. Sie verlieren 5 Kompetenzpunkte und sollten Ihre Einstellung korrigieren. Zurück zur 530.

238 Sie schieben die dunkelbraune Wohnungstür weiter auf und betreten den kleinen, dunklen, aber gepflegten Flur, indem sich Garderobe, Telefontischchen, Spiegel und ein kleines Schuhregal befinden. Von dem Flur führen insgesamt vier Türen in andere Zimmer
An einer Tür hinten rechts steht ein etwa 65-jähriger Mann mit weißem Haar und hängenden Schultern. Er trägt eine hellgraue Stoffhose, einen blauen Pullover und graue Hausschlappen und blickt in das hinter der Tür liegende Zimmer. Als er Ihre Schritte im Flur hört, dreht er sich steif zu Ihnen herum und begrüßt Sie mit angespanntem, besorgtem Gesicht. Im hinteren Zimmer erkennen Sie bereits einen der anwesenden Rettungsassistenten an seiner roten Jacke. Er beugt sich über eine Person, die reglos auf einem Doppelbett an der Wand liegt.

Sie betreten den Raum und sehen eine ältere Dame von ungefähr 60 Jahren, die flach auf dem Rücken liegt und den Kopf mit geschlossenen Augen auf einem Kopfkissen an der Wand gebettet hat.

Die Bettdecke wurde zur Seite geschlagen, sie trägt ein grün geblümtes, bis zu den Knien reichendes Nachthemd, und Sie erkennen ihre nackten Beine, die prima vista unauffällig aussehen. Bewegungen der Frau sind soweit nicht zu erkennen, die Gesichtsfarbe scheint Ihnen einigermaßen rosig zu sein. Auf der anderen Seite des Bettes kniet ein Rettungssanitäter neben dem geöffneten Koffer des Rettungswagens und holt eine Blutdruckmanschette hervor. Ihr Hereinkommen wird von den beiden bemerkt. Was tun Sie?

- Sie stellen sich dem älteren Mann kurz vor und untersuchen die alte Dame auf Atmung und Kreislauf (25)
- Sie stellen sich dem älteren Mann kurz vor und fragen, was los ist (245)

239 Haben Sie sich für die intranasale Applikation und eine Dosierung von 0,2 mg pro kg Köpergewicht entschieden? Wenn nicht verlieren Sie 5 Kompetenzpunkte, denn die anderen Alternativen sind entweder überdosiert oder stellen in dieser Situation nicht den adäquaten Applikationsweg dar. Alternativ wären auch 0,5 mg pro kg Körpergewicht rektal eine sinnvolle Variante. Dass Midazolam nicht die übliche Variante zur Therapie eines Krampfanfalles beim Kleinkind ist, erkennen Sie daran, dass einer der RA bereits eine Rektiole mit 5 mg Diazepam bereit gelegt hat. Hoffentlich werden Sie sie nicht brauchen! Lesen Sie weiter bei Absatz 507.

240 Die Mutter ist zwar ein bisschen besorgt nach Ihrer Antwort, aber im Moment sieht alles ganz harmlos aus. Weiter zur 222.

241 „Tom, machst Du alles für eine Infusion klar? Das Kind braucht dringend Vasopressoren und eine Infusion – es ist im Schock!", rufen Sie Ihrem treuen Gehilfen zu.

Anstatt Ihren Anweisungen Folge zu leisten, tritt er jedoch neben Sie, wirft einen Blick auf das Kind und ergreift eine Hand des Kindes. „Also, für mich sieht das Kind nicht schockig aus. Die Haut ist ganz rosig und warm!"

Er könnte Recht haben … gehen Sie zur 431 zurück, und evaluieren Sie das Kind erneut. Sie verlieren jedoch 8 Kompetenzpunkte für Ihre Fehleinschätzung.

242 Sie denken an eine intrakranielle Blutung. Allerdings haben Sie bei der Patientin keinerlei Zeichen auf Hirndruck gesichtet – die Pupillen sind jedenfalls unauffällig. Das spricht eher gegen eine akute oder chronische Blutung. Auch berichtet der Ehemann, dass es der Patientin bislang gut gegangen sei, was zusätzlich gegen eine chronische Blutung spricht, da hier oft Wesensveränderungen oder andere neurologische Symptome vorausgehen. Weiter bei 770.

243 Sie behandeln weiter konservativ, so wie man es bei einer Lungenembolie tun würde, und geben Infusionen, Sauerstoff und ein wenig medikamentöse Kreislaufunterstützung. Der Transport in die Klinik verläuft soweit problemlos, der Zustand von Frau Pajunk verschlechtert sich jedoch zunehmend. Sie scheint sich respiratorisch zu erschöpfen. Sie sind glücklich, dass Sie es mit der Patientin noch bis in die Notaufnahme schaffen, ohne sie intubieren zu müssen. Der dortige Kollege horcht Frau Pajunk kurz ab und gibt einige schnelle Anweisungen an den zuständigen Krankenpfleger – er scheint eine Lungenembolie nicht in Betracht zu ziehen.

Als Sie ca. 15 Minuten später vorbeischauen, liegt Frau Pajunk entspannter und mit geschlossenen Augen im Bett. Die Atemfrequenz ist deutlich langsamer, die Sauerstoffsättigung beträgt 95 %, und das EKG piepst längst nicht mehr so hektisch, wie zu der Zeit, als Sie der behandelnde Arzt waren. Sie verlieren 12 Kompetenzpunkte, denn ein durchgeführtes Herz-Echo konnte keinerlei Hinweis auf eine Lungenembolie zeigen.

244 „Hier, 50 mg in 10 ml", der RA reicht Ihnen die Spritze mit Urapidil. Sie wollten 100 mg geben, aber das scheint offensichtlich eine unübliche Dosis zu sein. Scheinbar haben Sie da was durcheinander gebracht. Sie verlieren 10 Kompetenzpunkte, denn so hätten Sie den Blutdruck von Herr Maurer in den Keller geschossen. Zurück zur 42 und wählen Sie eine neue Dosis.

245 Es ist zwar nett, dass Sie den Mann befragen möchten, aber Sie sollten erstmal einen Blick auf die Patientin werfen, um zu klären, ob sie in einer akut lebensbedrohlichen Situation ist. Sie verlieren 5 Kompetenzpunkte und lesen weiter bei 25.

246 Für Sie ist die Sache klar: Die Dame leidet an einer akuten Addison-Krise, vermutlich ausgelöst durch das Absetzen der Kortison-Therapie. Da dies ein sehr seltener Notfall ist, schauen Sie in Ihrem „Schlauen Buch" nach, um die korrekte Therapie einzuleiten. Diese besteht im Wesentlichen aus Kortison und Infusionen, was Sie zügig in die Praxis umsetzen und die Patientin dann mit der entsprechenden Anmeldung in die Notaufnahme des Rhein-Klinikums bringen. Frau Pajunk geht es trotz Ihrer Maßnahmen nicht besser, aber immerhin hält sie sich wacker bei einer Sauerstoffsättigung von 91 % unter 10 l Sauerstoff und einem systolischen Blutdruck von 90 bei einer Herzfrequenz von 120.

Angekommen in der Notaufnahme erwartet man Sie bereits gespannt – ein Publikum aus internistischen Oberärzten hat sich versammelt, um diesen seltenen Fall zu bestaunen. Leider entwickelt sich die Vorstellung nicht zu einem Kassenschlager, sondern eher zu einer schlechten Komödie – denn schnell steht fest, dass Sie mit Ihrer Diagnose komplett daneben gelegen haben. Sie verlieren 12 Kompetenzpunkte.

247 Sie glauben an eine Pneumonie als Ursache der Beschwerden und untersuchen den Patienten dahingehend. Leider hat der Patient weder Fieber noch Auswurf, sodass Ihre Diagnose mit hoher Wahrscheinlichkeit falsch ist. Sie verlieren 5 Kompetenzpunkte und kehren zur 304 zurück.

248 Für Sie ist die Sache klar: Der bekannte Lupus erythemathodes manifestiert sich hier heute in einem akuten Schub und ist für die Symptome verantwortlich.

Sie behandeln entsprechend Ihrem „Schlauen Buch" mit dem, was Sie zur Hand haben – und das wäre Aspirin und Kortison. Leider zeigt sich keinerlei Verbesserung des Patientenzustandes, bis Sie Frau Pajunk in der Notaufnahme abliefern. Dort ist man dann auch angetan von Ihrer Verdachtsdiagnose – die im Übrigen völlig falsch war. Sie verlieren 12 Kompetenzpunkte und sind froh, dass Frau Pajunk jetzt in kompetenter Behandlung ist.

249 Sie schauen auf die Spritze, die Sie vom RA bekommen haben. 50 mg in 10 ml. Wirklich alles auf einmal?? Viel hilft viel, denken Sie sich, während Tom große Augen bekommt, als Sie die komplette Spritze in den i.v.-Zugang des Patienten entleeren.

Die gewünschte Wirkung lässt auch nicht lange auf sich warten;

Schon nach zwei Minuten verkündet der RA beim Nachmessen des Blutdrucks: „120/60!"

„Na, also", denken Sie sich und wollen schon bei Absatz 200 eine neue Therapie auswählen, als Herr Maurer sichtlich unruhig wird und zu stöhnen anfängt: „Uh, mir wird gerade ganz komisch!" Ein schneller Griff ans Handgelenk zeigt, dass der Radialispuls fast nicht mehr tastbar ist – der Wert von 120/60 war wohl nur eine Durchgangsstation auf dem Weg nach unten! Parallel ertönt von Seiten des LifePak das hektische Piepsen einer reflektorischen Tachykardie … man kann buchstäblich hören, wie der myokardiale Sauerstoffverbrauch gerade in die Höhe schnellt! Sie sind noch schockstarr, als Tom bereits mit einer Spritze Akrinor anrückt (Abbildung 16, S. 96) und den Blutdruck innerhalb von zwei Minuten wieder auf einen Normwert von 110/70 titriert, die Tachykardie geht im Verlauf ebenfalls wieder auf anfängliche Werte zurück. Gut, dass Tom an Ihrer Seite ist! Sie verlieren 10 Kompetenzpunkte. Gehen Sie zur 200 und machen Sie (vorsichtig!) weiter.

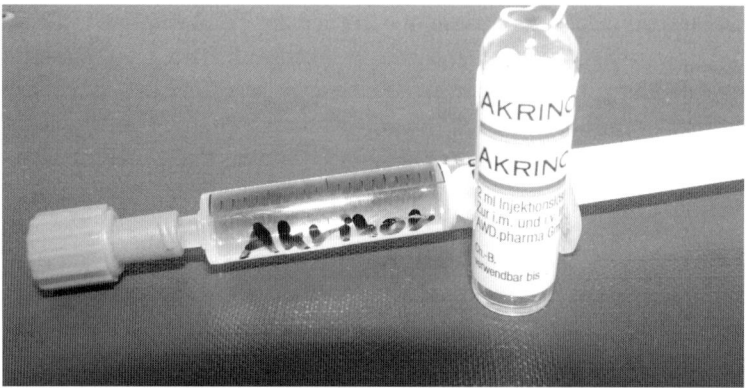
Abbildung 16: Akrinor in der 2 ml-Spritze.

250 Tatsächlich – Midazolam ist als Benzodiazepin gut geeignet, wenn Sie ein Kind behandeln müssen, dessen Krampfanfall nicht innerhalb weniger Augenblicke selbstlimitierend ist. Allerdings verlieren Sie dennoch einen Kompetenzpunkt, denn Diazepam stellt noch eine gängigere Alternative dar, auch wenn die Datenlage für Midazolam ebenfalls gut ist.

Wie möchten Sie dosieren und welchen Applikationsweg wählen Sie?
* 0,2 mg pro kg Körpergewicht intranasal
* 0,5 mg pro kg Körpergewicht intranasal
* 0,8 mg pro kg Körpergewicht rektal
* 1,2 mg pro kg Körpergewicht rektal
* 0,2 mg pro kg Körpergewicht i.v.
* 0,4 mg pro kg Körpergewicht i.v.

Bitte wählen Sie eine der angebotenen Alternativen und lesen dann bei 239 weiter.

251 Sie glauben an die Diagnose eines Lungenödems als Ursache für die Beschwerden der Patientin und führen eine entsprechende Therapie durch. Insgesamt kommt es jedoch zu keiner allzu guten Verbesserung des Zustandes. Als Sie samt Patientin in die medizinische Notaufnahme des Rhein-Klinikums einlaufen, steht auch weiterhin eine Sauerstoffsättigung von 90 % und ein systolischer Blutdruck von 85 mmHg zu Buche. Die dortigen Kollegen sind misstrauisch, was Ihre Diagnose angeht – offensichtlich haben sie einen anderen Verdacht, nachdem sie die Patientin kurz untersucht haben. Später – und nach einer adäquaten Therapie – geht es Frau Pajunk auch schon deutlich besser. Offenbar hatten Sie auf das falsche Pferd gesetzt. Sie verlieren 10 Kompetenzpunkte.

252 Sie sind sich unsicher und schlagen in Ihrem Schlauen Buch nach, während der RTW rumpelnd dem Ziel immer näher kommt. Leider finden Sie darin nichts über Bromalhydrat. Dieses Präparat scheint es in der modernen Notfallmedizin gar nicht zu geben. Sie verlieren 5 Kompetenzpunkte und gehen zur 222 zurück.

253 „Tom! Bring mir eine Halskrause mit!", rufen Sie Richtung Auto und begeben sich hinter den Kopf des Verletzten. Gemeinsam mit Tom legen Sie die Halskrause an. Nachdem Sie sichergestellt haben, dass die Atemwege frei sind, müssen Sie entsprechend den gültigen Trauma-Algorithmen eine HWS-Immobilisation durchführen, damit bei möglicher Fraktur der HWS ein Rückenmarkstrauma verhindert wird. Tom hat bereits eine passende Halskrause in der Hand und die Größe an den Patienten angepasst eingestellt. Sie informieren den Patienten über das weitere Vorgehen und nehmen vorsichtig den Kopf zwischen beide Hände, ohne ihn in der Lage zu verändern. Tom nimmt die untergelegte Jacke zur Seite und legt die Halskrause so an, dass sie den Kopf und die HWS des Patienten starr fixiert. Ist vielleicht nicht das angenehmste für den Patienten, aber auf alle Fälle besser, als ein Leben im Rollstuhl! Zurück zu den Optionen von 423.

254 „Machst Du bitte 'nen BZ aus der Nadel?", bitten Sie den RA. Er zückt das Blutzuckermessgerät und lässt in den Teststreifen langsam einen Tropfen Blut aus der Nadel des i.v.-Zugangs einlaufen. Nach wenigen Sekunden verkündet des Gerät mit einem lauten Piepsen das Ergebnis: „38", meldet der RA. Was tun Sie?!
- Sie möchten den Blutzucker anheben, da er zu niedrig ist. Weiter bei 175
- der Blutzucker ist im Normbereich. Zurück zur 265

255 Sie wenden sich an einen RA: „Ziehst Du mir bitte eine Ampulle Ketanest auf?"

Tom sitzt am Tisch und nimmt dort die Personalien auf, aber Sie können auch aus der Entfernung erkennen, dass er Sie geschockt ansieht, während auch der RA verdutzt schaut. „Willst Du nicht erstmal was anderes nehmen?! MO oder Nitro oder so?!", meint Tom von drüben. Den besten Eindruck hinterlassen Sie grade nicht als Notarzt, ziehen Sie sich 5 Kompetenzpunkte ab. Ketanest ist ein hervorragendes Schmerzmittel bei starken bis stärksten Schmerzen, aber nicht bei Angina pectoris.
- Sie möchten noch etwas anderes zur Schmerztherapie geben (173)
- Sie möchten keine weitere Analgesie mehr machen (178)

256 Der RA hat offenbar Ihre Gedanken gelesen und bereits eine kleine Flasche mit Berotec-Spray gezückt. Er setzt es der Patientin auf Ihr Nicken hin an die Lippen. „Frau Pajunk, tief Luft holen!", er drückt zweimal, und Sie hoffen, dass Frau Pajunk bei Ihrer flachen und hektischen Atmung wenigstens ein bisschen was davon in die Bronchien bekommen hat. Welche Menge Berotec-Spray wurde durch die zwei Hübe appliziert, und wie viel sollten Sie laut Hersteller höchstens in 24 Stunden geben? Notieren Sie, ob 200, 400 oder 800 μg durch zwei Hübe appliziert wurden und wählen Sie eine Tageshöchstdosis aus: 800, 2400, 4800 oder 6400 μg. Dann lesen Sie weiter bei 315.

257 „Die Schmerzen sind hier", er zeigt auf seine linke Schulter, „aber ich merke es sogar bis in die Hand hinein, und es strahlt bis hier in die Brust." Er begleitet seine Worte mit einer kreisenden Handbewegung über seiner linken Brust und dem Sternum. Zurück zur 318.

258 Weiter bei 149.

259 Es sind alle sinnvollen Optionen vorhanden. Sie verlieren 5 Kompetenzpunkte. Weiter bei 235.

260 In der Spritze sind 5 mg in 5 ml enthalten, also spritzen Sie einen halben Milliliter, und fragen sich, ob 0,5 mg wirklich die richtige Dosis ist, denn das wäre nur 10 % von einer ganzen Ampulle! Sie warten erstmal ab, was passiert. Es geschieht nichts – Herr Maurer schaut Sie erwartungsvoll an. Sie verlieren wegen der falschen Dosierung 5 Kompetenzpunkte. Gehen Sie zur 313 zurück und dosieren neu.

261 Gehen Sie zur 206.

262 Sie bekommen vom RA eine Spritze mit 5 ml gereicht, in denen 500 mg ASS enthalten sind. Sie spritzen und sind froh, dass es diesmal nicht zu einer plötzlichen Patientenverschlechterung kommt. Scheinbar haben Sie alles richtig gemacht? So ganz sicher sind Sie sich nicht und schauen später im Schlauen Buch nach.
Mist! Man gibt laut ERC-Guidelines von 2005 160–325 mg beim akuten Koronarsyndrom. Aber immerhin fast richtig, deshalb verlieren Sie auch nur 3 Kompetenzpunkte. Weiter bei 200.

263 Jetzt haben Sie wieder Ihre Kompetenz unter Beweis gestellt! Denn als Sie den RA um Pulmospasmin bitten, schaut dieser Sie fragend an … denn ein Medikament mit einem solchen Namen gibt es leider nicht. Sie verlieren 5 Kompetenzpunkte. Zurück zur 270.

264 Sie wollen erstmal etwas über die näheren Umstände wissen und wenden sich gerade dem Hausmeister zu, als der seine dringendste Frage loswird: „Un', lebt der noch, oder nicht?"

Das sollten Sie tatsächlich erstmal in Erfahrung bringen, bevor Sie sich mit langen Interviews aufhalten. Sie verlieren 5 Kompetenzpunkte und lesen weiter bei Absatz 217.

265 Der Rettungssanitäter neben der Dame erläutert Ihnen: „Wir sind etwa fünf Minuten vor Euch eingetroffen und haben die Dame hier im Bett vorgefunden. Der Ehemann kann wenig über die Hintergründe sagen, er hat sie vor etwa zwei Stunden wach und ansprechbar im Bett gesehen. Als Nächstes hat er sie dann auch so wie jetzt vorgefunden und den Notruf abgesetzt. Der initiale Blutdruck war 190/110 mmHg bei einer Herzfrequenz von 130. Die Pupillen sind beidseits isokor und lichtreagibel, aber die Dame reagiert nicht adäquat und ist sehr schläfrig."

Der andere Rettungsassistent hat mittlerweile die periphere Sauerstoffsättigung gemessen (97 %) und der Patientin auf Ihre Bitte hin trotzdem eine Sauerstoffmaske aufgesetzt. Anschließend reicht er Ihnen eine Braunüle und das Desinfektionsspray. Sie stauen den rechten Arm und legen problemlos einen i.v.-Zugang. Einer der beiden RA hat inzwischen die Elektroden für das EKG geklebt, der LifePak zeigt einen schnellen Sinusrythmus (Abbildung 17, S. 100). Wie geht es weiter?

- Sie suchen eine Medikamentenliste, um weitere Informationen über die Vorerkrankungen zu gewinnen (275)
- Sie möchten den Blutdruck der Dame senken, da sie eine hypertensive Krise mit neurologischen Symptomen hat (383)
- Die alte Dame ist am ehesten dehydriert und deswegen schläfrig. Sie geben Ihr zunächst Infusionen (406)
- Sie möchten ein 12-Kanal-EKG schreiben, um eine Herzrhythmusstörung als Ursache für die Schläfrigkeit auszuschließen (169)
- Sie bitten den RA, den Blutzucker der Dame zu messen, um eine Hypoglykämie nachzuweisen (254)
- Sie möchten die Dame bei einem Glasgow-Coma-Scale < 9 Punkte intubieren. Sie vermuten, es könnte ein Apoplex vorliegen (172)
- Sie möchten die Dame intubieren, da sie einen Glasgow-Coma-Scale von weniger als 9 Punkten hat. Sie denken, sie könnte eine intrakranielle Blutung, zum Beispiel ein chronisch subdurales Hämatom, haben (242)
- Die Patientin könnte einen Krampfanfall gehabt haben und sich jetzt in einer postiktalen Somnolenz befinden. Sie untersuchen Sie auf Zungenbiss oder Einnässen (29)

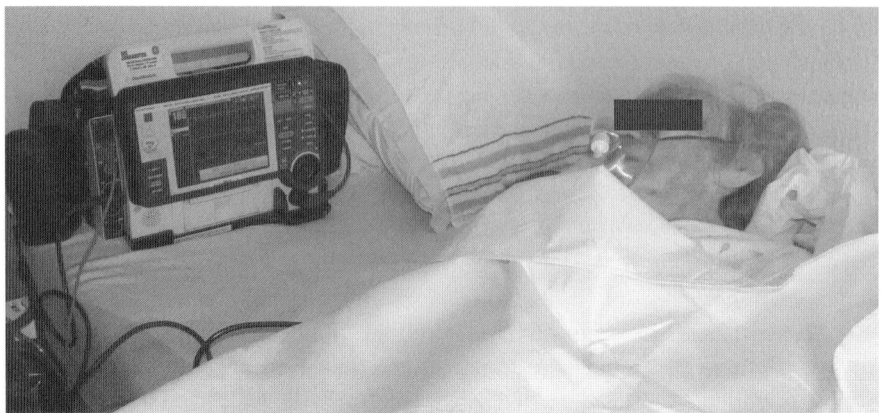
Abbildung 17: Ihre Patientin mit EKG und Sauerstoff

266 Gesagt – getan. Frau Pajunk hält sich soweit einigermaßen bis zur Ankunft in der Klinik. Der aufnehmende Kollege schaut misstrauisch, als Sie von Ihrer Verdachtsdiagnose „Pneumothorax" berichten. Er denkt scheinbar eher an etwas anderes. Leider müssen Sie sich auch davon überzeugen, dass Sie Unrecht haben, denn ein durchgeführtes Röntgenbild des Thorax zeigt keinerlei Pneu. Sie verlieren 10 Kompetenzpunkte.

267 „Ich glaub, der hat 'n Spannungspneu!", rufen Sie gegen den Motorlärm und die Sirene Richtung RA. Dieser hat sofort das entsprechende Set in der Hand und reißt es auf. Sie sind sich sicher, dass die hämodynamische Instabilität des Patienten gepaart mit der respiratorischen Verschlechterung durch einen Spannungspneumothorax zustande kommt. Ursächlich könnte eine Rippenserienfraktur links sein. Sie tasten die linke Thoraxwand ab und versuchen sich bezüglich des Zugangs zu orientieren. Unter Ihrer Hand spüren Sie die Thoraxwand mit einer ungewohnten Nachgiebigkeit – da müssen tatsächlich eine Reihe von Rippen zu Bruch gegangen sein. Der RA hat Ihnen bereits die Desinfektionsflasche zugeworfen, und Sie sprühen großflächig ab. Den Umschlag mit den sterilen Handschuhen legen Sie kurz auf dem Patienten ab und zwängen zuerst die rechte und dann die linke Hand hinein. Ein steriles Tuch zur Abdeckung ist griffbereit, und Sie legen es als große, sterile Arbeitsfläche neben die linke Thoraxwand. Wo wollen Sie Ihren Zugang wählen?

- 2.–3. ICR Medioclavicularlinie (64)
- 2.–3. ICR vordere bis mittlere Axillarlinie (88)
- 4.–5. ICR Medioclavicularlinie (90)
- 4.–5. ICR vordere bis mittlere Axillarlinie (312)

268 Sie haben guten Zugang zum Rücken der Patientin, da diese auf dem Küchenstuhl sitzt. Problemlos können Sie das Oberteil des Jogging-Anzugs hochschieben und die Lungen beidseits perkutieren. Der Klopfschall erscheint Ihnen hypersonor zu klingen. Die Atemverschieblichkeit der Lungen ist bei Inspiration und Exspiration nur schwer zu erfassen, weil die Patienten zu schnell ein- und ausatmet. Die Lungengrenzen liegen etwa auf Höhe der neunten Rippe. Zurück zur 220.

269 Es mag zwar theoretisch noch andere Diagnosen geben, die ein solches Symptombild erklären würden, diese sind jedoch zu selten, um hier Erwähnung zu finden. Sie verlieren 3 Kompetenzpunkte. Zurück zur 34.

270 Welche weiteren Maßnahmen möchten Sie ergreifen, um eine Verbesserung der respiratorischen Situation zu erreichen?
- Salbutamol vernebeln (289)
- Theophyllin i.v. (333)
- Bronchospasmin i.v. (345)
- Bricanyl i.v. (490)
- Kortison (456)
- Pulmospasmin i.v. (263)
- den O_2-Fluss via Maske auf 4 l/Minute reduzieren (286)
- Die medikamentöse Therapie reicht nicht aus, die Dame muss intubiert werden (282)
- Die Therapie der pulmonalen Probleme ist komplett (322)

271 Und wo fangen Sie mit der ersten Brustwandableitung V1 an?
- im 2. ICR rechts parasternal (43)
- im 3. ICR links parasternal (37)
- im 4. ICR rechts parasternal (170)
- im 1. ICR rechts medioklavikular (60)
- im 5. ICR links medioklavikular (48)

272 „Gebt Ihr mir bitte 300 mg Cordarex?!"
Die RA schauen Sie zunächst unsicher an, dann zieht einer von beiden zwei Ampullen Cordarex auf und Sie geben es langsam i.v.
Hm … Ihnen kommen Zweifel. Verwechseln Sie grade nicht etwas?! Wozu ist Cordarex eigentlich gut? Sie denken: „Wird schon nicht schaden." Richtig! Aber deswegen nützt es noch lange nichts und ist als Antiarrythmikum beim akuten Koronarsyndrom nicht indiziert. Sie verlieren 5 Kompetenzpunkte. Weiter bei 200.

273 Sie drücken die Spritze mit 10 g Glukose zügig in die vorhandene i.v.-Kanüle und warten gemeinsam zwei Minuten ab, ob sich etwas ändert. Die Dame hat die Augen weiterhin fest geschlossen und rührt sich noch nicht. Ungeduldig setzen Sie sich an die Bettkante und reiben mit Ihren Fingerknöcheln auf dem Brustbein der Patientin herum, was normalerweise sehr schmerzhaft ist.

Im Vergleich zur ersten Untersuchung zu Beginn des Einsatzes erscheint Ihnen die Dame dann doch jetzt wacher, denn sie öffnet auf den Schmerzreiz zumindest ein wenig die Augen, grimassiert und drückt Ihren Arm gezielt weg. Tom teilt offenbar Ihre Meinung und nickt zufrieden. Nach weiteren 5 Minuten ist der Zucker in einer erneuten Kontrolle bei 87 mg/dl, und die Dame wird zusehends wacher, hat inzwischen auch spontan die Augen offen und versucht, sich im Bett aufzusetzen. Als sie die Gruppe von fremden Menschen an Ihrem Bett erblickt, erschrickt sie erstmal und lässt sich kaum beruhigen.

„Also, so was. Diese ganzen Leute hier!", ruft sie kopfschüttelnd und fügt hinzu: „Ich will nichts ins Krankenhaus!"

So richtig weiß sie nicht, wo sie gerade ist, aber es ist immerhin deutlich besser geworden. Inzwischen hat der glückliche Ehemann doch einen Brief vom Hausarzt gefunden, der neben einem arteriellen Hypertonus und einer leichten KHK die Diagnose eines Diabetes mellitus Typ I bestätigt. Das Insulinschema war vor einigen Tagen umgestellt worden.

Nachdem der Blutzucker sich langsam in Richtung von Normalwerten orientiert hat, beruhigt sich auch die hyperdyname Kreislaufsituation. Der Blutdruck liegt bei 130/85 mmHg, die Herzfrequenz ist knapp unter 100/min. Wie geht's weiter?

- Die Dame soll jetzt ein Brot essen, damit der Zucker oben bleibt, die i.v.-Kanüle ziehen Sie raus. Eine Indikation für einen Transport ins Krankenhaus sehen Sie nicht. Sie soll schnellstmöglich zum Hausarzt, um den Zucker neu einzustellen (33)
- Obwohl die Dame nicht einsichtig ist, nehmen Sie sie mit ins Krankenhaus, um dort den Zucker einzustellen (328)

274 Sie versenken eine Ampulle, also 0,09 mg Bronchospasmin im i.v.-Zugang der Patientin. Eine auskultatorische Kontrolle kurz darauf gibt Ihnen den Eindruck, dass sich das Giemen der Patientin bereits gebessert hat. Dies spiegelt sich auch in der Sauerstoffsättigung wider, die mühsam auf immerhin 92 % angestiegen ist. Zurück zur 270.

275 Etwas über die Vormedikation herauszubekommen, ist ein wirklich schwieriges Unterfangen. Der Ehemann der Patientin kann dazu nichts beitragen. Es gibt zwar einen Sohn der beiden und auch eine zugehörige Telefonnummer, aber dort meldet sich niemand. Zurück zur 265.

276 Sie nehmen den Patienten kurz an den Ambu-Beutel und horchen abermals angestrengt über beiden Lungen…..bei dem Geheul der Sirene und dem Motorenlärm ist kaum was zu hören! Wollen Sie dem Fahrer zubrüllen, dass er kurz anhalten soll? Dann hören Sie vielleicht mehr, andererseits kostet Sie das mindestens 30 Sekunden, und die haben Sie im Moment nicht unbedingt… Die Sauerstoffsättigung piepst bei 87 %!
- Sie wollen anhalten (83)
- Sie wollen weiterfahren und gehen zurück zur 150

277 Sie spritzen vorsichtig und – es passiert erstmal nichts. Sie hören die Patientin nochmals ab, aber es besteht weiterhin eine unveränderte Symptomatik. Tom hat Ihre Unsicherheit offensichtlich bemerkt und meint: „Spritz' doch die ganze Ampulle – sie wird's brauchen." Dankbar für diese Unterstützung – Sie wussten tatsächlich nicht, wie man das Zeug dosiert – drücken Sie den Rest der Spritze in den i.v.-Zugang. Bevor Sie weiter zur 274 gehen, verlieren Sie jedoch 4 Kompetenzpunkte.

278 Da war doch was … Heparin zur Antikoagulation beim Akuten Koronarsyndrom! Sie sind sicher, dass das richtig ist und bitten entsprechend um das Heparin. Aber wie viel geben Sie davon? Bitte wählen Sie zwischen 30, 50, 70 oder 90 Einheiten/kg Körpergewicht und lesen Sie weiter bei 208.

279 Sie schauen das EKG genauer an und erkennen, dass Herr Maurer bereits einen zurückliegenden Myokardinfarkt gehabt haben muss – jedenfalls soweit Sie das EKG beurteilen können. Da sind doch Q-Zacken! Oder? „Es scheint mir soweit nichts Schlimmes zu sein, Herr Maurer."

Herr Maurer und seine Familie atmen sichtlich erleichtert auf. Sie hatten wohl schon die böse Vermutung, dass ein schwerer Herzinfarkt hinter den Beschwerden stecken könnte.

Sie legen das EKG auf den Tisch, um es nachher nicht zu vergessen. Tom wirft einen kurzen Blick auf den ausgedruckten Streifen … und erstarrt. Er greift seine Unterlagen und geht in Richtung Tür: „So, die Unterlagen sind jetzt soweit fertig. Frau Maurer, suchen Sie bitte die Krankenkassenkarte – ich gehe mit dem Doc kurz ans Auto, die letzten Formalitäten erledigen."

Sie schauen zwar verdutzt, aber inzwischen haben Sie gelernt, dass man Tom in solchen Dingen besser vertrauen sollte. Er lässt Ihnen auch keine andere Wahl und bugsiert Sie unauffällig zur Tür. „Mensch, das EKG kann sogar ICH lesen!", zischt er vor der Tür aufgeregt. „Der Mann hat doch einen akuten Infarkt!!"

Sie schauen unglücklich drein und orientieren sich wieder nach drinnen. Sie verlieren 15 Kompetenzpunkte. Lesen Sie weiter bei 192.

280 Weiter zur 277.

281 Bei der ganzen Unsicherheit rutscht Ihnen der Beutel mit den Klebe-Elektroden aus den Händen und segelt zu Boden. „Komm, ich helfe Dir schnell!", meint einer der beiden RA, bückt sich und gibt Ihnen sechs abgezählte Klebelektroden aus dem Beutel. Sie sind froh über die Hilfe, verlieren allerdings 4 Kompetenzpunkte, da Sie für die Brustwandableitung eine andere Zahl von Elektroden verkleben wollten.

Und wo anfangen mit der ersten Brustwandableitung V1?
* im 2. ICR rechts parasternal (43)
* im 3. ICR links parasternal (37)
* im 4. ICR rechts parasternal (170)
* im 1. ICR rechts medioklavikular (60)
* im 5. ICR links medioklavikular (48)

282 „Was?!" Tom ist von den Socken, als Sie verkünden, dass die Patientin aufgrund der schlechten pulmonalen Situation jetzt intubiert werden müsse. Er fühlt sich offensichtlich verpflichtet, Sie daran zu hindern: „Also, dafür gibt es doch jetzt echt keinen Grund. Die Sättigung ist nicht sooo schlecht, immerhin über 90 %", redet er auf Sie ein.

Hm, so ganz Unrecht hat er nicht … tatsächlich befindet sich die Patientin derzeit nicht in einer lebensbedrohlichen Hypoxie. Und da eine Intubation außerhalb des Krankenhauses durchaus ein relevantes Risiko darstellt, sollten Sie die Indikation dafür nur sehr eng stellen. Intubieren können Sie immer noch, wenn sich die Situation verschlechtern sollte. Sie konzentrieren sich auf eine weniger invasive Therapie, verlieren aber trotzdem 10 Kompetenzpunkte und gehen zurück zur 270.

283 Aufgrund der Symptomatik sind Sie davon überzeugt, dass der Patient einen Asthma-Anfall hat. Sie führen in Erwartung eines pulmonalen Giemens eine Auskultation der Lungen durch. Sie hören ein leises exspiratorisches Giemen, dass von einem ebenso leichten, feuchten Rasselgeräusch begleitet wird. Das passt nicht zum Asthma, Ihre Diagnose ist falsch! Zurück zur 304.

284 „Eher ein Dauerschmerz." Zurück zur 318.

285 Mit einem Blutdruck von systolisch 100–120 mmHg gehen Sie einen guten Kompromiss ein. Hatten Sie sich für einen systolischen Zielblutdruck von 80–100 mmHg oder 120–140 mmHg entschieden, verlieren Sie 4 Kompetenzpunkte. Ganze 8 Kompetenzpunkte verlieren Sie, wenn Sie einen Blutdruck von 60–80 mmHg oder 140–160 mmHg favorisierten;

Mit einem Blutdruck von systolisch 100–120 mmHg können Sie eine ausreichende Organperfusion erwarten, allerdings ist der Blutdruck nicht so hoch, dass es bei anhaltenden Blutungsquellen durch den vermehrten Blutdruck in den Gefäßen zu sehr blutet.

Einen systolischen Blutdruck von etwa 80 mmHg wählen Sie bei dem Konzept der permissiven Hypotension: Der Blutdruck wird bewusst niedrig gehalten, um den Blutverlust zu begrenzen (MAP etwa 50 mmHg). Dies kommt jedoch eher bei Patienten in Frage, die einen starken, nicht zu stillenden Blutverlust aufweisen. Beispielsweise durch eine massive Blutung intraabdominell, für die es hier derzeit keinen Hinweis gibt.

Inzwischen laufen zwei Infusionen (je 500 ml kristalloide und eine kolloidale Lösung) über die beiden Zugänge. Der Blutdruck hält sich dabei zunächst und steigt sogar an, während die Herzfrequenz auf 100 abfällt. Sie können kurz durchatmen! Die erste Versorgungsphase des Polytraumas mit Sicherung von A, B und C haben Sie soweit hinter sich gebracht.

Was tun Sie nun?
- Entkleidung und Bodycheck (453)
- Sie leiten die posttraumatische Hypothermiebehandlung ein (774)
- Sie adaptieren die Beatmung, um ein endtidales CO_2 von 60 mmHg anzusteuern (615)
- Sie kontrollieren die Pupillenmotorik und den neurologischen Status (78)
- Sie entblocken den Tubus, um den Atemwegsdruck zu senken (628)

286 Das laute Zischen der Sauerstoffmaske erscheint Ihnen nicht adäquat – und aus irgendeinem Grund wollen Sie der Patientin den Sauerstoff reduzieren. Vielleicht denken Sie dabei an den Patienten mit COPD, der seine Hypoxie als Atemantrieb benötigt? Dies trifft jedoch nicht für Patienten im akuten Bronchospasmus zu, und letztendlich führt das bei dieser Patientin zu keinem positiven Effekt – zum einen hat sie keine COPD und zum anderen braucht sie bei einem starken bronchialen Giemen derzeit mindestens 10 Liter Sauerstoff via Maske. Nachdem die Sauerstoffsättigung auf 86 % abgefallen ist durch Ihre übereifrige Maßnahme, nehmen Sie den O_2-Fluss schnell und peinlich berührt wieder auf 12 Liter pro Minute hoch. Sie verlieren 8 Kompetenzpunkte. Zurück zur 270.

287 „Neeee, das ist doch der so genannte Scheintod, oder?"

Sie wissen es auch nicht sicher und so wird einfach schnell im Schlauen Buch nachgeschaut. Sie verlieren 3 Kompetenzpunkte und gehen zur 424.

288 In dieser Situation können Sie kaum ein vernünftiges 12-Kanal-EKG erwarten, denn Frau Pajunk ist derzeit viel zu unruhig und bewegt sich im Rahmen der mühsamen Atemarbeit zuviel, als dass Sie ein verwertbares EKG bekommen. Abgesehen davon ist eine kardiale Ursache unwahrscheinlich, denken Sie lieber zuerst an plausiblere Ursachen! Sie verlieren 5 Kompetenzpunkte für diese unnötige, zeitaufwendige Maßnahme. Zurück zur 220.

289 „Können wir hier vernebeln?", fragen Sie den RA. Leider wird Ihre Frage mit Kopfschütteln beantwortet: „Wir haben nichts dabei, da brauchen wir eine spezielle Maske."

Okay, das hat sich erledigt, obwohl es der Patientin sicherlich geholfen hätte. Es ist nicht selten, dass Sie je nach Ort unterschiedliche Ausrüstung der RTWs vorfinden. Wenn Sie in einem Gebiet als Notarzt neu tätig sind, empfiehlt es sich, dass Sie sich im Voraus informieren, mit welchen Ausstattungen Sie es auf dem NEF und dem RTW zu tun haben. Zurück zur 270.

290 Sie erkennen einen AV-Block 2. Grades vom Typ Wenckebach in dem EKG. Dabei kommt es zu einer progressiven Verlängerung des PQ-Intervalls bis zum Auftreten einer einmaligen Blockierung. Das erste PQ-Intervall nach einer Blockierung ist dabei das kürzeste. Offensichtlich ist dieser AV-Block die Ursache der rezidivierenden Stürze. Wie geht es weiter?
• Therapie der Rhythmusstörung (569)
• Durchführung der Analgesie und Transport (499)

291 Sie schauen angestrengt in den Rachen des Patienten und erhöhen den Zug am Griff des Laryngoskopes ein wenig. Im hinteren Rachen steht ein kleiner See aus Spucke und Schleim, und Sie erkennen erstmal nichts. Tom scheint Ihre Unsicherheit bemerkt zu haben und bietet Hilfe: „Sauger?"

Dankbar greifen Sie den Plastiksauger und verschaffen sich freie Sicht. Da! Sie haben die Epiglottis erblickt und erhöhen den Zug am Laryngoskop ein wenig. Blättern Sie erneut und ermitteln eine Zufallszahl:
• für 1–3 geht es weiter bei 728
• für 4–0 geht es weiter bei 385

292 Selbstbewusst spritzen Sie, schließlich kann man mit Kortison wenig kaputt machen, oder? Dennoch schauen Sie später in Ihr Schlaues Buch und lesen dort, dass die richtige Dosis bei einem Asthma-Anfall bei 0,5–1 mg/kg Körpergewicht bzw. rund 100 mg liegt. Sie verlieren 5 Kompetenzpunkte, wenn Sie das nicht wussten. Weiter bei 270.

293 Sie glauben an eine Bradyarrythmia absoluta, an ein Vorhofflimmern mit Überleitung von nur wenigen Erregungen auf den Ventrikel. Dieser Befund macht Ihnen im Moment nur wenig Sorgen, schließlich ist der Patient dabei mit einem akzeptablen Blutdruck unterwegs. Sie kümmern sich als Nächstes um die Fraktur. Lesen Sie weiter bei 733.

294 Sie haben Ideen! Wollen Sie die Darmgeräusche überprüfen und abschätzen, wann der Patient das nächste Mal abführt?! Sie horchen angestrengt auf alle vier Quadranten – beobachtet von einem zu Recht verdatterten Rettungsassistenten. Ihr Ergebnis: Vermutlich Gluckern über allen Quadranten … aber das lässt sich bei dem Geheule der Sirenen und dem Motorenlärm nicht so richtig beurteilen. Zurück zur 150.

295 Sie stellen vorsichtig eine Frequenz von 70/Minute und eine Stromstärke von 120 mA ein. Der RA stoppt die Herz-Druckmassage und Sie beginnen mit der Stimulation. Gespannt starren Sie auf den Bildschirm des LifePak. Tatsächlich! Sie erkennen in regelmäßiger Frequenz die Stimulationsausschläge und die jeweils nachfolgende ventrikuläre Antwort. Sie haben dem Patienten wieder eine ordentliche Herzfrequenz verschafft und können so die paar Minuten bis zur Übergabe im Rhein-Klinikum überbrücken. Allerdings verlieren Sie 3 Kompetenzpunkte, denn Sie sollten mit 40–60 mA starten und dann langsam nach oben regulieren, bis eine ventrikuläre Antwort kommt. 120 mA ist bei so einem Patienten zu hoch gewählt. Weiter bei 751.

296 Sie glauben, dass hinter den Symptomen von Frau Pajunk eine anaphylaktische Reaktion steckt. Dann sollten Sie folgerichtig eine antiallergische Therapie einleiten. Was möchten Sie geben?
- Clemastin (317)
- Urbason (128)
- Omeprason (125)
- Dociton (323)
- Anaphimin (746)
- Cimetidin (314)
- Clivarin (307)
- Histidin (748)
- etwas anderes (489)
- keine weitere antiallergische Therapie (320)

297 Weiter bei 149.

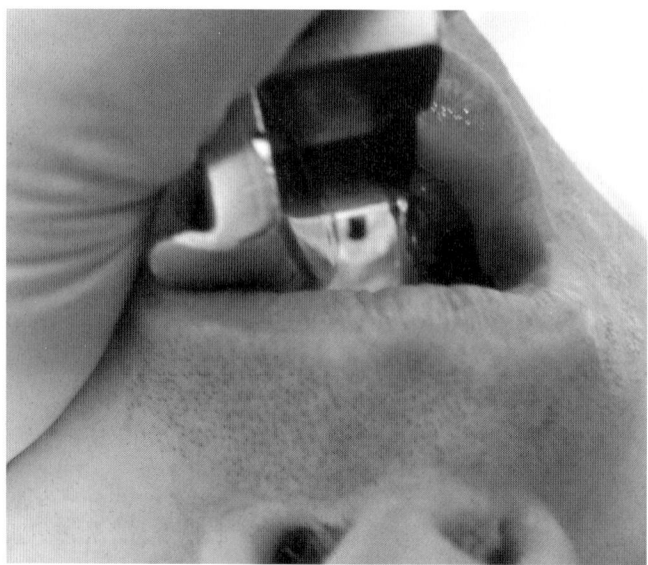
Abbildung 18: Die Sicht auf die Stimmbänder ist frei!

298 Offensichtlich hat man Ihr Kommen in der Patientenwohnung schon bemerkt, denn wenige Sekunden, nachdem Sie auf den Klingelknopf gedrückt haben, ertönt der Summer. Sie drücken die Tür auf, schlüpfen ins Treppenhaus und beginnen, nach oben zu laufen. Aus einem der höheren Stockwerke hören Sie einige Stimmen und tatsächlich steht im 2. Oberge-schoss eine Tür halb geöffnet, an dessen Klingelschild Sie den Namen „Kammerer" erkennen. Inzwischen ist Ihre Aufregung gewichen, Sie sind froh, dass jetzt endlich etwas passiert. So kommen Sie nicht dazu, lange zu grübeln, was Sie alles falsch machen könnten. Weiter bei 238.

299 Sie schauen angestrengt in den Rachen des Patienten und erhöhen den Zug am Griff des Laryngoskopes ein wenig. Nach einigen unsicheren hundertstel Sekunden erkennen Sie die Epiglottis und bereits die darunter liegenden Stimmbänder (Abbildung 18).

„Tubus!"

Tom drückt Ihnen sofort den mit Führungsstab bestückten Tubus in die Hand, und Sie haben keine Probleme, ihn unter Sicht zwischen den Stimm-bändern durchzuschieben. Der Führungsstab wird zurückgezogen, und Sie ziehen das Laryngoskop vorsichtig aus dem Mund des Patienten. Erleichtert richten Sie sich auf – Ihnen sind grade ein paar schwere Steine von den Schultern gepurzelt, und Sie können förmlich spüren, wie sich Ihre ver-krampfte Nackenmuskulatur wieder ein wenig lockert. Weiter bei 132.

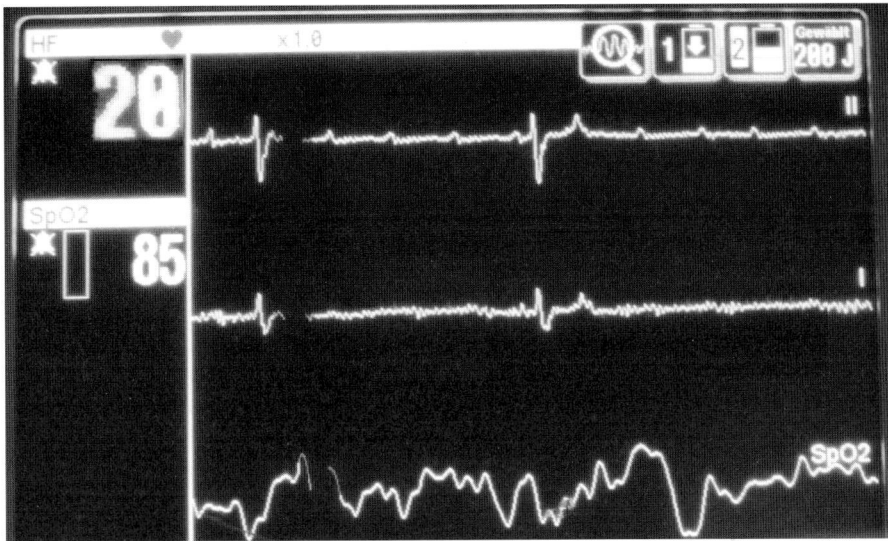
Abbildung 19: Das EKG auf dem Monitor des LifePak

300 Bis in das Rhein-Klinikum ist der Weg zwar weit, aber dort ist der Patient auf jeden Fall am besten aufgehoben. Im Moment döst der alte Herr neben Ihnen vor sich hin und verzieht ab und an das Gesicht ein wenig schmerzverzerrt, wenn der RTW über eine Unebenheit der Straße rumpelt. Sie geben vorsichtig weitere 15 mg Ketanest und sind mit Ihrer Therapie soweit zufrieden. Der letzte Blutdruck lag bei 100/50 mmHg, die Sauerstoffsättigung ist bei 99 % und die Herzfrequenz ist stabil bei 38–40/min.

Der Dienst war wirklich anstrengend bisher und Sie hoffen, dass nach diesem Einsatz jetzt endgültig Schluss ist. Inzwischen ist es fast halb acht und vor 24 Stunden haben Sie den Piepser von Ihrem Vorgänger übernommen – ohne auch nur eine leise Ahnung zu haben, was alles auf Sie hereinbrechen würde. In Ihrem Übermut haben Sie sich für die nächste Woche bereits für einen weiteren Dienst auf dem NEF eingetragen … ob das so klug war? Im Moment fühlen Sie sich, als würden Sie 72 Stunden Schlaf brauchen, um wieder einigermaßen klar denken zu können. Jetzt ein flauschiges Federbett, das wäre schön…

„Äh, Doc, hallo?", Sie schrecken aus Ihren Gedanken hoch – fast wären Sie eingenickt – und schauen verwirrt zum RA, der Sie aus den Träumen geholt hat. „Ja?"

„Die Herzfrequenz ist jetzt noch langsamer geworden!"

Ein Blick auf den LifePak zeigt Ihnen, dass die Herzfrequenz jetzt tatsächlich nur noch bei 20/min liegt (Abbildung 19). Die Sauerstoffsättigung zeigt

einen Wert von 85 %, was aber eher auf die schlechte Signalqualität zurückzuführen ist. Der Patient liegt immer noch friedlich auf der Trage, aber ob das an Ihrer Analgosedierung liegt oder daran, dass kein Blut mehr im Kopf ankommt – das können Sie schwer sagen. Auf Ansprache reagiert er nicht und auch ein kräftiges Zwicken am Oberarm bringt keine Reaktion.
Was tun Sie nun?

- Intubation (741)
- Herz-Druckmassage (536)
- nichts weiter (751)
- Kardioversion (693)
- Defibrillation (355)
- medikamentöse Therapie mit Atropin (319)
- etwas anderes (530)

301 Sie hoffen, dass Ihnen eine Intubation auch mit angelegter Halskrause gelingt, denn in diesem Zustand ist eine Reklination des Kopfes im Rahmen der Laryngoskopie nicht möglich. Sie lesen weiter bei 396.

302 „Ah, dann braucht er keine Intensivüberwachung oder einen Katheter?" Sie schütteln den Kopf, worauf der Kollege wissen will: „Und therapeutisch? Muss ich dem jetzt irgendwas geben, oder kann ich ihn so entlassen?"

- „Wenn es ihm soweit gut geht, braucht er erstmal keine Therapie" (316)
- „Er sollte prophylaktisch einen Betablocker nehmen" (329)
- „Keine Ahnung" (341)
- „Er sollte 100 mg Amiodaron als Bolus bekommen und dann oral weiter therapiert werden" (360)

303 Sie hoffen, dass eine Intubation mit einer gelockerter Halskrause von Ihnen zu schaffen ist. Immerhin ist so eine leichte Reklination im Rahmen der Laryngoskopie möglich. Allerdings erhalten der Kopf und die HWS des Verletzten damit deutlich mehr Bewegungsfreiheit als bei fest angelegter Halskrause. Sie beten, dass dies keine weiteren Folgen nach sich ziehen wird. Leider werden Ihre Gebete nicht erhört. Weiter bei 119.

304 Sie haben jetzt einige Informationen erhalten zu einem der drei Leitsymptome. Reicht Ihnen diese Information zur Diagnosestellung? Wenn nicht, dann ziehen Sie sich 5 Kompetenzpunkte ab und gehen nochmals zu den Optionen von 145 und holen dort weitere Informationen ein. Ansonsten lesen Sie hier weiter. An welche Diagnose denken Sie zunächst anhand der Anamnese und der Befunde?

- Schulterverletzung (449)
- Pneumothorax (146)
- Bradyarrythmie (799)
- Pneumonie (247)
- Aortendissektion (98)
- Lungenembolie (40)
- Asthma bronchiale (283)
- Pankreatitis (795)
- Akutes Koronarsyndrom (154)
- Neurogener Schmerz (72)
- etwas anderes (798)

305 Tom zuckt die Schultern. „Ist auch egal."

Sie sind jedoch neugierig geworden und schauen bei der nächsten Gelegenheit nach. Sie verlieren 2 Kompetenzpunkte und gehen zu 424.

306 Mit sorgenvollem Blick schauen Sie auf das EKG. Hm, das ist wohl ein Vorhofflimmern.

„Herr Maurer, sind bei Ihnen Herzrhythmusstörungen bekannt?!" Herr Maurer verneint. Sie schauen noch mal auf das EKG und müssen sich dann eingestehen, dass das auf keinen Fall ein Vorhofflimmern sein kann. Schließlich geht jedem QRS-Komplex eine P-Welle voraus! Vielleicht sollten Sie das mit dem EKG noch üben? Sie verlieren 10 Kompetenzpunkte. Zurück zu 178.

307 „Clivarin? Das ist doch gegen Thrombosen! Hab ich mir schon mal selbst spritzen müssen!", antwortet der RA auf Ihre Frage nach dem Präparat. Eine Verwendung dafür scheint es hier nicht zu geben – es handelt sich nämlich um ein Heparin. Sie verlieren 5 Kompetenzpunkte. Zurück zur 296.

308 Tatsächlich – Diazepam ist als Benzodiazepin Ihr Mittel der ersten Wahl, wenn Sie ein Kind behandeln müssen, dessen Krampfanfall nicht innerhalb weniger Augenblicke selbstlimitierend ist. Wie möchten Sie dosieren und welchen Applikationsweg wählen Sie?
- 0,2 mg pro kg Körpergewicht intranasal
- 0,5 mg pro kg Körpergewicht intranasal
- 0,8 mg pro kg Körpergewicht rektal
- 0,5 mg pro kg Körpergewicht rektal
- 0,2 mg pro kg Körpergewicht i.v.
- 0,4 mg pro kg Körpergewicht i.v.

Wählen Sie eine der angebotenen Alternativen und lesen dann bei 500 weiter.

309 Bitte blättern Sie jetzt durch dieses Buch und schlagen eine zufällige Seite auf. Notieren Sie die letzte Ziffer der Seitenzahl, beispielsweise eine 5 für Seite 135. Haben Sie das gemacht? Gut. Dann lesen Sie bei 763 weiter.

310 Entsprechend der Stadieneinteilung der anaphylaktischen Reaktion von 1 bis 4 schätzen Sie, dass hier knapp ein Stadium 3 vorliegt – sofern Ihre Diagnose stimmt. Da ist eine Dosis von 500 mg Urbason angemessen. Sollten Sie weniger gegeben haben, verlieren Sie 5 Kompetenzpunkte. Nachdem Sie nun mit Glukokortikoiden behandelt haben, geht es für die übrige Therapie zunächst zurück zur 296.

311 Sie beugen den Kopf des Patienten. Die HWS ist zwar über die Jahre steif geworden – ein Meningismus ist jedoch nicht zu eruieren. Übrigens sollten Sie vorsichtig sein, wenn Sie einen gestürzten Patienten finden. Da kann bei porösen Knochen auch eine HWS-Fraktur vorliegen. Zurück zur 757. Sie verlieren 3 Kompetenzpunkte, denn die Prüfung auf Meningismus gehört sicherlich nicht zu den wichtigsten Maßnahmen im Notfall.

312 Sie entscheiden sich für die Bülau-Position, was bei Trauma-Patienten möglicherweise die günstigere Position im Vergleich zur Monaldi-Position ist, da in diesen Fällen oft ein Hämatopneumothorax vorliegt, der sich über diese tiefer liegende Stelle besser drainieren lässt. Weiter bei 466.

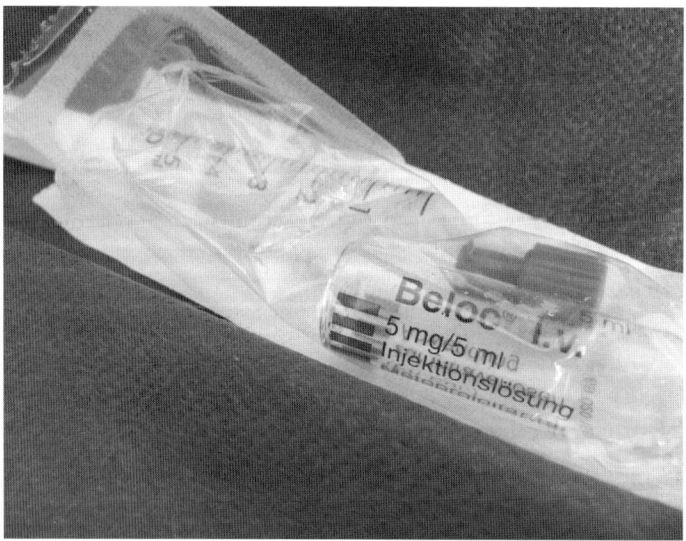

Abbildung 20: Beloc, 5 mg in 5 ml

313 „Herr Maurer, Ihr Herz schlägt im Moment zu schnell, deshalb gebe ich Ihnen ein Medikament, um es zu verlangsamen. Das schont das Herz." Herr Maurer nickt schnell und scheint Ihre Ausführungen zu unterstützen.

„Zieht Ihr mir bitte Beloc (Metoprolol) auf?", fragen Sie in Richtung RA. Wie viel möchten Sie als Anfangsdosis geben (Abbildung 20, S. 112)?

- 0,5 mg (260)
- 2 mg (68)
- 8 mg (353)
- 15 mg (343)
- 25 mg (321)

314 Cimetidin ist ein Histamin-Antagonist und wirkt auf H_2-Rezeptoren. Er sollte bei anaphylaktischen Reaktionen gegeben werden. Der RA möchte wissen, wie viel er Ihnen aufziehen soll, nachdem er bestätigt hat, dass Cimetidin vorhanden ist.

Bitte entscheiden Sie sich zwischen 100, 200, 300 und 400 mg und lesen weiter bei 327.

315 Ein Hub enthält 100 μg Fenoterol und pro Tag sollten nicht mehr als acht Hübe verabreicht werden. Wenn Sie das nicht wussten, verlieren Sie 4 Kompetenzpunkte.

Offensichtlich scheint Ihre Hoffnung erfüllt worden zu sein, denn im Verlauf der nächsten Minuten verbessert sich die Sauerstoffsättigung auf sagenhafte 91 %, der Blutdruck ist bei 90 mmHg systolisch, das EKG piepst mit einer Frequenz von 120–130/min. Frau Pajunk wirkt weiterhin blass, angestrengt, schweißig und unruhig – das Atmen erscheint immer noch sehr schwer zu gehen. Auskultatorisch besteht fast unverändert das exspiratorische Giemen. Für die weitere Behandlung der pulmonalen Problematik geht es zur 270.

316 „Alles klar, danke!", der Kollege ist bereits wieder auf und davon. Weiter bei 382.

317 Nach kurzer Verwirrung um den Wirkstoff Clemastin, den es im Rettungsdienst in Form von Tavegil gibt, bekommen Sie eine Ampulle (2 mg) in einer 2 ml-Spritze aufgezogen. Überlegen Sie, ob Sie 0,5, 1 oder 2 mg spritzen wollen und lesen weiter bei 778.

318 Herr Maurer beantwortet bereitwillig alle Ihre Fragen zu den Schmerzen in der linken Schulter. Bitte wählen Sie von den angebotenen Optionen (S. 114) zielorientiert höchstens drei aus und lesen dann weiter bei 788.

- Wann traten die Schmerzen erstmals auf? (784)
- Haben Sie bereits Schmerzmittel eingenommen? (723)
- Gibt oder gab es eine Schulterverletzung? (750)
- Treten die Schmerzen in Ruhe oder in Belastung auf? (204)
- Strahlen die Schmerzen aus oder sind sie nur in der Schulter? (257)
- Wie stark sind die Schmerzen auf einer Skala von 1–10? (790)
- Wie ist der Schmerzcharakter (spitz vs. dumpf) (156)
- Dauerschmerz oder kolikartiger Schmerz? (284)
- Ist der Schmerz atemabhängig? (657)
- Wodurch wird der Schmerz besser oder schlechter? (194)

319 Sie schnappen sich die verfügbaren Atropin-Ampullen und ziehen insgesamt 3 mg auf, um eine komplette Blockade der vagalen Aktivität zu erreichen. Ruckzuck ist die Spritze im i.v.-Zugang des Patienten versenkt, führt aber zu keinem wesentlichen Fortschritt. Bei AV-Block Grad III liegt eine komplette Blockierung der AV-Überleitung vor. Atropin hilft dann oftmals nicht, so auch jetzt. Wenn Sie weitere Maßnahmen von 300 durchführen wollen, dann kehren Sie dorthin zurück, wenn Sie keine weiteren Maßnahmen durchführen wollen, sondern den Patienten so weiter bis zur Ankunft betreuen, lesen Sie weiter bei 751.

320 Gut. Sie hoffen, dass Sie mit ihrer bisherigen Therapie etwas gegen eine mögliche Anaphylaxie tun konnten. Die übliche Therapie besteht dabei aus der Gabe von Glukokortikoiden (hier: Urbason), einem H_1-Blocker (hier: Clemastin) und einem H_2-Blocker (hier: Cimetidin). Haben Sie an alles gedacht? Sie verlieren 5 Kompetenzpunkte für jedes dieser drei Medikamente, das Sie nicht gegeben haben.

Wie dem auch sei: Die akute Symptomatik haben Sie bisher nicht wesentlich verbessern können; Die Patientin sitzt weiterhin vor Ihnen, ist kaltschweißig, blass und atmet angestrengt im Sekundentakt ein und aus. Die Vitalwerte sind: RR 85/50 mmHg, HF 120/min und SaO_2 89 %. Weiter zur 256 für die Therapie der respiratorischen Problematik.

321 Der RA reicht Ihnen die Spritze und verkündet: „Beloc, 5 mg in 5 ml, bitte schön." Er bemerkt, dass Sie zögern und fügt hinzu: „Okay so?"

Scheinbar sind 25 mg eine unübliche Dosis – den Patienten hätten Sie damit in eine reanimationspflichtige Situation befördert … Und das muss nicht sein vor den Augen der ganzen Familie! Sie verlieren 10 Kompetenzpunkte und denken noch mal über die Dosierung nach. Zurück zu 313.

322 Sie sollten zur Therapie des Bronchospasmus (neben dem Berotec-Spray) gegeben haben: Glukokortikoid (wenn nicht schon vorher gegeben), Bronchospasmin i.v. und Salbutamol (was aufgrund der fehlenden Vernebelung nicht möglich ist). Sollten Sie eine oder mehrere dieser Maßnahmen versäumt haben, verlieren Sie jeweils 5 Kompetenzpunkte und gehen zurück zu 270, um das nachzuholen. Ansonsten lesen Sie hier weiter.

Die Patientin ist bei einer leichten Besserung der pulmonalen Situation immer noch zirkulatorisch eingeschränkt. Der RA vermeldet einen systolischen Blutdruck, der sich jetzt bei 80 hält, während die Herzfrequenz bei 120/Minute steht. Um dies wirkungsvoll behandeln zu können, sollten Sie sich überlegen, welcher pathophysiologische Umstand im Wesentlichen ursächlich für die Hypotonie ist:

- ein Volumenmangel (330)
- eine Vasodilatation (335)
- die Tachykardie (339)

323 Sie ernten allgemeine Verwirrung mit Ihrer Bitte um Dociton. Mit einem Blick in Ihr Schlaues Buch entdecken Sie, dass es sich bei Dociton um einen Betablocker handelt, der keinerlei antiallergische Wirkung besitzt. Sie entscheiden sich dann doch zur Beruhigung aller gegen dieses Präparat. Sie verlieren 5 Kompetenzpunkte. Zurück zur 296.

324 Sie nähern sich zögerlich: „Äh, Entschuldigung…..". Das bärtige, sommersprossige Gesicht eines etwa 40-jährigen, rotblonden Mannes kommt aus dem Auto hervor und dreht sich zu Ihnen um.

„Ach! Hallo, wir fahren wohl heute zusammen, was?! Schön, ich checke nur kurz das Auto. Ich bin Tom!" Er grinst Sie an und streckt Ihnen freundlich seine Pranke entgegen, die Sie dankbar drücken!

- „Äh, hallo, ich wollte nur schauen, was Sie so treiben!" Weiter bei 15
- „Hallo, ich geh was frühstücken, haben Sie auch Lust?!" Weiter bei 17
- „Hallo, wir sehen uns dann später, ich werd mal ein bisschen im Internet surfen!" Weiter bei 32

325 Vielleicht ist es ein Beatmungsproblem?? Sie überprüfen Ihre Vermutung und checken den Beatmungsmodus, die Beatmungsschläuche und die Lage des Tubus. Scheint alles in Ordnung zu sein! Der PEEP ist bei 5, der Spitzendruck bei 32 und das FiO_2 bei 100 % Das Kapnometer zeigt eine gute Kurve und ein endtidales CO_2 von etwa 30 mmHg an. Zurück zur 150.

326 Da die Patientin auf dem Küchenstuhl sitzt, können Sie problemlos eine dorsale Auskultation der Lunge vornehmen und anschließend das Herz von vorne abhören. Frau Pajunk zuckt kurz, als Sie das kalte Stethoskop aufsetzen, konzentriert sich dann aber auf ein paar tiefe Atemzüge durch den Mund, damit Sie problemlos abhören können. Das Atemgeräusch erscheint Ihnen derzeit über allen Lungenabschnitten vorhanden zu sein, allerdings hören Sie ein deutliches, exspiratorisches Giemen und ein verlängertes Exspirium.

Die Herztöne sind normal, Sie können keine pathologischen Geräusche ausmachen. Zurück zur 220.

327 Die korrekte Dosis Cimetidin beträgt 300 mg. Sie verlieren 3 Kompetenzpunkte, wenn Sie daneben gelegen haben. Sie spritzen – und überlegen bereits, was Sie als Nächstes tun wollen. Zurück zur 296.

328 „Herr Kammerer, wir müssen Ihre Frau leider mit ins Krankenhaus nehmen." Der Mann der Patientin schaut dabei nicht gerade glücklich aus, und so erläutern Sie: „So ein Unterzucker kann schnell immer wieder auftreten, wenn das Insulinschema nicht richtig passt. Und vor allem kann es dann auch durchaus lebensbedrohlich für Ihre Frau werden. Deswegen möchte ich unbedingt, dass sie mit uns ins Krankenhaus kommt. Die Kollegen da können den Zucker dann ganz neu einstellen. Und wenn alles gut geht, ist Ihre Frau dann ganz schnell wieder zu Hause."

Es wäre ihm zwar lieber gewesen, wenn Sie seine Frau zu Hause gelassen hätten, aber er sieht ein, dass es so wohl das Beste ist – wohl auch, weil er mit der Situation ebenfalls überfordert ist.

„Brauchst Du noch was aus dem Koffer?", fragt einer der RA bevor er den Medikamentenkoffer im Schlafzimmer der Patientin schließt und nach draußen trägt.

- „Ja, ich brauche noch etwas" (796)
- „Nein, kannst einpacken" (802)

329 „Ja, das macht auf jeden Fall Sinn!", der Kollege nickt zustimmend. „Alles klar, danke!", er ist bereits wieder auf und davon. Sie verlieren leider 4 Kompetenzpunkte und lesen weiter bei 382.

330 Sie glauben, dass Frau Pajunk primär an einem Volumenmangel leidet und infundieren über einen weiteren i.v.-Zugang insgesamt 1000 ml Kristalloide und 1000 ml Kolloide (HAES). Dies führt jedoch nur bedingt zum gewünschten Erfolg – Sie müssen zusätzlich mit Akrinor unterstützen – offensichtlich liegt doch eine gewisse Vasodilatation vor. Sie verlieren 4 Kompetenzpunkte, aber immerhin gelingt es Ihnen, die Patientin mit Hilfe der Katecholamine so auf einen systolischen Blutdruck von 100 mmHg zu stabilisieren. Die Tachykardie bleibt weiterhin bestehen, aber das liegt vermutlich auch an der tachykardisierenden Wirkung des Akrinors. Weiter zur 342.

331 In der Situation der akuten Dyspnoe sollten Sie auf jeden Fall etwas für die Beruhigung der Patientin tun, denn aufgrund der Atemnot besteht eine starke Angst, die ihrerseits wieder eine insuffiziente, agitierte Atemtätigkeit begünstigt. Sie können dazu mit Dormicum oder Morphin arbeiten. Wenn Sie sich für Dormicum entschieden haben, dann verlieren Sie allerdings dennoch einen mageren Kompetenzpunkt, denn aufgrund seiner muskelrelaxierenden Wirkung (auch auf die Atemmuskulatur!) wird es von manchen Autoren hier nicht empfohlen. Insgesamt erreichen Sie jedoch mit 3–4 mg Morphin oder 2–3 mg Dormicum eine deutliche Reduktion der Angst und des Stresses, was dann sekundär auch zu einer ruhigeren, suffizienteren Atemtätigkeit führt. Frau Pajunk beruhigt sich sichtlich unter dieser Therapie und arbeitet sich mit der Sauerstoffsättigung auf 94 % – manchmal sogar 95 %! – hoch. Zurück zur 342.

332 Der Hausmeister ist mir Ihrer Antwort zufrieden, aber Ihre Einschätzung ist falsch. Da Sie sich nicht sicher waren, lesen Sie später nach, wie das wirklich funktioniert mit der Bestimmung des Todeszeitpunktes. Sie verlieren 3 Kompetenzpunkte. Weiter zur 415.

333 Während der RA eine Ampulle Theophyllin aufzieht, steht Tom neben Ihnen und meint vorsichtig: „Willst Du wirklich Theophyllin geben? Meistens bringt's wenig, und sie ist schon so tachykard."

Hmmmm. Tom hat sicherlich mehr Erfahrung in der praktischen Anwendung als Sie – deshalb stecken Sie die Spritze erstmal unauffällig in die Jackentasche und fahren mit einer anderen Option fort. Sie machen sich allerdings eine geistige Notiz und lesen später nach, was es mit dem Theophyllin auf sich hat. Offensichtlich ist es ein viel benutztes Medikament, für das allerdings keine Wirkung im akuten Asthma-Anfall nachgewiesen werden konnte – im Gegensatz zur Dauertherapie mit Theophyllin bei Asthma.

In der jetzigen Situation ist es daher nicht empfohlen. Außerdem wirkt es arrythmogen und tachykardisierend – nichts, was Frau Pajunk mit Ihrer Herzfrequenz von 125 pro Minute jetzt gebraucht hätte. Sie verlieren 5 Kompetenzpunkte. Zurück zur 270.

334 Herr Maurer beantwortet bereitwillig alle Ihre Fragen. Sie bekommen heraus, dass die Atemnot seit einigen Tagen immer wieder auftritt. Sie tritt meistens unter Belastung auf, wenn sich auch die anderen Symptome einstellen. Deutlich besser wird es meistens, wenn der Patient sich dann ein wenig Ruhe gönnt und sich hinlegt. Es besteht kein direktes Problem beim Ein- oder Ausatmen, sondern es handelt sich eher um eine unspezifische Beklemmung. Er habe keinen Husten oder Auswurf. Auf der Borg-Skala gibt er eine „4" an, als Sie ihn bitten, den Schweregrad zu beschreiben.

Eine kurze thorakale Untersuchung fördert nichts Ungewöhnliches zu Tage. Die Atemmechanik ist unauffällig bei beginnendem Emphysem. Die Auskultation der Lungen ist unauffällig, es besteht kein Stridor, das Atemgeräusch ist allseits vesikulär. Die Lungengrenzen sind gut atemverschieblich und im Normbereich. Es bestehen keine Uhrglasnägel oder Trommelschlegelfinger. Weiter zur 304.

335 Sie gehen davon aus, dass es sich hier um eine Hypotonie aufgrund einer Vasodilatation handelt, die so einen relativen Volumenmangel und eine Reflextachykardie bedingt. Sie starten die kausale Therapie mit Akrinor und titrieren vorsichtig, bis Sie systolisch einen Blutdruck von etwa 100 mmHg erreicht haben. Die Tachykardie bleibt weiterhin bestehen, aber das liegt vermutlich auch an der tachykardisierenden Wirkung des Akrinors. Zusätzlich infundieren Sie in mittlerem Tempo 500 ml Kristalloide und 500 ml HAES. Frau Pajunk sieht jetzt auch nicht mehr ganz so blass aus! Für die weitere Therapie lesen Sie bei 342 weiter.

336 Sie möchten trotz der deutlichen Zeichen für den bereits eingetretenen Tod ein EKG schreiben – immerhin gibt es immer wieder einen Fall in der Literatur, bei dem Notarzt und Rettungspersonal von einem Scheintod (z. B. durch Intoxikation und/oder Hypothermie) getäuscht wurden und fälschlicherweise den Tod bescheinigten, obwohl noch minimale Vitalfunktionen bestanden haben. Ein EKG kann Ihnen bei der Feststellung des Todes weitere Sicherheit verschaffen und Sie juristisch absichern. In Abwesenheit von sicheren Todeszeichen sollten Sie sogar entsprechend der Bundesärztekammer ein Null-Linien-EKG über 30 Minuten ableiten. Weiter bei 388.

337 Sie gehen deutlich rigoroser vor, als beim ersten Mal. Aber lieber gehen Sie das Risiko einer Querschnittslähmung ein, als einen Patienten umzubringen, weil Sie den Atemweg nicht sichern können! Mit einem vorsichtigen, aber bestimmten Ruck ziehen Sie die Epiglottis mit dem Laryngoskop nach oben und atmen kurz durch: Sie sehen die hintere Komissur der Stimmbänder und können den Tubus diesmal einigermaßen problemlos platzieren! Mann, was für ein Stress! Sie schließen erneut das Kapnometer an und lesen weiter bei 138.

338 Weiter bei 368.

339 Sie glauben, dass durch die Tachykardie der linksventrikuläre Auswurf so reduziert wurde, dass die Patientin hypoton geworden ist. Sie werden jedoch eines Besseren belehrt, nachdem Sie die Herzfrequenz senken (Sie haben Beloc oder Isoptin zur Verfügung). Durch Ihre vorsichtige Therapie bricht die Hämodynamik der Patientin trotz allem weiter ein – offensichtlich war Ihre Idee eher eine der schlechteren! Der RA kann Frau Pajunk gerade noch auffangen, bevor Sie vom Stuhl kippt. Offensichtlich handelt es sich hier doch um eine Bedarfstachykardie in Folge eines absoluten Volumenmangels oder eine Vasodilatation mit relativem Volumenmangel. Eine schnelle Gegenregulation mit Akrinor und Volumenbolus erspart Ihnen Weiteres, aber Sie verlieren 10 Kompetenzpunkte und gehen zur 320 zurück. Überlegen Sie sich eine andere Ätiologie!

340 Mit der rechten Hand halten Sie sich am Innengriff der Beifahrertür fest und achten auf die Straße, da es bei dem Tempo doch ganz schon holprig zugeht. Tom selbst erscheint ebenfalls sehr konzentriert auf die anderen Autos zu achten, die zwar meistens schnell Platz machen, wenn Ihre Sirene in Hörweite ist, aber insbesondere bei großen Kreuzungen kann es auch mal brenzlig werden. Wenn Sie „rot" an einer Ampel haben, tastet sich Tom langsam auf die Kreuzung vor, um keine Unfälle zu verursachen. Als Sie bei einer unübersichtlichen Situation mithelfen und kurz „rechts frei" an ihn weitergeben, nickt er anerkennend. Vielleicht hält er Sie jetzt schon nicht mehr für ganz so grün hinter den Ohren. Sie gewinnen einen Kompetenzpunkt. Weiter bei 201.

341 „Hm, okay. Danke trotzdem, dann werde ich das nachlesen!" Er schnappt sich seinen Papierstreifen und verschwindet eilig in einem der Behandlungszimmer. Sie verlieren 3 Kompetenzpunkte, aber immerhin haben Sie keinen Schwachsinn erzählt. Weiter bei 382.

342 Inzwischen haben Sie mit Ihrer Therapie schon eine Verbesserung der Lage erwirkt; Der Blutdruck ist bei 100 mmHg systolisch, die Herzfrequenz bei 120/Minute, und die Sauerstoffsättigung bei 93 %, die Atemfrequenz liegt bei etwa 20/Minute. Was möchten Sie nun tun?
*   Morphin i.v. geben (331)
*   Dormicum i.v. geben (346)
*   Beloc i.v. geben (350)
*   Isoptin i.v. geben (352)
*   Bronchorelaxin i.v. (354)
*   Die medikamentöse Therapie abschließen und den Transport einleiten (357)

343 Der RA reicht Ihnen die Spritze und verkündet: „Beloc, 5 mg in 5 ml, bitte schön." Scheinbar sind 15 mg unüblich. Sie verlieren 10 Kompetenzpunkte und denken noch mal über die Dosierung nach. Zurück zu 313.

344 Einen Unterzucker kann jedes Krankenhaus behandeln, von daher ist es aus medizinischer Sicht nicht so wichtig, in welches Haus Sie die Dame bringen. Hier können Sie dem Wunsch der Patientin Folge leisten und das NeoVitae-Krankenhaus ansteuern lassen. Wenn Sie sich für einen Transport in das Rhein-Klinikum entschieden haben, dann verlieren Sie leider 4 Kompetenzpunkte, für die St. Josephs-Klinik 2 Kompetenzpunkte.

Sie können nicht jeden Patienten in das größte Krankenhaus bringen, nur um ganz sicher zu sein, dass dort alles Menschenmögliche in Reichweite ist. Diese Ressourcen sollten Sie auch nur dann einsetzen, wenn der Patient sie benötigt. Andernfalls kann es passieren, dass die wirklich bedürftigen Patienten schließlich keinen Platz mehr im Haus der Maximalversorgung finden, weil dort sämtliche Diabetiker der Stadt stationär sind! Lesen Sie weiter bei dem Einsatzende, Absatz 39.

345 Sie lassen sich das Bronchospasmin aufziehen und halten dann die halb gefüllte 2 ml-Spritze unentschlossen in der Hand, die Sie mit dem Kommentar: „Eine Ampulle Bronchospasmin", gereicht bekommen haben. Wie viel möchten Sie spritzen?
- die ganze Ampulle (274)
- die halbe Ampulle (277)
- eine viertel Ampulle (280)

346 Lesen Sie bei 331 weiter.

347 Sie erkennen, dass jedem QRS-Komplex eine P-Welle vorausgeht. Es scheint ein Sinusrhythmus vorzuliegen. Welcher Befund scheint Ihnen darüber hinaus am wichtigsten zu sein?
- keine weiteren bedeutenden Pathologien (189)
- Zeichen einer alten Ischämie (279)
- Zeichen einer frischen Ischämie (192)
- Extrasystolie (736)

348 Sie möchten Ajmalin zur Therapie des AV-Blocks geben. Da Sie mit diesem Medikament bislang nicht so vertraut sind, lesen Sie sicherheitshalber noch mal in der Packungsbeilage das Wichtigste nach. Dort erfahren Sie, dass Ajmalin beim AV-Block absolut nicht indiziert ist und verlieren 5 Kompetenzpunkte. Wählen Sie bei 527 eine andere Therapie.

349 Die Wunde blutet immer noch leicht und Sie lassen sich vom RA eine Binde und einen dicken Packen Kompressen geben. Schnell draufgepackt, ein paar Mal die Binde drumherum, und die Blutung sollte damit endgültig gestillt sein. Aber ob in der Blutung am Bein die Ursache für die Dekompensation liegt?! Dem Patienten geht es leider immer schlechter. Weiter bei 185.

350 Sie bitten den RA um Beloc, um die Herzfrequenz der Patientin zu senken. Er wirft Ihnen einen fragenden Blick zu, macht sich jedoch dann an die Arbeit, das gewünschte Präparat aufzuziehen. „Sollen wir nicht lieber Isoptin nehmen?", meint Tom. „Beloc ist doch kontraindiziert bei Bronchospasmus oder Asthma."

Oh je! Gerade fällt es Ihnen auch wieder ein. Beloc könnte durch eine Blockade bronchialer Beta-2-Rezeptoren eine bronchospastische Wirkung entfalten! Gott sei Dank haben Sie Tom, damit Sie die Patientin nicht versehentlich umbringen. So verlieren Sie 10 Kompetenzpunkte und gehen zurück zur 342.

351 Der RA packt seine Sachen wieder ein. Für Sie geht es weiter bei 152.

352 Bitte überlegen Sie sich, ob Sie 2, 6, 12 oder 24 mg Isoptin geben wollen und lesen weiter bei 196.

353 Der RA reicht Ihnen die Spritze und verkündet: „Beloc, 5 mg in 5 ml, bitte schön" Er bemerkt, dass Sie zögern und fügt hinzu: „Okay so?"

„Gib mir bitte 10 mg", antworten Sie, und er zieht Ihnen eine zweite Spritze dazu auf.

Ohne zu zögern, versenken Sie 8 mg Beloc im i.v.-Zugang des Patienten, während Tom mit leichtem Schrecken dabei zusieht.

Nach etwa einer Minute nehmen Sie das Piepsen des EKGs im LifePak deutlich langsamer wahr, und als Sie hinschauen, sehen Sie wie die Herzfrequenz langsam fällt … 100 … 90 … 80 … 65 … 49 … 45. Als Sie grade panisch werden wollen, scheint sich das Level bei etwa 38 zu stabilisieren, aber Herr Maurer sitzt platt und blass auf dem Sofa. Einer der RA hat am schnellsten geschaltet und nochmals den Blutdruck gemessen: „80/40!", verkündet er. Tom hat in einer schnellen Bewegung bereits Akrinor aus dem Koffer genommen, aufgezogen und spritzt fraktioniert kleine Portionen, bis der Blutdruck wieder bei 160/90 und der Puls bei 75 pro Minute ist. Sie stehen nutzlos herum und sind froh, dass nichts Schlimmeres passiert ist: Sie verlieren 10 Kompetenzpunkte. Metoprolol ist ein sehr gutes Medikament, um bei Patienten mit akuten Koronarsyndrom den myokardialen Sauerstoffverbrauch durch eine Senkung der Herzfrequenz zu reduzieren. Aber doch nicht gleich so!! Weiter geht's für die weitere Therapie zurück zur 200.

354 Reingefallen. Das Präparat gibt es nicht. Sie verlieren 5 Kompetenzpunkte. Zurück zur 342.

355 Sie greifen sich die Paddels des LifePak, laden diese auf 200 Joule und schreien: „Weg vom Patient!", bevor Sie mit vollem Enthusiasmus defibrillieren. Sieht zwar imposant aus, ist jedoch bei Bradykardie absolut nicht indiziert! Sie verlieren 5 Kompetenzpunkte. Wenn Sie weitere Maßnahmen von 300 durchführen wollen, dann kehren Sie dorthin zurück, wenn Sie keine weiteren Maßnahmen durchführen wollen, sondern den Patienten so weiter bis zur Ankunft betreuen, lesen Sie weiter bei 751.

356 Sie stürzen sich mit Eifer auf den Thorax des Patienten und beginnen mit Herz-Druck-Massage! Und das soll was heißen, denn der Patient bringt Ihnen erheblichen Widerstand entgegen – was wohl an der bereits vorhandenen Leichenstarre liegen könnte.

„Was willste denn da noch gewinnen? Der ist doch schon lange tot, Mann!", Tom scheint nicht so von der Idee begeistert zu sein. „Das Einzige, was Du damit erreichst, ist eine Störung der Totenruhe!"

Sie haben nach kurzem Überlegen ein Einsehen und stoppen das aussichtslose Vorhaben. Hier besteht sicherlich schon ein Kreislaufstillstand seit mindestens einer Stunde – und da könnte jetzt auch der beste Notarzt der Welt nichts ändern! Wenn Sie einen solchen Patienten mit sicheren Todeszeichen (Totenflecken, Totenstarre, Fäulnis) finden, sollten Sie auch im Sinne der psychischen Gesundheit aller Umstehenden auf jede Reanimation verzichten. Weiter zu 384.

357 Haben Sie die Patientin sediert mit Dormicum/Morphin? Und haben Sie die Herzfrequenz mit Isoptin gesenkt? Wenn nein, verlieren Sie jeweils 3 Kompetenzpunkte und dürfen diese Maßnahmen bei Absatz 342 nachholen. Ansonsten haben Sie jetzt eine einigermaßen befriedigende Situation.

Frau Pajunk kann so auf einem Bürostuhl in den Aufzug geschoben werden und unten dann sogar mit Unterstützung ein paar Schritte bis zur Trage laufen. Sie wirkt jetzt deutlich kompensierter, hat noch eine blasse, aber wesentlich vitalere Hautfarbe und wirkt ruhiger. Die Vitalwerte sind: RR 100/60 mmHg, HF 95/min, SaO_2 94 % unter 8 l O_2 via Maske, die Atemfrequenz liegt bei 18. Frau Pajunk stimmt zu, dass Sie sie in die medizinische Aufnahme des Neovitae-Krankenhauses bringen, das jetzt am nächsten liegt. Dort angekommen, machen Sie dem Kollegen der Aufnahme Ihre Übergabe, und auch er scheint mit dem Zustand der Patientin im Moment zufrieden zu sein. Mit welcher Verdachtsdiagnose hatten Sie die Patientin behandelt?

- Asthmaanfall (359)
- Anaphylaxie (363)

358 Der Hausmeister ist mit Ihrer Antwort zufrieden, aber Ihre Einschätzung ist falsch. Da Sie sich nicht sicher waren, lesen Sie später nach, wie das wirklich funktioniert mit der Bestimmung des Todeszeitpunktes. Sie verlieren 3 Kompetenzpunkte. Weiter zur 415.

359 Sie holen sich gerade einen Kaffee am Automaten und gehen dann wieder zurück in die Notaufnahme, um zu schauen, ob Tom bereits mit den Formalitäten fertig ist, als Sie der Kollege noch einmal anspricht: „Hatte die Patientin bei Ihnen auch schon über eine Schwellung im Rachen beklagt?!"

„Nein, wieso?", antworten Sie verwundert, aber wahrheitsgemäß.

„Sie hat mir gerade erzählt, dass sie jetzt wieder schlechter Luft bekäme und ihre Zunge anschwellen würde. Das könnte auch eine anaphylaktische Reaktion sein!", er wendet sich wieder der Patientin zu.

Sie sind verwundert. Woher soll das denn kommen?

Sie bleiben noch ein wenig vor Ort und bekommen mit, dass Frau Pajunk offensichtlich früher am Tag bereits ein Exanthem bemerkt hatte, das sie aber auf ein neues Badeöl zurückgeführt hatte. Letztendlich kommt heraus, dass es sich dabei aber vermutlich um eine allergische Reaktion auf ein frei verkäufliches Schmerzmittel gehandelt hatte. Die Patientin hatte dies früher am Tag aufgrund ihrer Kopfschmerzen genommen. Entweder haben Sie das mit dem Ausschlag überhört, oder Sie haben nicht genau genug anamnestiziert! Sie verlieren leider 5 Kompetenzpunkte. Letztendlich leitet der Kollege in der Notaufnahme die anti-allergische Therapie ein, die Patientin muss jedoch bei zunehmendem Larynxödem intubiert werden, solange das noch möglich ist. Nach einer Nacht auf der Intensivstation lässt sie sich jedoch problemlos extubieren und kann bald darauf nach Hause gehen. Weiter geht's bei 367 – dem Einsatzende.

360 „Echt? Okay, dann werde ich das tun. Wie viel soll ich ihm denn dann oral geben?!", will er noch wissen, winkt aber ab, als er Ihren inzwischen genervten Blick sieht. „Egal, ich werde es nachlesen. Danke Dir trotzdem!"

Er schnappt sich seinen Papierstreifen und verschwindet in einem der Behandlungszimmer. Sie wenden sich zum Ausgang und kramen Ihr Schlaues Buch hervor – so ganz sicher sind Sie sich nämlich auch nicht gewesen. Und tatsächlich verlieren Sie 7 Kompetenzpunkte. Weiter bei 382.

361 Sie schauen verwundert auf dem Display des Kapnometers. Es zeigt kein endtidales CO_2. Sie klopfen gegen den kleinen Kasten und versichern sich, dass er richtig angeschlossen ist, aber auch das ändert nichts an der Anzeige. Ein schneller Blick auf die Sauerstoffsättigung zeigt Ihnen, dass diese ebenfalls keinen Hinweis auf eine suffiziente Beatmung liefert – sie ist inzwischen auf 62 % gefallen! Bis zum hypoxischen Herzstillstand dürfte es nicht mehr weit sein! Was tun Sie?

- Sie entfernen den Tubus und starten eine neue Intubation (749)
- Sie führen eine Not-Koniotomie durch (135)
- Sie verwenden einen Larynxtubus (202)
- Sie entfernen den Tubus und Beatmungsbeutel bis in die Klinik (2)
- Sie erwarten eine Besserung des endtidalen CO_2 und der Sauerstoffsättigung erst in zwei bis drei Minuten und beatmen ruhig weiter (381)

362 Sie können mit dem Laryngoskop ziehen und zerren und bekommen einfach keine gute Sicht auf die Stimmbänder. Was tun Sie?

- blind intubieren (134)
- eine andere Option von 361

363 Gut, dass Sie eine genaue Anamnese gemacht haben und dadurch unter der Verdachtsdiagnose einer Anaphylaxie auch eine antiallergische Therapie durchführen konnten! Frau Pajunk entwickelt kurz nach Ihrer Ankunft in der NeoVitae-Krankenhaus noch ein leichtes Larynxödem, das aber aufgrund Ihrer vorhergehenden Therapie mit konservativen Mitteln beherrschbar bleibt. Nicht auszudenken, was gewesen wäre, wenn Frau Pajunk noch in ihrer Wohnung ein schweres Larynxödem bekommen hätte. Ob Sie da für einen sicheren Atemweg hätten sorgen können? Sie denken lieber nicht zu lange drüber nach. Weiter geht's zur 367.

364 „Hm …", Sie grübeln und reiben sich beim Nachdenken das Kinn. Bezüglich der Diagnose sind Sie sich noch nicht ganz sicher und möchten einen Troponin-Schnelltest machen.

„Gebt Ihr mir einen TNI-Schnelltest, bitte", wenden Sie sich an die beiden RA. Anstatt hektischer Aktivität schauen die Sie allerdings fragend an.

„Keine Ahnung, ob wir so was haben ...", meint der eine. „Doch, ich glaub, im Auto im Airway-Koffer ist einer. Ich hol ihn schnell", ruft der andere hoffnungsvoll und verschwindet nach draußen. Nach einer endlosen Minute kehrt der RA mit leeren Händen wieder. „Sorry, haben wir leider nicht…"

Laut den Leitlinien der deutschen Gesellschaft für Kardiologie besitzt der präklinische Nachweis von Biomarkern (TNI, CK …) keine Bedeutung, sondern wird erst im Verlauf wichtig. Sie verlieren 5 Kompetenzpunkte. Zurück zur 200.

365 Atropin? Sie meinen sich zu erinnern, dass Atropin in den Leitlinien zur Therapie des akuten Koronarsyndroms eine Rolle spielt und möchten

Herrn Maurer damit Gutes tun. Dass Atropin ein Medikament ist, das im Falle von Bradykardien eingesetzt wird, weil es kardial parasympathikolytisch und damit tachykardisierend wirkt, stört Sie erstmal nicht. Sie bitten den RA, Atropin aufzuziehen und auf die Gegenfrage: „Eine Ampulle?", nicken Sie vielsagend, ohne zu wissen, wie viel eine Ampulle ist. Sie bekommen eine kleine 2 ml-Spritze mit 1 ml Flüssigkeit gereicht, „0,5 mg Atropin", bemerkt der RA dabei. Sie spritzen die komplette Menge und warten ab. Herr Maurer beginnt kurz darauf unruhig zu werden und der Piepston vom EKG wird schneller … 100 … 110 … 120 … 130 … Herr Maurer wird blass und ächzt: „Ich … oh … meine Brust tut weh!"

Die beiden RA schauen Sie schockiert an und wissen auch nicht so richtig, was sie tun sollen – einen kleinen Verdacht haben sie, woher das jetzt kommen könnte … Gott sei Dank ist Tom zur Stelle, zückt eine Ampulle aus dem Koffer, zieht sich etwas auf und spritzt fraktioniert, bis die Herzfrequenz wieder bei 100 ist. Auf Ihren fragenden Blick meint er nur: „Beloc!"

Sie verlieren 10 Kompetenzpunkte. Zurück zur 200.

366 Nach den ersten diagnostischen Überlegungen haben Sie bereits einen Verdacht, was der Symptomatik zugrunde liegen könnte. Wie sieht Ihr grobes Konzept jetzt weiter aus?
• „Stay and play – Zeit investieren und eine Therapie einleiten (34)
• „Load and go" – ohne Zeitverlust/Therapie sofortiger Transport (230)

367 Sie haben es hier mit einer anaphylaktischen Reaktion auf ein Schmerzmittel aus der Apotheke zu tun bekommen. Diese hat sich im vorliegen Fall durch einen starken Bronchospasmus geäußert, sodass die richtige Diagnose nicht unbedingt einfach zu stellen war. Allein eine genaue Anamnese konnte Ihnen hier helfen.

Schwere anaphylaktische Reaktionen sind im Notarztdienst nicht so selten, wie man vielleicht denkt. Nicht selten kann es dabei auch präklinisch zu einem massiven Larynxödem kommen, bei dem Sie den Patienten nur durch eine Not-Koniotomie retten können. Auch schwere Schocksituationen sind möglich, die bis zur Reanimation der Patienten gehen können. Im vorliegenden Fall ist die Differenzierung zum Asthmaanfall zunächst schwierig, aber wenn Sie eine genaue Anamnese machen, dann sollten Sie hellhörig werden, wenn Ihnen die Patientin von einem Ausschlag früher an diesem Tag berichtet, zumal auch keine Anamnese für ein allergisches Asthma besteht. Die Patientin selbst glaubt als Ursache des Exanthems an das Badeöl. Eine erste Reaktion auf die Schmerztabletten ist jedoch wahrscheinlicher.

Sie finden die Patientin in einem schweren Bronchospasmus und einem beginnenden Schock aufgrund der peripheren Vasodilatation. Bronchospasmus und Kreislaufinsuffizienz sehen Sie auch bei einem schweren, akuten

Asthma-Anfall, so dass die Therapie in beiden Fälle keine wesentlichen Unterschiede zeigt. Wichtig ist jedoch, dass Sie hier die anti-allergische Therapie mit ausreichend Glukokortikoid sowie H_1- und H_2-Blocker initiieren, um eine Zunahme der Symptome mit möglicher vitaler Bedrohung der Patientin zu verhindern.

Wenn Ihre Therapie in der Situation nicht ausreicht, kommen als weitere Optionen bei anhaltendem Bronchospasmus eine Narkose und Intubation mit Ketanest und Dormicum in Betracht. Ketanest werden dabei bronchospasmolytische Wirkungen zugesprochen, allerdings müssen Sie dafür ausreichend hoch dosieren (bis 3 mg/kg Körpergewicht). Solange die Patientin noch wach ist, können Sie auch – sofern Sie eine Möglichkeit dazu haben – eine Vernebelung von Ipratropiumbromid (Atrovent) oder 0,5 mg Adrenalin durchführen. Wenn vorhanden, kann auch eine Gabe von 2 g Magnesium i.v. zu einer Besserung des Bronchospasmus führen.

Eine anhaltende Schocksituation hätten Sie durch Adrenalin-Applikation therapieren können; entweder 0,5 mg via Sauerstoffmaske vernebeln oder fraktioniert vorsichtig je nach klinischer Situation 0,01 mg bis 0,1 mg intravenös. Parallel sollten Sie dann die Infusionstherapie ebenfalls fortsetzen, ggf. auch einmal 250 ml HyperHAES geben.

Letztendlich ist dieser Einsatz ein gutes Beispiel dafür, wie wichtig eine gute Anamnese auch im Notarztdienst ist. Neben den akuten klinischen Befunden kommt der Anamnese gerade bei internistisch-neurologischen Krankheitsbildern eine ganz entscheidende Rolle zu. Besonders Neulinge im Rettungsdienst lassen sich oft von der Meldung auf dem Piepser leiten und denken an nichts anderes mehr oder vergessen, den Patientin in wenigen, aber zielorientierten Sätzen ordentlich zu anamnestizieren. Wichtig ist dabei, dass Sie sich von den wahrscheinlichsten in Frage kommenden Diagnosen leiten lassen und so eine weitere Differenzierung vornehmen können. Um diese Tücken zu simulieren, habe ich Ihnen im ersten Absatz dieses Einsatzes die Möglichkeit gegeben, Kompetenzpunkte zurückzugewinnen, wenn Sie sich bei der Diagnostik zurückhalten. Dies klingt zwar verlockend, setzt Sie aber dem Risiko aus, dass Sie auf's falsche Pferd setzen, da Sie sich nicht ausreichend Zeit für die Basisdiagnostik genommen haben. Weiter bei 550 zum nächsten Einsatz.

368 Mit spürbarer Aufregung sagen Sie zu Tom: „Tom, wir müssen sofort eine Lysetherapie machen. Herr Maurer hat sicher einen akuten koronaren Verschluss, den wir jetzt anders nicht aufkriegen!"

Tom schaut Sie erstaunt an, grummelt etwas wie: „'N Herzkatheter wäre vielleicht auch nicht schlecht", und geht nach draußen, um das Präparat aus dem Auto zu holen."

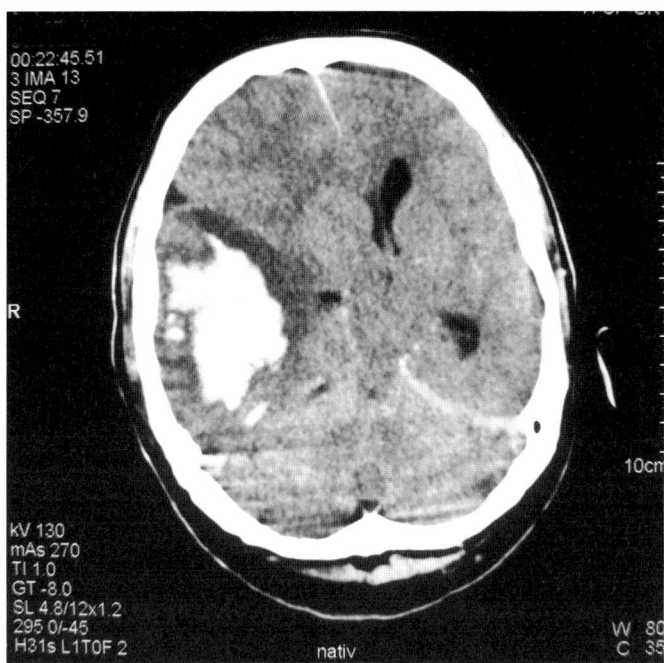

Abbildung 21: Im Schädel-CT zeigt sich rechts temporal eine massive intrazerebrale Blutung mit infauster Prognose

Auch bei den beiden RA macht sich Aufregung breit, schließlich wird präklinisch eine Lysetherapie nur selten durchgeführt. Schon gar nicht hier im Einsatzgebiet, weil man doch immer schnell in einer Klinik mit Katheterlabor ist! Egal, Sie sind fest davon überzeugt, dass die Lyse dringend nötig ist!

Entsprechend geben Sie das Präparat, nachdem Tom wieder da ist – allerdings müssen Sie erstmal die Packungsbeilage lesen, da die Dosierung schwierig ist. Langer Rede kurzer Sinn: Schließlich ist die Lysetherapie erfolgreich appliziert und Herr Maurer wird nach der weiteren Therapie in die Klinik verfrachtet. Dort wird soll im Verlauf eine Koronarangiographie durchgeführt werden. Leider kommt es nicht dazu, da Herr Maurer im Verlauf am selben Tag plötzlich bewusstlos wird und beidseitss weite, entrundete und lichtstarre Pupillen entwickelt.

Ein Schädel-CT zeigt eine massive intrakranielle Blutung (Abbildung 21). Unglücklicherweise haben Sie nicht bedacht, dass eine intrakranielle Blutung in der jüngeren Vorgeschichte (wie sie Herr Maurer vor drei Wochen hatte) eine absolute Kontraindikation der Lysetherapie ist! Herr Maurer verstirbt im Beisein seiner Angehörigen, und Sie bekommen Post vom Staatsanwalt. Sie verlieren 30 Kompetenzpunkte.

127

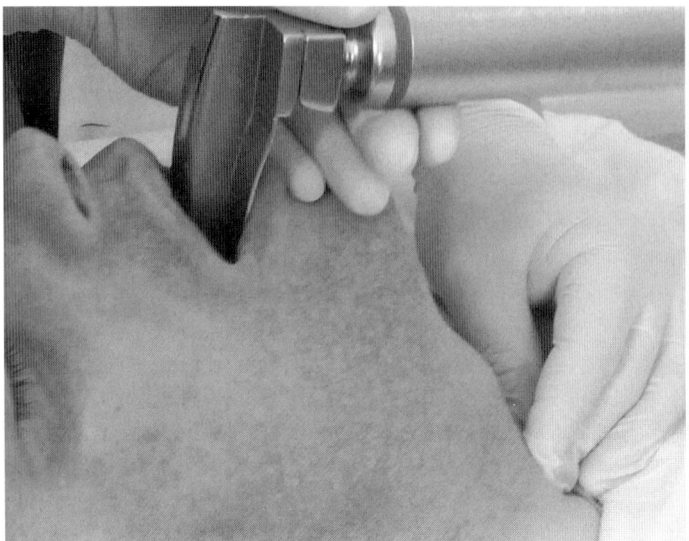

Abbildung 22: Der Cricoid-Druck dient dem Aspirationsschutz

369 Sie erklären dem RA vor Narkosebeginn, wie er im Rahmen des Sellick-Handgriffs während der Narkoseeinleitung gegen den Kehlkopf des Patienten drücken muss, um einer Aspiration vorzubeugen (Abbildung 22). Weiter bei den Optionen von 405.

370 Das kleine Display des Kapnometers zeigt atemsynchron eine exspiratorische CO_2-Kurve bis auf 40 bis 45 mmHg – Sie können zufrieden sein. Weiter bei 138.

371 Bitte blättern Sie erneut auf eine beliebige Seite in diesem Buch und addieren die letzte Ziffer der Seitenzahl zu dem Wert, den Sie in Absatz 763 kurz vor der Intubation ausgerechnet hatten (–1, Null oder +1). Welche Zahl erhalten Sie?
- kleiner gleich +4 (337)
- größer +4 (362)

372 Der letzte Einsatz hat Sie doch erschöpft. Wer hätte gedacht, dass hinter den anfangs so harmlosen Beschwerden ein solches Krankheitsbild steckt?! Offensichtlich herrscht nicht unbedingt ein Zusammenhang zwischen den Symptomen und der wahren Ausprägung der Koronarstenose…
Sie versuchen die Gedanken an den Patienten ein wenig beiseite zu schieben, denn wer weiß, wann der Piepser das nächste Mal losgeht.

Natürlich lässt der nächste Piepser-Schrei nicht lange auf sich warten.

„Notarzteinsatz70204/31.Mai/14:24/nefso/kein Name/Bew. Person/Hüttengarten 13", verkündet das fahle Display des Piepsers diesmal.

„Die Adresse kenn ich!", ruft Tom, während er Blaulicht und Sirene einschaltet und nach einem kurzen Schulterblick mit einer 180-Grad-Kurve quer über die Straße auf die Gegenfahrbahn zieht, um sich dort ein weiteres Mal durch den Verkehr zu wühlen.

Was es wohl diesmal sein wird? In Gedanken greifen Sie bereits in die Handschuhbox zwischen den beiden Sitzen und ziehen sich zwei Modelle der Größe „L" über die Finger. Sie können mit der Adresse wenig anfangen und lassen Tom einfach fahren, während Sie auf den Verkehr achten.

Die meisten Autofahrer weichen schon frühzeitig aus und orientieren sich auf die rechte Spur, um Platz zu machen. Aber es sind doch immer wieder welche dabei, die ein paar Sekunden brauchen, um die mobile Diskobeleuchtung im Rückspiegel erkennen. Noch schlimmer sind allerdings die, die scheinbar überhaupt nicht wissen, wie sie reagieren sollen. Einfach von der Spur runter ist das Beste. Wie ein verschrecktes Reh auf die Bremse zu latschen und gar nichts mehr zu tun, ist wirklich die schlechteste Variante, erfreut sich aber bei gewissen Autofahrergruppen offensichtlich anhaltender Beliebtheit.

An einer Kreuzung winken Sie ein paar Schulkindern zu, die sich zwar die Ohren zuhalten, aber trotzdem aufgeregt schreien, als Ihr Wagen vorüberheult. Ein paar Minuten später sind Sie am Ort des Geschehens angekommen, es handelt sich um das „Ida-Flori-Heim". Hier leben hauptsächlich Rentner in betreuten Wohneinheiten, jedenfalls nach allem, was Sie wissen. Ein paar Mal hatten Sie mit der Heimleitung zu tun, wenn es darum ging, medizinische Befunde oder Angehörige von Patienten in der stationären Behandlung ausfindig zu machen.

Am Eingang zum Grundstück werden Sie bereits von einem Zivi oder Pflegeschüler eingewunken, der Sie mit Handzeichen auf der rechten Seite eine kurze, abschüssige Straße zu einem tiefer liegenden, kleinen Gebäude schickt. Dort vor der Eingangstüre wartet bereits der Hausmeister, jedenfalls sieht der Kerl in seiner blauen Latzhose über dem ausgewaschenen karierten Hemd aus wie einer und schaut Ihnen entgegen. Besonders gestresst sieht er nicht aus … vielleicht ist doch alles nur halb so schlimm?

Ein Rettungswagen ist weit und breit nicht zu sehen, als Tom den Wagen kurz vor dem vermeintlichen Hausmeister zum Stehen bringt. Sie schlüpfen aus der Beifahrertür und gehen um das Auto, wo der Mann an der Fahrerseite auf Tom zugeht, der ebenfalls ausgestiegen ist.

„Alles halb so wild. Der ist schon tot. Hab Ihn vorhin gefunden. Kommen se mal mit!" Er dreht sich um und geht in den Eingang des Hauses. „Geh' mal hinterher, ich hol wenigstens den Koffer und Sauerstoff", meint Tom zu

Ihnen und geht an den Kofferraum, während Sie dem Mann ins Hausinnere folgen.

Hinter der Tür erstreckt sich ein schmuckloser Flur mit staubigem Boden und blassgelben Wänden, der nach einigen Metern an einer grau lackierten Holztüre endet und von ein paar dämmrigen Neonröhren erhellt wird. Der Hausmeister steht in der Mitte des Ganges und deutet in einen nach links abzweigenden Gang, der ebenfalls an einer grauen Holztüre endet, die jedoch weit offen steht. Dahinter geht es nach rechts in einen Wohnraum und geradeaus in ein an Wänden und Boden gefliestes Bad. Im Wohnraum sehen Sie aus den Augenwinkeln ein Durcheinander aus leeren Flaschen, Müll, Kleidungsstücken, Illustriertenheftchen und Konservendosen, unter dem die wenigen Möbel fast nicht mehr zu sehen sind.

Ihre Aufmerksamkeit richtet sich jedoch auf das kleine Bad, denn dort liegt in Ihrem Blickfeld ein beleibter Mann bäuchlings mit dem Kopf unter einem in der Ecke angebrachten Waschbecken. Von der Tür aus können Sie bezüglich der Vigilanz wenig erkennen, eine Bewegung des Mannes registrieren Sie jedoch nicht. Er liegt flach ausgestreckt, den Kopf zur Seite gedreht, der linke Arm ist abgespreizt, während der rechte unter dem Körper verborgen ist. Er trägt nur einen Schuh – eine ausgelatschte Sandale – eine dunkle Unterhose und ein von gelben Flecken und Dreckspuren überzogenes, weißes T-Shirt.

So richtig lebendig sieht der auf den ersten Blick aus der Entfernung nicht aus … der Hausmeister macht Ihnen bereitwillig Platz, als Sie sich an ihm vorbei in das Badezimmer schieben. Sie treten näher heran und werfen einen vorsichtigen Blick in das unrasierte, schwammige und bläulich-blasse Gesicht. Die Augen sind halb geschlossen, und vor dem geöffneten Mund mit seinen blau-blassen Lippen hat sich auf den weißen Fliesen eine Lache aus zäher Spucke mit einigen Blutfähnchen gebildet. Tom ist inzwischen auch schon im Flur mit Sauerstoff und Koffer aufgetaucht. Wie geht es weiter?

- Sie fragen den Hausmeister nach den näheren Umständen (264)
- Sie schauen sich den am Boden liegenden Mann näher an (217)
- etwas anderes (233)

373 Was jetzt erstmal ganz wichtig ist, ist ein i.v.-Zugang, denken Sie. Schließlich können Sie dann Medikamente und Infusionen geben! Als Sie sich gerade nach Tom umschauen, meint einer der umstehenden Arbeiter: „Also, ich glaub, der kriegt keine Luft!" Hm … das haben Sie noch gar nicht überprüft … vielleicht sollten Sie erstmal Atemweg und Atmung prüfen, bevor Sie gleich eine Leiche therapieren? Sie verlieren 5 Kompetenzpunkte. Zurück zur 45.

374 Tom hockt sich mit einem Paar Gummihandschuhen bewaffnet neben Sie, und gemeinsam können Sie den schweren, trägen Körper des Mannes an Schultern und Becken fassen und so auf den Rücken drehen. Der Patient zeigt dabei keinerlei Reaktion, im Gegenteil: Er verhält sich unfreundlich steif.

In Rückenlage liegt der vorher unter dem Mann verborgene rechte Arm in unveränderter Position auf der Brust und auf der rechten, zuvor nicht sichtbaren Wange im schnauzbärtigen Gesicht, haben sich die Fugen der Bodenkacheln als rötlich-blasses Muster in dem ansonsten blutleer gequetschten Fleisch verewigt.

Sie haben noch nicht viele Tote gesehen, aber eines ist Ihnen auch schon klar geworden: Nach Atmung oder Puls müssen Sie hier nicht mehr suchen …

Tom hat mit zwei Fingern die Augenlider des Patienten nach oben geschoben und leuchtet mit einer Stiftlampe in die Pupillen – Sie erkennen in den bereits trockenen Augen keine Reaktion. Aus purer Neugier wiederholen Sie die Prozedur selbst noch einmal und erkennen in den beiden mittelweiten, dunklen Pupillenlöchern keinerlei Regung. Ein leichter Schauer überkommt Sie, und die Augenlider sinken langsam in den halb geöffneten Zustand zurück, als Sie die Hand schnell zurückziehen und sich erheben. Was tun sie?

- Sie beginnen ohne weiteren Zeitverlust mit der Reanimation, da sie nichts über die mögliche Liegezeit und die Vorerkrankungen der Person wissen (356)
- Sie suchen nach einem Puls und führen eine Auskultation von Herz und Lungen durch (384)

375 Weiter zur 415.

376 Der Bodycheck ist ein wichtiges Instrument in der Beurteilung der Verletzungsschwere, also beginnen Sie, den Patienten vom Kopf beginnend zu untersuchen. Tom hat inzwischen einen Blick auf das linke Bein und den großen Blutfleck geworfen und meint: „Ich glaub', da müssen wir uns erstmal drum kümmern!"

Tatsächlich – Sie sehen ein, dass Sie zuerst die möglicherweise lebensbedrohliche Blutung priorisieren müssen, bevor Sie die übrigen Verletzungen evaluieren. Sie verlieren 5 Kompetenzpunkte und gehen zurück zur 138.

377 Sie treten einen Schritt zurück und greifen sich den LifePak, um ein EKG zu schreiben. Tom schiebt Sie jedoch wieder zurück in Richtung des Patienten: „Komm, wir drehen den erstmal um."

Na gut, denken Sie. Aber tatsächlich hat Tom Recht, denn auch wenn es so aussieht, als sei der Patient bereits tot, sollten Sie dennoch sichergehen und nach Atmung, Kreislauf oder sicheren Todeszeichen suchen – es könnte sein, dass Sie sofort reanimieren müssen und der Patient eine Überlebenschance hat. Sie verlieren 4 Kompetenzpunkte. Weiter bei 374.

378 Sie lassen sich eine der Nierenschalen aus Pappe geben, die im RTW vorrätig sind, und schieben sie vorsichtig unter den Kopf des Patienten. Dadurch liegt der Kopf des Patienten nun erhöht in der Schnüffel- oder Jackson-Position, was die Intubation deutlich erleichtern kann. Weiter bei den Optionen von 405.

379 Natrium-Citrat kann verwendet werden, um die Magensäure zu neutralisieren – im Rettungsdienst hat es jedoch keine Verwendung. Sie verlieren 5 Kompetenzpunkte. Zurück zu 396.

380 „50 Gramm?!", entgegnet Ihnen der RA verwirrt, als Sie ihn um eine entsprechende Spritze bitten. „Hm, da muss ich erstmal suchen …", er kramt im Koffer. Ein Blick zu Tom zeigt Ihnen, dass er auch meint, dass das vielleicht nicht die richtige Menge ist. „Gib doch erstmal 10 Gramm, die haben wir auch hier und müssen sie nicht aus dem Auto holen, oder?!"

Vermutlich hat er Recht, denken Sie und verlieren 5 Kompetenzpunkte. Weiter bei 155.

381 Ihre Einschätzung ist völlig falsch! Die Tatsache, dass Sie kein endtidales CO_2 messen, weist stark auf eine Fehlintubation hin. Sie zögern jedoch und warten ab, ob sich die Probleme von selber beheben. Das tun sie gewissermaßen, denn Ihr Patient rutscht zwei Minuten später in einen hypoxischen Herz-Kreislaufstillstand, aus dem Sie ihn auch mit den wildesten Reanimationsmaßnahmen nicht mehr retten können. Sie beenden die Reanimation völlig fertig nach 45 Minuten, Ihr Patient verstirbt. Sie verlieren 50 Kompetenzpunkte und fahren in die Klinik, um den Piepser an jemand anders abzugeben.

382 Der junge Kollege in seinem ersten Nachtdienst ist unerfahren in der Rhythmusdiagnostik und zieht Sie zu Rate, indem er Ihnen einen Fetzen Papier unter die Nase hält. Er traut sich offensichtlich nicht mehr, seinen Oberarzt zum x-ten Mal aus dem Schlaf zu klingeln.

Im genannten Fall zeigt er Ihnen einen EKG-Streifen eines ansonsten gesunden, jungen Mannes, der einen Bigeminus aufweist. Das heißt, jeder normalen Erregung folgt eine Extrasystole, die hier vom Ventrikel ausgeht.

Ventrikuläre Extrasystolen gehören zu den häufigsten Arrhythmien, die auch fast jeder gesunde Mensch hin und wieder hat. Meistens sind sie hämodynamisch nicht relevant und werden kaum bemerkt. Allerdings können Sie auch Ausdruck einer zugrunde liegenden Herzerkrankung sein, weshalb eine nicht-invasive Diagnostik zum Ausschluss erfolgen sollte. Andere Ursachen für eine Extrasystolie sind endokrinologische Erkrankungen, Elektrolytstörungen oder Infektionen.

Therapeutisch müssen Sie in der Regel nichts unternehmen. Im Falle einer symptomatischen Extrasystolie können Sie einen Beta-Blocker einsetzen. Erst wenn dies ineffektiv bleibt, greifen Sie zu anderen Antiarrythmika (Klasse I oder III). Im genannten Beispiel ist keine Therapie erforderlich, da der Patient völlig hämodynamisch stabil ist. Weiter bei 725.

383 „Gut. Was habt Ihr denn zum Drucksenken da?", fragen Sie den Rettungssanitäter.

„Urapidil. Soll ich welches aufziehen?"

Auf Ihr Nicken hin zieht er die Ampulle in eine 10 ml-Spritze auf und reicht sie Ihnen. Sie geben fraktioniert einige Milliliter. Der Blutdruck geht innerhalb von fünf Minuten auf Werte um 140/80 runter. Von der neurologischen Seite her ist die Dame weiterhin deutlich somnolent. Die Diagnose scheint nicht gestimmt zu haben. Sie verlieren 5 Kompetenzpunkte. Gehen Sie zurück zur 265 und überlegen Sie sich was anderes!

384 Sie zücken das Stethoskop und lauschen andächtig über dem Thorax des Mannes; Sie bemerken weder ein Atemgeräusch, noch irgendwelche Herztöne – da tut sich gar nichts. Sie finden darüber hinaus weder einen Karotispuls, noch einen peripheren Puls. Während Sie angestrengt horchen und den Blick durch den Raum schweifen lassen, entdecken Sie auch den anderen Schuh des Patienten, der einige Meter entfernt auf dem Boden liegt. Könnte gut sein, dass er gestürzt ist und dabei den Schuh verloren hat. Sie sind sicher: Dieser Patient ist tot. Wie soll es weitergehen – halten Sie jetzt ein EKG noch für nötig?

- ja (336)
- nein (389)

385 Auf wundersame Art hebt sich unter Ihrem Zug die Epiglottis nach ventral an, und Sie können jetzt sogar den hinteren Teil der Stimmritze sehen.

„Tubus!"

Tom drückt Ihnen sofort den mit Führungsstab bestückten Tubus in die Hand, und Sie schieben ihn unter der Epiglottis zwischen den Stimmbändern hindurch. Sie ziehen das Laryngoskop vorsichtig aus dem Mund des Patienten und richten sich erleichtert auf – Ihnen ist gerade eine schwere Last von den Schultern gefallen, und Sie können förmlich spüren, wie sich Ihre verkrampfte Nackenmuskulatur wieder ein wenig lockert. Weiter bei 132.

386 Sie möchten nicht nur Trapanal und Fentanyl zur Intubation geben, sondern zusätzlich:

- Succinylcholin (121)
- Morphin (38)
- Natrium-Citrat (379)
- Rocuronium (27)
- Ketanest (18)
- Diflucan (10)

387 Frau Pajunk schaut Sie entsetzt an, als Sie vorsichtig nach Drogenkonsum fragen. Sie schüttelt heftig den Kopf und auch Tom schaut verwundert – offensichtlich hält er diese Frage für überflüssig. Zurück zur 220.

388 Inzwischen – Sie haben die Sirene im Eifer gar nicht wahrgenommen – kommen zwei Kollegen des gerade eingetroffenen RTWs in voller Ausrüstung in die Szenerie gestürmt. Auf Toms Handzeichen hin tritt bei Ihnen jedoch deutliche Entspannung ein, und Sie verabschieden sich nach einem neugierigen Blick wieder nach draußen.

Schnell sind drei Elektroden des LifePak über der Brust des Patienten befestigt, und das EKG zeigt nach kurzem Flackern die anhaltende Asystolie, der auch unter Ihrem kritischen Blick kein Kammerkomplex zu entlocken ist.

Tom drückt auf den entsprechenden Knopf und zieht einen Rhythmus-Streifen mit einer Null-Linie zur Dokumentation aus dem Druckspalt des Gerätes.

In der Zeit haben Sie einen zweiten Blick auf den Toten geworfen. Sie sind zwar kein Fernsehgerichtsmediziner, wollen aber trotzdem wissen, wie lange der Mann wohl schon tot sein könnte. Tatsächlich entdecken Sie am Bauch und Oberschenkeln konfluierende Totenflecken, die sich mit den Fingern wegdrücken lassen und die Leichenstarre ist bereits vorhanden; Sie können den Unterkiefer des Toten nur schwer nach unten drücken, was Ihnen einen vollen Anblick des desolaten Zahnstatus erspart, und die Finger der halb geschlossenen Faust der linken Hand lassen sich nur mühsam aufbiegen.

Hinweise auf eine äußere Verletzung sehen Sie auch bei weitere Inspektion nicht.

Sie wenden sich dem Hausmeister zu, der immer noch im Gang hinter Ihnen steht und die Szenerie neugierig beäugt: „Kennen Sie den Mann?"

„Na klar. Der wohnt hier schon ein paar Monate. Hat vorher auf der Straße gelebt. Netter Kerl. Hab' ihm vorgestern noch was eingekauft. Ich wollt' ihm vorhin die Zeitung bringen, da hab' ich ihn gefunden, und Sie gleich angerufen."

„Ah, und was er so gemacht?", wollen Sie weiter wissen.

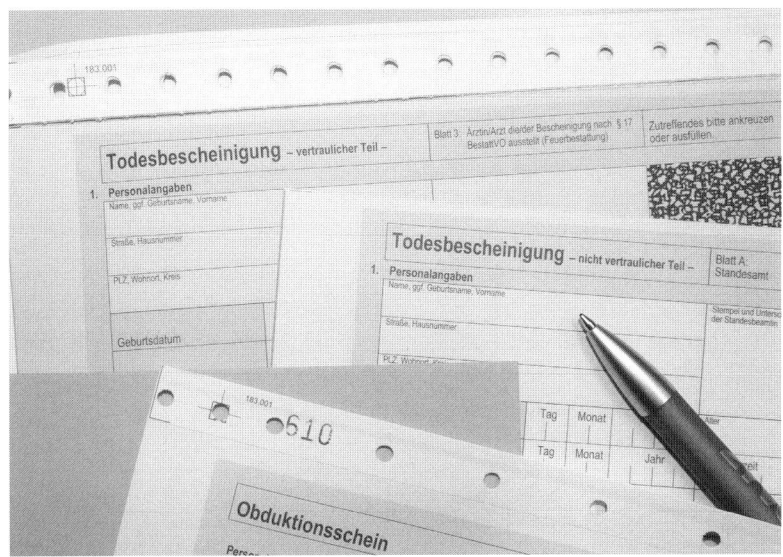

Abbildung 23: Notwendige Formalitäten

„Nicht viel. Hartz IV und viel Alkohol den ganzen Tag. Gearbeitet hat der nicht mehr, und Besuch hat er auch nie gehabt. Hat mir erzählt, dass er vor ein paar Jahren länger im Krankenhaus war. Warum weiß ich nicht, aber ansonsten war er auch nie beim Arzt. Von Pillen hat er sowieso nie viel gehalten. Hat sich lieber mit Wodka behandelt!" Er lacht rasselnd und reicht Ihnen ein kopiertes A4-Blatt, an dessen oberer Ecke mit einer Büroklammer ein Personalausweis angeheftet ist, und fügt hinzu: „Das ist alles, was in seiner Heimakte drin war."

Sie werfen einen interessierten Blick auf das Passbild im Ausweis und schauen in das ausdruckslose Gesicht des schnauzbärtigen Kerls, der jetzt auf den Kacheln tot vor Ihnen liegt. Harald Röder, geboren am 20. Juni 1959 in Essen. Auf der Rückseite pragt ein neuer Adressaufkleber mit den Daten des Heimes. Unter dem neusten Kleber erkennen Sie bereits einige überklebte Schichten. So wie es aussieht, ist Ihr Patient offensichtlich schon ziemlich weit herumgekommen.

Auf dem Auszug der Heimakte steht ansonsten nichts Hilfreiches. Medizinische Befunde oder Unterlagen scheint es keine zu geben – wenn er wesentliche Herz-Kreislauferkrankungen, eine Leberzirrhose oder eine maligne Erkrankung hatte, dann wusste hier niemand davon.

Medizinisch können Sie jetzt nichts mehr tun, so wie es aussieht. Jetzt steht Papierarbeit an (Abbildung 23). Wie geht es weiter?

- Sie sind verpflichtet, eine Leichenschau durchzuführen und einen Totenschein auszustellen (94)
- Sie müssen eine Leichenschau durchführen, eine vorläufige Todesbescheinigung genügt aber (398)
- Sie müssen keine Leichenschau durchführen, sondern nur einen Totenschein ausstellen (47)
- Sie müssen keine Leichenschau durchführen, sondern nur eine vorläufige Todesbescheinigung ausfüllen (404)
- Sie müssen keine Leichenschau durchführen, sondern einen Durchschlag des Einsatzprotokolls mit der Todesfeststellung vor Ort lassen (395)
- Sie müssen eine Leichenschau durchführen, ein Durchschlag des Einsatzprotokolls mit den Angaben dazu genügt dann (397)
- etwas anderes (390)

389 Sie sind sich nicht so richtig sicher, glauben aber, dass kein EKG mehr nötig ist – schließlich haben Sie bereits festgestellt, dass klinisch keine Atem- und Kreislauftätigkeit mehr besteht. Sichere Todeszeichen bestehen darüber hinaus. Tom scheint das gespürt zu haben und meint: „Schreib lieber noch n' Streifen – ich hab schon Pferde kotzen sehen!"

Vermutlich hat er Recht – es soll immer wieder vorkommen, dass Notärzte oder Rettungsdienstler fälschlich den Tod eines Patienten annehmen, der dann nur intoxiert oder stark unterkühlt war, sodass klinisch keine Lebenszeichen zu sehen waren. Ein EKG hilft Ihnen jedoch, solche Irrtümer auszuschließen. Sie verlieren 3 Kompetenzpunkte und gehen zur 388.

390 Pech gehabt, es gibt hier keine andere Lösung. Sie verlieren 3 Kompetenzpunkte und gehen zurück zu den Optionen von 388.

391 Schnell drücken Sie mit der Linken einen weiteren Milliliter aus der Spritze am intravenösen Zugang in den Kreislauf des Patienten. Zurück zur 127

392 Der RA hält Ihnen die inzwischen aufgezogene Spritze mit dem Morphin hin: „10 mg MO in 10 ml, bitte schön, Herr Doktor!"

„Sehr gut, danke!", Sie beugen sich zu Herrn Maurer und spritzen erstmal 3 ml, also 3 mg. „So, Herr Maurer, das hier ist ein starkes Schmerzmittel, davon gebe ich Ihnen ein bisschen. Es ist wichtig, dass Sie keine Schmerzen mehr haben! Das Zeug kann aber auch ein komisches Gefühl im Kopf machen." Herr Maurer nickt und wartet ab, was passiert. Sie titrieren im Verlauf weitere 2 mg und Herr Maurer meint, dass der Schmerz jetzt weg sei und lehnt sich entspannter zurück. Weiter bei 200.

393 Sie liegen leider falsch und verabreichen dem Patienten aufgrund Ihrer Berechnung viel zu wenig Volumen. Lesen Sie weiter bei 30.

394 Sie erkennen in dem EKG einen AV-Block 3. Grades, eine komplette Blockierung der AV-Überleitung. In dem EKG-Streifen erscheinen P-Wellen und QRS-Komplexe ganz unabhängig von einander. Was möchten Sie weiter tun?
- Therapie der Rhythmusstörung (527)
- Durchführung der Analgesie und Transport (766)

395 Sie zücken den Kugelschreiber und beginnen, das Einsatzprotokoll auszufüllen, dass Tom Ihnen in die Hand gedrückt hat. Wenn Sie in Nord-rhein-Westfalen oder Schleswig-Holstein tätig sind, dann geht es weiter bei 402, ansonsten lesen Sie hier weiter. Sie wollen den Papierkram wie sonst mit einem Einsatzprotokoll erledigen, allerdings fällt Ihnen schnell auf, dass Tom Ihnen eine „Vorläufige Todesbescheinigung" gegeben hat. Offensichtlich müssen Sie die ausfüllen?! Sie verlieren 3 Kompetenzpunkte und gehen zurück zu den Optionen von 388.

396 „Was soll ich aufziehen?", meint der RA zu Ihnen, „Fenta und Trapanal?"

Sie haben noch nie präklinisch eine Narkose gemacht oder intubiert, halten den Vorschlag des RA aber für gut und nicken. Sie schätzen den Patienten auf etwa 75 kg.
- Sie zögern und möchten noch etwas anderes dazu (386)
- Sie möchten nichts anderes dazugeben und jetzt intubieren (124)

397 „He, Tom, hilfst Du mir grade mal, den Kerl auszuziehen für die komplette Leichenschau?"

Mal wieder ist Tom verwundert über Ihre Ideen und schaut irritiert. „Was hast Du denn jetzt für eine Idee? Leichenschau? Das überlassen wir besser dem ärztlichen Bereitschaftsdienst oder dem Hausarzt – die nötigen Formulare hab' ich eh nicht dabei!"

Offensichtlich gehört es nicht zu Ihren Pflichten eine Leichenschau durchzuführen. Sie verlieren 3 Kompetenzpunkte und gehen zurück zu den Optionen von 388.

398 Weiter bei 397.

399 Ihrer Bitte kann leider nicht entsprochen werden, denn auf dem RTW und NEF sind keine inhalativen Kortikosteroide vorrätig. „Das ist doch kontraindiziert, soweit ich weiß", kommentiert einer der beiden RA Ihr

Vorhaben. „Wegen der erhöhten Infektionsgefahr durch die Immunsuppression. Da hatten wir letztens eine Fortbildung drüber." Und damit hat er tatsächlich Recht. Sie verlieren 5 Kompetenzpunkte und gehen zurück zur 722.

400 Einen Level-One? Sie Witzbold. Dabei handelt es sich um ein Hilfsgerät mit mehreren Druckbeuteln, das bei Massivtransfusionen dazu genutzt wird, um Blutkonserven in wenigen Minuten in den Patienten zu pumpen. So was gibt es nicht auf dem NEF oder RTW. Sie verlieren 5 Kompetenzpunkte. Zurück zur 132.

401 Sie liegen leider falsch und verabreichen dem Patienten aufgrund Ihrer Berechnung viel zu wenig Volumen. Lesen Sie weiter bei 30.

402 Sie haben Glück! Sie leben in einem der beiden Bundesländer, in denen Sie nicht verpflichtet sind, irgendwelche zusätzlichen Papiere bei einem Verstorbenen auszufüllen. Diese Entlastung der Notärzte soll dazu dienen, dass Sie nicht mit unnötigen Formalitäten beschäftigt sind, während Sie an anderer Stelle im Rahmen eines Notfalls gebraucht werden. Sie sind jedoch verpflichtet, dafür zu sorgen, dass ein anderer Arzt die Leichenschau in absehbarer Zeit durchführt. Dementsprechend informiert Tom den zuständigen ärztlichen Notdienst von dem Verstorbenen. Sie füllen nur das Einsatzprotokoll aus und vermerken als Todeszeitpunkt die Uhrzeit, die auf dem EKG-Streifen der dokumentierten Null-Linie angegeben ist. Weiter bei 482.

403 Sie sind froh, dass Sie keine komplette Leichenschau durchführen müssen. Je nach Bundesland wären Sie zwar befugt, aber letztendlich hat der Gesetzgeber eingesehen, dass es für Notärzte Wichtigeres gibt, als durch die Lande zu bummeln und Leichenschauen durchzuführen. Sie sind jedoch verpflichtet, dafür zu sorgen, dass ein anderer Arzt die Leichenschau in absehbarer Zeit durchführt. Lediglich in sehr ländlichen Gebieten, wo es stundenlang dauern kann, bis ein anderer ärztlicher Kollege vor Ort ist, sollten Sie diese Aufgabe selbst erledigen.

Auf der Suche nach einem Platz, an dem Sie Ihre Papiere in Ruhe ausfüllen können, haben Sie einen Fuß in den nebenan liegenden Raum gesetzt, der dem Toten wohl als Wohnquartier gedient hat. Ein muffiger Geruch aus abgestandenem Rauch, altem Bier und Sauerstoffmangel lässt Sie die Nase rümpfen, und obwohl der Tote scheinbar erst wenige Monate hier gewohnt hat, finden Sie ein heilloses Durcheinander vor. In einer Ecke steht ein einfaches Bettgestell mit einer fleckigen, unbezogenen Schaumstoffmatratze und einer zerwühlten, speckigen Bettdecke. Direkt daneben türmen sich neben einem Gaskocher etliche Konserven, Bierdosen, leere Schnapsflaschen und Müllreste auf einem Kühlschrank, in den Sie lieber keinen Blick werfen wollen. An der gegenüberliegenden Wand ist ein kleiner Schrank ebenfalls unter einem Berg aus Wäsche, Plastiktüten und alten Zeitschriften versteckt. Auf einem niedrigen Tisch in der Mitte des Zimmers türmen sich leere Zigarettenschachteln, einige Bierdosen und zerfledderte Illustrierten-heftchen, die Ihnen per Schlagzeile unverzichtbare Details aus der Welt der Reichen, Schönen und Adligen vermitteln. Hier lässt sich sicherlich kein Protokoll in Ruhe ausfüllen, deswegen räumen Sie das Feld und lehnen sich im Flur einfach gegen die Wand – nachdem Sie einen prüfenden Blick auf den vergilbten Putz geworfen haben.

Tom schaut Ihnen inzwischen neugierig beim Ausfüllen der vorläufigen Todesbescheinigung über die Schulter: „Und? Natürlicher Tod?" Tatsächlich ist es für das weitere Vorgehen entscheidend, wie Sie die Situation beurteilen.

- Sie verfahren wie bei einem natürlichen Tod (157)
- Sie verfahren wie bei einem nicht-natürlichen Tod (481)

404 Leben Sie in Schleswig-Holstein oder Nordrhein-Westfalen? Wenn ja, verlieren Sie 3 Kompetenzpunkte, denn in diesen beiden Bundesländern müssen Sie keine vorläufige Todesbescheinigung ausstellen und den Zeitpunkt der Todesfeststellung im Protokoll vermerken. Alle anderen dürfen sich eine vorläufige Todesbescheinigung aus der Kladde ziehen und gemeinsam mit dem Einsatzprotokoll ausfüllen. Als Todeszeitpunkt tragen Sie die Uhrzeit auf dem EKG-Streifen der dokumentierten Null-Linie ein (15:12 Uhr) und lesen weiter bei 403.

405 Sie instruieren einen der RA genau, wie Sie vorgehen wollen: „Ich werde jetzt die Halskrause langsam öffnen, und Du fixierst den Kopf genau so, wie er jetzt liegt. Am besten kniest Du Dich hier neben mich und hältst den Kopf am Nacken und Hinterkopf mit beiden Händen. Wenn Du dabei sanften Zug nach oben ausübst, ist der Kopf fixiert, und der Halswirbelsäule kann nichts passieren. Okay?"

„Alles klar!"

Zum Verletzten gewandt erklären Sie, dass der Kollege den Kopf jetzt hält, und er sich auf keinen Fall bewegen soll. Er hat zwar im Moment starke Schmerzen und Atemnot, scheint aber zu verstehen, was Sie ihm mitteilen.

Was tun Sie?

- Sie lassen Medikamente aufziehen und beginnen die Narkose (396)
- Sie wollen die Lagerung erst weiter optimieren (525)

406 Eine Dehydrierung kommt bei alten Leuten bekanntlich öfter vor. Allerdings berichtet der Ehemann keinerlei Durchfälle oder Ähnliches.

Außerdem scheint die Dame in einigermaßen geordneten Verhältnissen zu leben, was eine Fehlernährung zumindest eher unwahrscheinlich macht. Leider Pech gehabt! Denn auch die schnelle Infusion von einem Liter kristalloider Lösung bringt keine Besserung für die alte Dame. Sie verlieren 5 Kompetenzpunkte. Gehen Sie zurück zur 265 und überlegen Sie erneut.

407 Es ist zwar löblich, dass Sie sich gleich dem wichtigsten Organ – dem Kopf – zuwenden wollen – aber es gibt tatsächlich im Moment Wichtigeres zu tun. Sie verlieren 5 Kompetenzpunkte und gehen zurück zur 45.

408 Der Hausmeister ist mir Ihrer Antwort zufrieden, aber Ihre Einschätzung ist falsch. Da Sie sich nicht sicher waren, lesen später nach, wie das wirklich funktioniert mit der Bestimmung des Todeszeitpunktes. Sie verlieren 3 Kompetenzpunkte. Weiter zur 415.

409 Nach der Applikation von Fentanyl und Trapanal spritzt der RA Rocuronium/Succinylcholin, falls Sie eines der beiden Medikamente gewünscht hatten. Während Sie mit Ihrem Blick den Patienten mustern, der blinzelnd mit schweißigem Gesicht und angestrengter Atmung auf die Dinge wartet, die da noch kommen mögen, hören Sie Ihr Herz in den Ohren pochen.

Die Augenlider des Patienten beginnen zu flattern, bis sie nach wenigen Sekunden in halb geschlossener Position verharren. Seine Augen hasten nun nicht mehr ängstlich hin und her, sondern haben sich nach oben gedreht, sodass Sie nur noch das weiße der Augäpfel durch einen schmalen Spalt zwischen den Lidern erkennen können. Ein Blick auf den Brustkorb zeigt Ihnen, dass die Spontanatmung des Patienten soeben ausgesetzt hat. Wenn Sie den RA entsprechend instruiert haben, nimmt er den Sellick-Handgriff am Kehlkopf des Patienten vor. Wenn nicht, verlieren Sie 5 Kompetenzpunkte, weil Sie diesen Aspirationsschutz vergessen haben.

Die Sauerstoffsättigung liegt bei 72 % und fällt. Jetzt sind Sie dran!

Sie nehmen den Beatmungsbeutel vom Gesicht des Patienten, beugen sich nach unten und setzen vorsichtig mit der linken Hand das Laryngoskop in den Mund des Patienten ein, während Sie mit der rechten den Unterkiefer nach unten drücken. Erstmal sehen Sie – gar nichts! Ob Ihnen die Intubation gelingt, erfahren Sie bei 309.

410 Eine Blutgasanalyse? Witzbold. So was gibt es nicht auf dem NEF oder RTW, Sie verlieren 5 Kompetenzpunkte. Zurück zur 132.

411 Weiter bei 627.

412 Sie liegen leider falsch und verabreichen dem Patienten aufgrund Ihrer Berechnung viel zu wenig Volumen. Lesen Sie weiter bei 30.

413 Sie bitten um Vasopressin und werden enttäuscht. Dieses Präparat wird weder auf dem RTW, noch auf dem NEF mitgeführt. Und das hat auch seinen Grund, denn entsprechend den Leitlinien von 2005 gibt es keine Indikation, dieses während einer Reanimation zu applizieren. Sie verlieren 3 Kompetenzpunkte und kehren zur 670 zurück.

414 Weiter bei 604.

415 Die Totenstarre hilft Ihnen nicht wirklich weiter, denn sie kann bereits nach 15 Minuten einsetzen, beginnt aber in der Regel ab zwei Stunden post mortem. Allerdings haben Sie bereits konfluierende Totenflecken, die ab etwa eine Stunde postmorten auftreten und ihr Maximum bei drei bis 16 Stunden post mortem erreichen. Demnach ist der Mann mindestens seit einer Stunde, vielleicht zwei Stunden tot. Da die Totenflecken noch durch Umlagerung deutlich abblassen und wegdrückbar sind, gehen Sie davon aus, dass der Tod noch nicht länger als sechs bis acht Stunden her ist, danach ist eine vollständige Umlagerbarkeit nicht mehr geben.

Sie bleiben noch einen Moment vor Ort und entscheiden sich dann, doch wieder Richtung Rhein-Klinikum zu fahren. Tom spannt die Kollegen des RTWs ein, auf die Polizei bzw. den Arzt für die Leichenschau zu warten.

Erleichtert ziehen Sie sich die Handschuhe von den Fingern, werfen Sie in eine Restmülltonne vor dem Haus und klettern auf den vertrauten Beifahrersitz im NEF. Sie sind froh, als Sie die Türe zuziehen und eine materielle Barriere zwischen sich und die Situation bringen können – so ganz kalt hat Sie diese Todesfeststellung und Ihr erster enger Kontakt mit einer richtigen Leiche in freier Wildbahn nicht gelassen.

Tom startet den Motor und dreht den Wagen in zwei schnellen Zügen, und Sie verlassen den Tatort.

Ganz in Gedanken sehen Sie noch das Bild des Leichnams auf den Kacheln vor sich, als Tom von der Seite fragt: „Sag mal, was ist eigentlich das Lazarus-Phänomen?" Was antworten Sie?

- „Keine Ahnung" (305)
- „Das spontane Einsetzen von Kreislauf und Atmung nach sicher dokumentiertem Atem-Kreislaufstillstand" (420)
- „Ein fälschlich angenommener Herz-Kreislaufstillstand, bei dem später (z. B. in der Leichenhalle) erkannt wird, dass noch Herz- und Atemtätigkeit vorliegt" (287)
- „Der Fall einer Leiche, bei der im Verlauf weder Leichenstarre noch Totenflecken eintreten" (422)

416 „He, was machst Du denn da?!"

Tom hat Sie mittlerweile eingeholt und sieht, wie Sie auf alle Klingelknöpfe gleichzeitig drücken. „Lass doch die Leute zufrieden, oder willst Du das halbe Haus als Zuschauer haben?!"

Es ertönt bereits ein Summen an der Tür, und Tom drückt sich kopfschüttelnd an Ihnen vorbei in den Hauseingang. Vielleicht hätten Sie sich den Namen des Patienten auf der Piepsermeldung besser merken sollen. Sie verlieren 3 Kompetenzpunkte. Sie hechten hinter Tom die Treppe hinauf und erkennen im zweiten Obergeschoss eine halboffene Wohnungstür, hinter der deutlich Stimmen zu hören sind. Weiter bei 238.

417 „Könnte sein", stimmt der Kollege nickend zu. „Ich schreib' lieber noch ein 12-Kanal-EKG."

Er greift sich seinen Papierstreifen und verschwindet wieder ein einem Behandlungsraum. Sie waren bei Ihrer Diagnose auch nicht sehr sicher und rufen deshalb einige Zeit später noch mal bei dem Kollegen an und erkundigen sich, was aus dem EKG geworden ist. „Nein, nein. Das war kein Block. Der Patient ist schon wieder entlassen!", erklärt Ihnen der Kollege eilig und hat dann leider keine Zeit, Ihnen die richtige Diagnose ausführlich zu erläutern. Sie verlieren 7 Kompetenzpunkte.

418 Tom und die beiden RA können nicht verstehen, warum Sie jetzt Bicarbonat geben wollen. Und Ihnen den Gefallen tun, können sie auch nicht, da das Präparat derzeit weder auf RTW noch auf NEF verfügbar ist. In der jetzigen Situation macht eine solche Gabe auch keinen Sinn. Sie verlieren 5 Kompetenzpunkte. Zurück zur 132.

419 Ihr Wunsch wird leider nicht erfüllt. Tom belehrt Sie, dass für Dobutamin jetzt keine Indikation besteht. Ihr Schlaues Buch klärt Sie auf: Von Dobutamin steht in den dortigen Hinweisen zur Reanimation bei Kammerflimmern nichts. Sie verlieren 3 Kompetenzpunkte und gehen zurück zur 689.

420 Richtig. Lesen Sie mehr unter 424.

421 Hm, so richtig sicher sind Sie sich nicht, also schauen Sie noch mal schnell auf eine EKG-Karte … also, ein Linksschenkelblock sieht anders aus. Sie verlieren 10 Kompetenzpunkte. Weiter bei 192.

422 „Ach was, jetzt machste Dich aber lustig über mich. So was gibt's doch nicht, oder?", Tom schaut Sie lachend und unsicher an. Hm, so richtig sicher sind Sie auch nicht, und so muss mal wieder das Schlaue Buch herhalten. Sie verlieren 3 Kompetenzpunkte. Weiter zur 424.

423 „Ich schaue Ihnen kurz in den Mund!", rufen Sie und ziehen mit einem Finger das Kinn des Verletzten nach unten und leuchten mit einer kleinen Stiftlampe in die Mundhöhle. Dort erkennen Sie zunächst keine Verletzungen, Blut oder andere Verlegungen der Atemwege, allerdings können Sie nicht bis in den Larynx sehen.

Tom kommt inzwischen mit Koffer und Sauerstoff gelaufen.

Wie geht's weiter?

- Sie reklinieren den Kopf des Verletzten, um den tiefen Rachen zu inspizieren (190)
- Sie messen Puls und Blutdruck (50)
- Sie inspizieren die Beine und die möglicherweise schwere Blutung (432)
- Sie hören die Lungen ab (235)
- Sie legen eine Halskrause an (253)
- Es sollte dringend bei der Leitstelle angefragt werden, warum der RTW noch nicht da ist (4)

424 Ihr Schlaues Buch schreibt dazu: „Das so genannte Lazarus-Phänomen wird anekdotenhaft in der notfallmedizinischen Literatur beschrieben. Dabei handelt es sich um das spontane Einsetzen von Atmung und Kreislauf, nachdem vorher der Tod festgestellt und ein Herz-Kreislaufstillstand sicher (also auch durch Null-Linien-EKG) dokumentiert wurde. Erklärungen gibt es nur auf hypothetischer Basis." Aha, interessant. Und weiter: „Abzuheben davon ist der Scheintod, bei dem der Tod fälschlicherweise angenommen wird, obwohl weiterhin eine Atem-Kreislauftätigkeit besteht." Tom nickt zufrieden und konzentriert sich wieder auf den Straßenverkehr. Weiter zur 428.

425 Sie beginnen gerade mit dem Bodycheck, um das Verletzungsmuster zu erfassen, als Tom dazwischenruft: „Die Sättigung ist bei 60 % und fällt weiter!"

Geschockt starren Sie auf die Prozentzahl der Sauerstoffsättigung, die weiter abfällt und bereits unter 50 % ist. Überlegen Sie, was als Ursache für diese drastische Verschlechterung in Frage kommt und lesen weiter bei 426.

426 Ein Blick zur Hand des Patienten zeigt Ihnen, dass der Fingerclip ordnungsgemäß angebracht ist. Ein Messfehler scheidet aus, aber auch das hypoxisch-blau verfärbte Gesicht des Patienten spricht Bände – er sieht schon aus wie tot. Tom begreift schneller als Sie, dass es jetzt um das Leben des Patienten geht und horcht beidseits den Thorax des Patienten ab. „Mist, ich höre nichts wegen dem Lärm!"

Sie checken mit einem schnellen Blick die Beatmungseinheit. Sauerstoff ist genügend vorhanden, und auch mit den Beatmungsschläuchen ist alles in

Ordnung. Was ist hier los?! Sie haben noch 90 Sekunden Zeit, bis der Patient reanimationspflichtig wird, doch es gelingt Ihnen nicht, die Ursache herauszufinden. Sie sind ohnehin der Situation nicht mehr gewachsen und werden von Hormonwellen überschwemmt. Unter Reanimation fahren Sie den Patienten in den Schockraum des Rhein-Klinikums. Bis dort bemerkt wird, dass der Patient von Ihnen fehlintubiert/ösophageal intubiert wurde, sind 20 Minuten Hypoxie ins Land gegangen, die der Patient nicht überlebt. Sie verlieren alle Kompetenzpunkte und geben Ihren Piepser an einen Kollegen ab, der den Dienst für Sie zu Ende macht.

427 Ein Blick auf das Pulsoxymeter zeigt Ihnen immer noch keine Verbesserung der Sauerstoffsättigung, aber das ist direkt nach der Intubation noch nicht zu erwarten. Eine Verbesserung sollte in der nächsten Minute eintreten. Zurück zur 132.

428 Auch die Todesfeststellung gehört zu einem Routine-Einsatz im Notarztdienst – leider. Letztendlich stellt ein solcher Einsatz natürlich keine Notarztindikation dar, aber aufgrund von Unsicherheiten oder Schock bei den Angehörigen wird natürlich (und das zu Recht) der Notarzt gerufen, auch wenn der Verstorbene bereits seit Stunden tot ist. Im vorliegenden Fall war Herr Röder bereits seit einigen Stunden tot, nachdem er auf dem Weg zur Toilette einen terminalen Herzinfarkt erlitten hatte. Ihnen kommt dabei im Wesentlichen die Aufgabe zu, über eine mögliche Reanimation zu entscheiden, die Sie natürlich nicht durchführen, wenn bereits Zeichen des sicheren Todes (Totenflecken, Leichenstarre oder Fäulnis) vorliegen – alles andere könnte als Störung der Totenruhe interpretiert werden. Aus Sicherheitsgründen sollten Sie aber bei jedem Fall ein Null-Linien-EKG schreiben, denn sonst könnte man Sie im Rahmen eines Scheintodes der Fahrlässigkeit beschuldigen – auch wenn im vorliegenden Fall der „echte" Tod sehr wahrscheinlich war. Wenn keine sicheren Todeszeichen vorliegen, sollten Sie ohnehin auf jeden Fall ein EKG schreiben, um eine Asystolie sicher nachzuweisen. Laut Empfehlungen der Bundesärztekammer sollten Sie eine Asystolie über 30 Minuten nachweisen, um ganz sicher zu sein. Allerdings lässt sich dies in der Praxis aus Zeitgründen natürlich kaum realisieren.

Im Weiteren müssen Sie den Tod dokumentieren. Die Regelung dessen ist Ländersache und wird in Bestattungsgesetzen, Bestattungsverordnungen etc. geregelt. Entsprechende Regelungen sind im Internet zugänglich. Gemeinsam ist allen Ländern, dass Sie als Notarzt keine komplette Leichenschau durchführen, sondern lediglich den Tod feststellen müssen. Dies wurde so geregelt, um zu verhindern, dass Sie als Notarzt mit dem Auftrag der notfallmedizinischen Versorgung nicht durch zeitraubende Formalitäten aufgehalten werden. Es steht Ihnen allerdings frei, eine Leichenschau durchzuführen und den Totenschein auszufüllen. Wenn Sie den Patienten jedoch vorher selbst behandelt haben, ist Ihnen das auch in einigen Ländern (Bayern, Hamburg, Mecklenburg-Vorpommern und seit 2009 in Baden-Württemberg) untersagt.

Im Allgemeinen müssen Sie den festgestellten Tod dann zumindest in einer vorläufigen Todesbescheinigung dokumentieren und sicherstellen, dass die Leichenschau später von einem anderen Arzt vorgenommen wird. Eine Ausnahme bilden Nordrhein-Westfalen und Schleswig-Holstein. Dort müssen Sie nur den Tod feststellen und dafür sorgen, dass ein anderer Kollege (ärztlicher Notdienst, Hausarzt) nach Ihnen am Ort des Geschehens auftaucht und die Leichenschau vornimmt.

Wesentlich für das Ausfüllen der vorläufigen Todesbescheinigung ist, dass Sie sich entscheiden, ob ein natürlicher oder nicht-natürlicher Tod vorliegt bzw. Hinweise auf einen nicht-natürlichen Tod vorhanden sind. Denn sofern nicht ein natürlicher Tod vorliegt, müssen Sie das Verfahren an die Polizei übergeben und die Leichenschau einem Polizeiarzt oder Rechtsmediziner überlassen.

Sie sollten sich vor dem ersten Notarztdienst mit den geltenden Bestimmungen vertraut machen, denn ein Verstoß dagegen gilt als Ordnungswidrigkeit und kann mit einem Bußgeld bis 25000 Euro belegt werden – und da müssen Sie lange Notarzt fahren, um das wieder reinzukriegen!

Inzwischen sind Sie übrigens tatsächlich wieder bei einer Tankstelle angekommen, und Tom hat Ihr NEF jetzt komplett mit dem nötigen Sprit versorgt. Nett wie er ist, bringt er Ihnen auch ein großes Eis mit, als er von der Kasse kommt: „Hier, für den ersten Toten!", er grinst Sie an und schwingt sich auf seinen Sitz.

Zuerst sind Sie zwar verdattert, aber dann beißen Sie herzhaft in die Schokoglasur und fragen sich einigermaßen entspannt, was da heute noch kommen wird. Weiter bei 220.

429 Sie ernten fragende Blicke, denn Vasopressin gibt es weder auf dem RTW noch auf dem NEF. Und das hat auch seinen Grund, wie Sie später im dringend nötigen Literaturstudium lernen. Denn Vasopressin wird in den aktuellen Richtlinien zur Reanimation nicht empfohlen (unabhängig vom vorliegenden EKG-Rhythmus). Sie verlieren 3 Kompetenzpunkte. Zurück zur 127.

430 „Auf geht's, Herr Maurer. Wir tragen den ganzen Krempel, und Sie laufen einfach nach draußen zum Auto!", fahren Sie fröhlich fort und sind glücklich, dass dieser Einsatz bald überstanden ist. Herr Maurer erhebt sich schwerfällig und bewegt sich dann Richtung Tür.

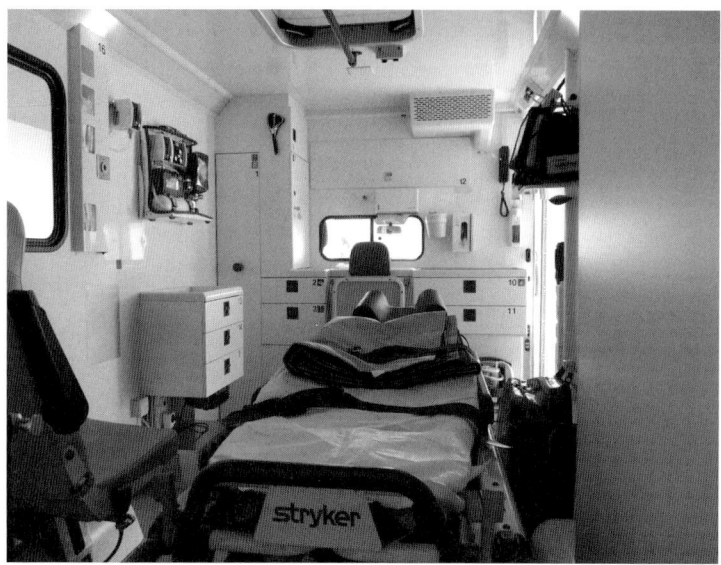
Abbildung 24: Das Innenleben des RTW

Ihre Freude wird leider getrübt, als er nach ein paar Schritten langsamer wird und anfängt zu schwitzen. „Irgendwie ist mir nicht so gut …", bringt er grade noch raus, bevor er kollabiert. Eines haben Sie grade gelernt: Man lässt einen Patienten mit dem hochgradigen Verdacht auf einen akuten Myokardinfarkt nicht mehr herumlaufen! Herr Maurer befindet sich inzwischen im Kammerflimmern. Sie bugsieren Ihn zumindest in den RTW und fahren unter Reanimation in das Rhein-Klinikum, wo Herr Maurer jedoch unter Reanimation im Herzkatheterlabor verstirbt. Es gelang zwar, den verschlossenen Koronarast wiederzueröffnen, aber der Schaden am Myokard war bereits zu groß. Sie verlieren 30 Kompetenzpunkte.

Der RA meint im Katheterlabor frustriert: „Den hätten wir besser nicht zum Auto laufen lassen sollen …", was leider dem leitenden Oberarzt der Kardiologischen Abteilung zu Ohren kommt und Ihnen einen ordentlichen Einlauf beschert. Auch die Angehörigen haben so ihre Zweifel, ob Ihre Behandlung gut war, und schon bald haben Sie Post vom Staatsanwalt.

431 Bevor Sie panisch in irgendeinen Aktionismus verfallen, sollten Sie sich zunächst einen Überblick über die grundsätzliche Verfassung des Kindes verschaffen. Äußerst beruhigend wirkt das rhythmische Heben und Senken des kleinen Thorax, das Sie auf eine gewisse Atemtätigkeit schließen lässt. Wie möchten Sie weiter vorgehen? Bitte wählen Sie drei Optionen aus, lesen die entsprechenden Absätze und gehen dann weiter zu 142. Wenn Sie mehr als drei Optionen lesen wollen, können Sie sich diese für jeweils 3 Kompetenzpunkte „erkaufen“.

- Sie inspizieren den Mund des Kindes (450)
- Sie sprechen das Kind an (445)
- Sie messen pulsoxymetrisch die Sauerstoffsättigung (84)
- Sie hören Herz und Lunge ab (118)
- Sie tasten den Radialispuls (518)
- Sie messen den Blutdruck (85)
- Sie inspizieren die Fingerkuppen (797)
- Sie sehen sich die Hautfarbe des Kindes an (447)
- Sie schauen sich die Augen des Kindes an (199)
- Sie prüfen die Haut auf Hämatome (465)
- Sie prüfen auf Knochenbrüche (792)
- etwas anderes (51)

432 Mit den Beinen … da stimmt irgendwas nicht. Auf den ersten Blick ist es nicht so offensichtlich, aber als Sie das rechte, oben liegende vorsichtig bewegen – der Patient stöhnt leise auf – bemerken Sie einen nicht ganz so physiologischen Knick im linken Unterschenkel. Auch der Femur scheint frakturiert. Durch einen Riss im Hosenbein im linken Oberschenkelbereich können Sie eine große Fleischwunde sehen, wo sich vermutlich der gebrochene Femur nach außen durchgespießt hat. Die Femoralarterie könnte verletzt sein, denn es läuft blutig aus der Wunde. Sie verlieren 5 Kompetenzpunkte, denn nach den üblichen Algorithmen ist das Inspizieren einzelner – wenn auch möglicherweise lebensbedrohlicher – Verletzungen jetzt nicht der passende Schritt der Traumaversorgung. Zurück zur 423.

433 Seit ein paar Minuten sind Sie nach der unangenehmen Begegnung im Rahmen des letzten Einsatzes wieder im Rhein-Klinikum. Es wäre Ihnen nicht so unrecht, wenn es jetzt ruhiger werden würde. Immerhin ist es schon 23 Uhr und Sie sind jetzt schon fast 16 Stunden fast ununterbrochen im Einsatz. Einfach die schweren Sicherheitsschuhe abstreifen, die Füße hochlegen und die Augen zumachen – das wäre jetzt genau das Richtige! Und vielleicht haben Sie sogar Glück und können heute Nacht einige Stunden schlafen! Zufrieden lassen Sie sich auf Ihr Bett fallen … und werden von dem Piepser-Geschrei wieder in die unangenehme Realität zurückgeholt. Wäre auch zu schön gewesen!

„Notarzteinsatz70467/31.Mai/23:14/nefso/Bew.Kind/Klausen/Friedrich-str. 12“, lesen Sie auf dem grün-blassen Display … und erstarren.

Jetzt ist es soweit! Der erste Kindernotfall … in ihrem Hals macht sich ein dicker Kloß bemerkbar. Er wird jedoch noch übertroffen von der Faust, die

Ihnen gerade die Innereien zusammendrückt. Glücklicherweise müssen Sie jetzt erstmal nicht denken, sondern nur zum Auto rennen, und das funktioniert auch noch mit dicken Klößen in Hals und Bauch ganz gut.

Tom sitzt bereits im Auto, als Sie um die Ecke in die Fahrzeughalle einbiegen. Von weitem sehen Sie ihn bereits grinsen. Er weiß vermutlich, wie es in Ihnen jetzt aussieht und macht sich lustig! Andererseits erinnert Sie das wieder daran, dass Sie nicht allein vor Ort sind, sondern Toms geballte Kompetenz aus hunderten oder tausenden von Rettungsdiensteinsätzen dabei haben – und das eine oder andere Kind sollte da auch dabei gewesen sein!

Einen Augenblick später sind Sie wieder auf der Straße.

„In fünf Minuten sind wir da!", verkündet Tom.

Als Sie schließlich in die FriedrichStraße einbiegen, erkennen Sie 50 Meter vor Ihnen bereits den angekommenen Rettungswagen, aus dem gerade zwei Rettungsdienstler aussteigen. Das Haus mit der Nummer 12 ist ein vierstöckiger Altbau mit attraktivem Stuck und vermutlich hohen Decken – um hier zu wohnen, muss man sicher mehr Geld verdienen als ein einfacher Doktor, denken Sie. Tom bringt das Auto vor dem RTW zum Stehen. An der offen stehenden Haustüre erkennen Sie einen jüngeren Mann um die 35, der mit aufgerissenen Augen und hektischen Bewegungen in Ihre Richtung winkt. Und gerade verpasst Ihnen die Faust in Ihrem Magen einen ordentlichen Kinnhaken – das sieht nicht gut aus!

Die Besatzung des RTW hechtet bereits bewaffnet mit dem speziellen Kinder-Notfallkoffer und Sauerstoff die kurzen Stufen zur Eingangstreppe hinauf, und Sie eilen hinterher. Der Vater – Sie gehen stark davon aus, dass es sich bei dem Mann an der Türe um eben jenen handelt – begrüßt Sie laut: „Im zweiten Stock, unser Kind!"

Er läuft mit Ihnen den kurzen Hausflur und die daran anschließende Treppe hinauf, die sich über rechtwinklige Absätze nach oben windet. Im zweiten Stock steht die Wohnungstüre angelehnt, und Sie treten in die dahinter liegende, schummrige Wohnung, aus der kein Laut zu Ihnen dringt. Die beiden RA haben Sie beim Erklimmen der Treppe überholt, und so stehen Sie einen Moment allein im totenstillen Flur der Wohnung, unschlüssig, wohin Sie sich wenden sollen. Die hundertstel Sekunden, die Sie benötigen, um sich kurz zu orientieren, erscheinen Ihnen wie Minuten – und in Ihnen steigt eine sehr ungemütliche Horrorvorstellung auf: Der Durchschnittsnotarzt kommt etwa einmal alle paar Jahre zu einer Kinder-Reanimation – sollte es etwa heute bei Ihnen schon soweit sein?!

Mehrere abgehende Türen stehen Ihnen zur Auswahl, die jedoch alle bis auf eine verschlossen sind. Durch den Spalt der angelehnten Tür fällt ein gedämpfter Lichtschein in den dunklen Flur.

Am liebsten würden Sie schnurstracks wieder verschwinden, aber der Rückzug wird Ihnen leider durch den Familienvater blockiert, der gerade durch die Wohnungstüre hinter Ihnen springt und Ihnen den Weg in Richtung der angelehnten Tür weist. „Da lang!"

Nach ein paar schnellen Schritten drücken Sie die Tür hastig auf und betreten ein Kinderzimmer mit Wiegebettchen, Wickeltisch und paradox grinsenden Comic-Figuren an den Wänden. Nach Grinsen ist Ihnen jetzt nicht zumute, denn in der Mitte des Raumes sitzt eine leise schluchzende, Tränen überströmte junge Frau auf einer Wolldecke und wiegt ein Baby in einem blauen Strampelanzug in ihren Armen. Das Kind dürfte auf den ersten Blick etwa 4 bis 6 Monate alt sein und lässt keine Bewegung erkennen.

Als Sie zur Mutter treten, hebt diese Ihren Kopf, schaut Sie aus verweinten Augen an und dreht das Baby im ersten Moment schützend weg von Ihnen. Erst als Sie erkennt, wer da durch die Tür gestürzt kommt, klärt sich ihr Blick ein wenig und sie hält Ihnen das Kind schluchzend entgegen: „Er bewegt sich nicht mehr und schreit nicht!"

Ihre Angst ist inzwischen dem Adrenalinschub gewichen, und Ihre Nebennieren zwingen Sie, einfach zu arbeiten, ohne sich Gedanken über die Situation zu machen: „Wir kümmern uns um Ihr Kind, keine Angst!"

Sie wissen zwar selber, dass sich das jetzt wie ein schlechter Witz anhört, aber Ihnen fällt auch gerade nichts Besseres ein, während Ihre Augen nur auf den Säugling gerichtet sind. Sie nehmen ihn vorsichtig der Mutter aus den Armen, wobei Sie einen ersten Eindruck gewinnen: Das Kind hat die Augen geschlossen und lässt den Kopf kraftlos in den Nacken fallen, als Sie ihn einen kurzen Augenblick nicht stützen. Inzwischen hat jemand den Lichtschalter gedrückt und das Zimmer wird von einer fröhlichen Sonne an der Decke erleuchtet. Was tun Sie als Erstes?

- Sie schicken die Eltern aus dem Zimmer, um in Ruhe zu arbeiten (440)
- Sie beginnen mit der Reanimation (442)
- Sie eilen mit dem Kind nach unten in den RTW (477)
- etwas anderes (431)
- Sie fordern den Baby-Notarzt nach (520)

434 Eine kurze Diskussion mit Ihren beiden RA belehrt Sie, dass Protamin als Antidot für eine Heparinvergiftung hier nun wirklich nicht indiziert ist. Lachend fügt einer der RA hin zu: „Und bei der Spermatogenese ist es auch wichtig!" Sie halten das erstmal für einen Witz, aber tatsächlich lesen Sie später in Ihrem Schlauen Buch etwas über die Rolle des Protamins in der späten haploiden Phase der Spermatogenese. Dinger gibt's! Sie verlieren 5 Kompetenzpunkte und kehren den Optionen von 643 zurück.

435 Sie wenden sich dem linken Bein zu, an dessen Oberschenkel Sie den deutlichen Blutfleck in der Hose gesichtet haben. Beim näheren Hinsehen erkennen Sie, dass die Hose unter dem Patienten schon blutig durchtränkt ist.

Durch ein Loch in der Hose erkennen Sie eine große Risswunde dorsal am Oberschenkel, wo sich vermutlich der gebrochene Femur durchgespießt hat. Sie wollen sich gerade der näheren Inspektion widmen, als Tom dazwischenruft: „Die Sättigung ist bei 60 % und fällt weiter!"

Geschockt starren Sie auf die Prozentzahl der Sauerstoffsättigung, die bereits unter 50 % ist. Überlegen Sie, was als Ursache für diese drastische Verschlechterung in Frage kommt und lesen weiter bei 426.

436 Der RA spritzt die von Ihnen gewünschte Menge und Sie warten … und warten … und warten. Der Patient wird deutlich müde, und seine ohnehin spärliche Atmung wird noch schwächer, aber für eine ordentliche Narkose reicht es noch nicht. Sie müssen nachspritzen, denn Ihre Dosierung war zu gering. Sie verlieren 5 Kompetenzpunkte. Weiter bei 409.

437 Weiter bei 430.

438 Sie wenden sich dem linken Bein zu, an dessen Oberschenkel Sie den deutlichen Blutfleck in der Hose des Verletzten gesichtet haben. Beim näheren Hinsehen erkennen Sie, dass die Hose unter dem Patienten schon blutig durchtränkt ist. Um die Wunde jedoch in Ihrer Schwere wirklich beurteilen zu können, müssten Sie vorher den Blutdruck wissen, um eine mögliche Kreislaufinstabilität beurteilen zu können. Sie verlieren 3 Kompetenzpunkte, denn nach den üblichen Trauma-Algorithmen sollten Sie zunächst Puls und Blutdruck erfassen, bevor Sie sich auf einzelne Wunden konzentrieren. Tom hat sich dieses Themas gerade angenommen und berichtet: „Blutdruck systolisch bei 80!", der Piepston des EKGs strapaziert Ihr ohnehin schon lädiertes Nervenkostüm fröhlich mit einer Frequenz von 120/Minute. Weiter bei 439.

439 Durch den Riss in der Arbeitshose im Oberschenkelbereich ist dorsal eine große Wunde zu sehen, wo sich vermutlich der gebrochene Femur nach außen durchgespießt hat. Mit der Schere aus dem Koffer ist das betreffende Hosenbein schnell eröffnet. Es sind aktuell keine perforierenden Knochenteile zu sehen, aber die Femoralarterie könnte verletzt sein, denn es läuft viel Blut aus der Wunde. Bei der bestehenden Kreislaufinstabilität sollten Sie die Blutung versorgen. Einer der RA möchte Ihnen zur Seite stehen und meint: „Soll ich das Bein abbinden?"

Was antworten Sie?
* „Ja, wir müssen die Blutung unbedingt stoppen!" (476)
* „Nein, ein ordentlicher Druckverband stillt die Blutung. Abbinden schädigt die Nerven und Gefäße und ist kontraindiziert!" (462)
* „Nein, ein Druckverband reicht. Abbinden nur im Notfall!" (457)

440 „Sie müssen uns jetzt leider allein hier lassen, damit wir unser Bestes geben können!"

Die Frau steht sofort mit einem lauten Schluchzer neben Ihnen: „Nein! Ich lasse mein Kind nicht allein!" Verzweifelt greift sie nach dem Baby. Das war wohl nicht der richtige Ansatz!

Letztendlich kann es zwar erforderlich sein, die Eltern aus dem Zimmer zu bitten, wenn diese Sie massiv von der Arbeit abhalten, aber jetzt sollten Sie sich erstmal auf die Basisdiagnostik und eine Anamnese konzentrieren – und dazu benötigen Sie schließlich die Eltern.

Tom ist Ihnen zur Seite gesprungen und hat die Mutter tröstend in den Arm genommen. „Nein, bleiben Sie ruhig hier, wir schauen jetzt erstmal, was ihm fehlt." Sie verlieren 5 Kompetenzpunkte und gehen zurück zu den Optionen von 433.

441 Sie geben noch einige Medikamente und fahren den Patienten anschließend in die Notaufnahme der St. Josephs-Klinik. Leider haben Sie kein 12-Kanal-EKG geschrieben, was dringend notwendig für die weitere Behandlung gewesen wäre. Dies führt dazu, dass sich die weitere Therapie im aufnehmenden Krankenhaus erstmal verzögert, da niemand – auch Sie nicht – den Ernst der Lage begreift. Als dann die Aufnahmeschwester ein 12-Kanal-EKG schreibt, zeigt sich auf dem EKG-Ausdruck ein massiver Befund! Leider hat aber dieses Krankenhaus keine adäquate Therapiemöglichkeit … und bevor Herr Maurer notfallmäßig verlegt werden kann, wird er bewusstlos und fällt in ein Kammerflimmern. Einmal gelingt es noch, ihn erfolgreich zu defibrillieren, aber selbst das kann nicht verhindern, dass Herr Maurer nach erfolgloser Reanimation bei erneutem Herz-Kreislaufstillstand verstirbt. Sie schleichen sich schuldbewusst aus der Notaufnahme und verstecken sich im Fußraum des Beifahrersitzes im NEF. Auch ohne Riesenanschiss ist Ihnen klar, dass Sie durch ein frühes 12-Kanal-EKG sofort die adäquate Versorgung in die Wege hätten leiten können. Dann wäre Herr Maurer vielleicht noch am Leben und Sie ohne staatsanwaltschaftliche Post. Sie verlieren 50 Kompetenzpunkte.

442 Panisch beginnen Sie unter den Augen der völlig entsetzten Eltern mit der Herzdruckmassage und der Mund-zu-Mund-Beatmung. Als Sie das Kind vorsichtig beatmen, ächzt und hustet es deutlich vernehmbar! Allzu reanimationspflichtig scheint es nicht zu sein. Vielleicht sollten Sie es untersuchen, bevor Sie loslegen?! Sie verlieren 12 Kompetenzpunkte. Zurück zur 433.

443 Korrekt. Aufgrund der Gefahr der Hypothermie sollte keine Kühlung mit Wasser oder Coolpacks durchgeführt werden. Der Patient befindet sich inzwischen im RTW, nachdem der andere Patient ausquartiert und in einem

Kleinbus der Feuerwehr mit Sauerstoff und Pulsoxymeter versorgt ist. Jetzt müssen Sie sich über die weitere Therapie Gedanken machen, während Ihre Helfer Infusionen aufhängen und die Gerätschaften in ihre Verankerungen im Inneren des RTW hängen. Wie sollte die Volumentherapie aussehen?

- restriktiv, um eine Verdünnungshypoproteinämie zu verhindern (30)
- restriktiv, um eine Elektrolytverdünnung zu verhindern (46)
- restriktiv, um eine Exsudation über die Wunden zu mindern (66)
- liberal, um kapilläre Exsudation zu kompensieren (669)
- liberal, um eine Hyponatriämie anzustreben (674)

444 Sie lassen sich die Hände des Mannes zeigen und erkennen daran keine Auffälligkeiten. Sie verlieren allerdings 4 Kompetenzpunkte, denn es gibt erstmal Wichtigeres! Zurück zur 650.

445 Sie sprechen das Baby an … und zeigen damit, dass Sie offensichtlich keine eigenen Kinder haben. Oder was erwarten Sie für eine Reaktion von einem Säugling? Ob bewusstlos oder nicht, er wird Ihnen keine Antwort geben – außer er ist ein Wunderkind, das bereits vier Sprachen spricht. Für diese dumme Idee ernten Sie einen misstrauischen Blick der Mutter und einen Verlust von 5 Kompetenzpunkten. Zurück zur 431.

446 Ein Blick auf das EKG zeigt Ihnen eine Senkung der ST-Strecke in den Ableitungen V1 bis V3, aus Ihrer Sicht ein eindeutiges Zeichen für eine akute myokardiale Ischämie. Oder? Hm, Sie kommen ins Grübeln. Irgendwas war doch mit ST-Senkungen ... oder Hebungen?! Sie verlieren 8 Kompetenzpunkte und schauen noch schnell auf der EKG-Karte nach. Da entdecken Sie nach einigem Suchen im Kleingedruckten, dass die ST-Senkungen zwar das Vorliegen einer koronaren Herzerkrankung anzeigen können, aber nicht spezifisch für einen akuten Myokardinfarkt sind.

- Sie sehen andere Zeichen einer akuten Ischämie (192)
- Sie fahren mit der weiteren Therapie fort (764)

447 Eines haben Sie inzwischen schon gelernt: „Auf der Gasse" sind Ihre fünf Sinne bei der Diagnostik Ihr wichtigstes Hilfsmittel. Und gerade bei Kindern sind klinische Zeichen besonders wichtig, um die Vitalparameter zu beurteilen. Der Hautfarbe und -temperatur kommt hierbei besondere Bedeutung zu, denn sie gibt Ihnen einen Eindruck von Kreislauf- und Atemfunktion und ist im wahrsten Sinne des Wortes auf den ersten Blick zu erfassen. Eine genaue Schätzung von Blutdruck, Puls und Sauerstoffsättigung wird Ihnen zwar nicht gelingen, aber Sie können zwischen „blass, blau, vermutlich reanimationspflichtig", „marmoriert und schockig" oder „rosig, durchblutet, vermutlich nicht schockig" unterscheiden.

Sie sind sehr dankbar, dass sich der vor Ihnen liegende Säugling für die letztere Variante entschieden hat; Die Hautfarbe erscheint Ihnen rosig und adäquat zu sein. Zurück zur 431.

448 Ihrer Ansicht nach liegt hier der klare Fall einer Absence vor. Sie beruhigen die Eltern und bringen das Kind zusammen mit ihnen in die pädiatrische Ambulanz des Rhein-Klinikums. Die Kollegin dort kommentiert Ihre Diagnose nur mit: „Also, das passt vom Alter ganz und gar nicht. Und die Eltern hatten doch von einer generalisierten Krampfaktivität berichtet, oder? Das wäre ganz untypisch!"

Etwas verunsichert ziehen Sie sich vom Ort des Geschehens zurück und lesen das Thema in Ruhe nach. Tatsächlich – ein Absence-Anfall sieht wirklich ganz anders aus! Sie verlieren 10 Kompetenzpunkte.

449 Hmmm, vielleicht ist das eine alte Schulterverletzung, die da jetzt so weh tut? Jedenfalls denken Sie da als mögliche Schmerzursache zunächst auch daran.

„Tut es Ihnen beim Bewegen weh?", fragen Sie Herrn Maurer.

„Nein, eigentlich nicht. Es ist eher immer gleich", ist die Antwort. Um der Sache weiter auf den Grund zu gehen, führen Sie eine orientierende Untersuchung der Schulter durch. Es besteht kein Bewegungsschmerz und kein Hinweis auf Verletzung. Ihre Diagnose scheint nicht zu stimmen. Sie verlieren 4 Kompetenzpunkte. Zurück zur 304.

450 Mit zwei Fingern öffnen Sie den Mund des Kindes und versuchen hineinzusehen. Soweit Sie sehen, ist dort nichts Ungewöhnliches zu erkennen. Zurück zur 431.

451 Nachdem Sie die Packungsbeilage nicht gefunden haben, fingern Sie verschämt in Ihrer Jacke, bis Sie Ihr Schlaues Buch gefunden haben und suchen … T … Taaaa … Tamsulosin, da! Seite 285. Hm, verdächtig weit hinten, da steht normalerweise nur der unwichtige Kram.

Sie lesen: Indikation: Benigne Prostatahyperplasie … grade fällt es Ihnen wieder ein!! Tja, unnötig Zeit verloren und 4 Kompetenzpunkte. Aber jetzt haben Sie immerhin auch was dazu gelernt. Zurück zur 154.

452 Soweit Sie das ganze beurteilen können, ist das Kind kardiopulmonal stabil. Neurologisch erscheint es jedoch eingeschränkt. Sie greifen mit zwei Fingern in den Baby-Speck am rechten Oberarm und kneifen herzhaft hinein, um den GCS zu erheben. Die Mutter des Kindes ist schockiert, wie Sie ihr Kind behandeln! Allerdings wird Sie von einem missmutigen Grunzen des Babys abgelenkt, während es den betroffenen Arm zum Körper zieht, um der Schmerzursache zu entkommen. Die Augen hält es geschlossen. Bewusstlos ist das Kind nicht! Sie sind jetzt um einiges ruhiger, als vor achteinhalb Sekunden.

- Bitte berechnen Sie den GCS und gehen Sie zu 460
- Der GCS lässt sich nicht auf Kinder < 5 Jahre anwenden (463)

453 Die Entkleidung und der Bodycheck ist als letzter Schritt der algorithmuskonformen Traumaversorgung nun durchzuführen (E). Wenn Sie bislang keine Pupillenmotorik erhoben haben, verlieren Sie 5 Kompetenzpunkte (denn diese ist fällig bei „D") und lesen weiter bei 78. Ansonsten lesen Sie hier weiter. Sie beginnen am Kopf und arbeiten sich nach unten auf der Suche nach weiteren Verletzungszeichen vor. Sie finden bis auf die bereits bekannten Befunde eine Oberarmfraktur auf der linken Seite, eine Instabilität des Beckens auf der linken Seite mit Prellmarken am Trochanter major sowie eine Unterschenkelfraktur links. Als Sie den Patienten achsengerecht zur Seite drehen, erkennen Sie weitere Prellmarken an der unteren Brustwirbelsäule. Ein Wirbelsäulentrauma können Sie nicht ausschließen. Das Abdomen erscheint Ihnen weich.

Inzwischen sind die ersten beiden Infusionsflaschen leer, und es läuft die zweite 500ml-Flasche kristalloide Lösung und der zweite Beutel mit 500 ml HAES.

Der Blutdruck ist darunter systolisch bei knapp 100 mmHg, die Herzfrequenz bei 110 pro Minute. Der LifePak zeigt einen entsprechenden Sinusrhythmus an. Die Sauerstoffsättigung liegt bei 93 %.

„Ich meld' uns im Schockraum an!", meint Tom und verschwindet in Richtung NEF. Einer der RA kommt bereits mit der Schaufeltrage und Vakuum-Matratze gelaufen, die Sie gemeinsam unter den Patienten bringen.

Schnell ist die Luft aus der Vakuum-Matratze abgesaugt und der Patient liegt starr fixiert und geschient auf der Schaufeltrage, sodass Sie ihn problemlos in den RTW transportieren können. Die umstehenden Arbeiter sind offensichtlich erleichtert, dass es jetzt voran geht und zerstreuen sich so langsam.

„Wird er durchkommen, Doktor?", will der wissen, der zu Beginn am Kopf des Verletzten kniete. Sie nicken knapp und versuchen, einen kompetenten Eindruck zu machen, was beim Fragenden einen einigermaßen entspannten Gesichtsausdruck bewirkt.

Wenige Augenblicke später ist der Patient im RTW verkabelt, die Infusionen hängen und Sie sind bereit zum Transport. Tom meldet: „Der Schockraum weiß Bescheid und erwartet uns in zehn Minuten!"

Der Druckalarm der Beatmung der Beatmungseinheit reißt Sie aus Ihrer Zufriedenheit und ein Blick auf den Patienten zeigt, dass Ihre Narkose wohl langsam nachlässt; Der Patient presst gegen die Beatmung und scheint wacher zu werden. Wie gehen Sie vor?

- Der Patient soll spontan mit Unterstützung der Beatmungseinheit atmen und möglichst wach sein (80)
- Sie vertiefen die Narkose und beatmen weiter (150)

454 Schön wär's! Sie verlieren 3 Kompetenzpunkte. Weiter bei 529.

455 Sie bestehen solange auf der Anwesenheit eines weiteren Notarztes, bis Tom endlich Ihren Wunsch an die Leitstelle übermittelt und wenig später ein weiterer Kollege auf der Bildfläche erscheint. Mutter und Kindern geht es weiterhin sehr gut, was den Kollegen dazu veranlasst, Ihre Nachforderung in einem kurzen Vieraugengespräch ausgesprochen kritisch zu hinterfragen! Er brummelt so etwas wie: „Hab nachts um fünf wirklich besseres zu tun, als Notarztanfängern die Hand zu halten!", und verabschiedet sich sofort wieder. Da waren Sie zu voreilig und verlieren 5 Kompetenzpunkte. Weiter bei 650.

456 Nachdem die RTW-Besatzung beschäftigt war, Ihre Wünsche zu erfüllen und die entsprechenden Medikamente aufzuziehen, bekommen Sie jetzt eine 5 ml-Spritze vom RA gereicht mit den Worten: „250 mg Urbason!" Hm. Sie sind für einen Moment ratlos. Gibt man Urbason in dieser Situation? Und wie viel? (Wenn Sie der Patientin im Laufe dieses Einsatzes bereits Kortison gegeben haben, brauchen Sie jetzt keines mehr zu geben, Sie gehen direkt zur 270 zurück). Bitte wählen Sie ansonsten, ob Sie gar nichts, 100, 150, 200, 250 oder 500 mg (also noch eine Spritze) verabreichen wollen. Weiter geht es bei 292.

457 Richtig. Obwohl es früher sehr verpönt war, haben inzwischen Studien an Kriegsopfern gezeigt, dass bei schwersten Extremitätentraumata das Abbinden durchaus lebensrettend sein kann und Nervenschäden in weniger als 5 % der Fälle auftreten. Nichtsdestotrotz wird der Oberschenkel in diesem Fall jetzt fachgerecht durch einen Druckverband versorgt. Weiter bei 198.

458 „Wissen wir denn, warum er gestürzt ist?"
„Also, Herr Rerser baut in letzter Zeit ab. Vor zwei Monaten war er stationär wegen eines Sturzes. Als ich vorgestern morgens vorbeigekommen bin, lag er auch im Wohnzimmer auf dem Teppich und kam nicht mehr hoch. Wir sind gerade dabei, einen Platz in einem Pflegeheim zu organisieren."

Der Mitarbeiter des Hausnotrufs kennt den Patient offensichtlich schon länger. Der Patient selbst kann keine verwertbaren Angaben zum Sturz machen. Zurück zur 757.

459 Sie Trödler! Sie verlieren 3 Kompetenzpunkte. Weiter bei 529.

460 Bei Kindern (und besonders bei Babys) ist die Erhebung des GCS natürlich anders als bei Erwachsenen. Wie Sie vielleicht wissen, gibt es allerdings den angepassten Pediatric-GCS, der weiterhin zwischen Kindern bis zwölf Monate und älter als zwölf Monate differenziert. Im vorliegenden Fall hat das Kind die Augen geschlossen (1 Punkt), reagiert jedoch gezielt auf die Schmerzstimulation (5 Punkte) und antwortet mit einem grunzenden Laut (2 Punkte), was insgesamt eine Punktsumme von acht ergibt. Sie verlieren zwei Punkte für jeden GCS-Punkt, den Sie daneben gelegen haben (sofern Sie nicht gerade schon Kompetenzpunkte verloren haben, weil Sie dachten, es gäbe gar keinen GCS für Kinder).

Die Mutter scheint inzwischen durch die einigermaßen vitale Reaktion des Babys wieder klarer denken zu können und berichtet Ihnen: „Es ging ihm bis heute Nachmittag total gut. Wir waren spazieren, und alles war in Ordnung", sie blickt zu ihrem Mann, der ihr ermutigen zunickt. „Gegen Abend kam er mir ganz heiß vor und hat auch weniger geschrien als sonst. 39,2 Grad Fieber habe ich gemessen und ihm dann ein Paracetamol-Zäpfchen gegeben", sie schaut Sie unsicher an und fährt fort. „Das Fieber ging dann zurück, und wir haben ihn dann wie immer Schlafen gelegt und ab und zu nach ihm geschaut. Vor einer Stunde habe ich ihm noch ein Zäpfchen gegeben, weil er wieder über 39 Grad war. Jetzt wollte ich nach ihm sehen, und als ich ihn auf den Arm genommen habe, hat er überall nur noch gezuckt und nicht mehr geatmet. Ich hab' gedacht, er stirbt, und ich kann nichts tun!"

Sie ist immer noch sichtlich mitgenommen von dieser akuten Paniksituation, steht Ihnen aber zur weiteren Befragung zur Verfügung. Sie lassen sich die Packung der Zäpfen zeigen und lesen „Paracetamol AZU Zäpfchen 125 mg". Das Kind ist tatsächlich sieben Monate alt und wiegt geschätzte neun Kilo. Sie versuchen sich kurz an die Dosierung von Paracetamol für Säuglinge in diesem Alter zu erinnern. Wählen Sie 30 mg, 50 mg, 70 mg oder 90 mg/kg pro Tag und lesen Sie weiter bei 467.

461 Die Jungs vom RTW nehmen Herr Maurer bereitwillig in den Sitzgriff, während Sie Sauerstoff und EKG hinterher tragen. So bugsieren Sie den Patienten in einer kleinen Karawane bis in den RTW, ohne dass Herr Maurer auch nur einen Schritt machen muss – ihn vor jeder weiteren Anstrengung zu schützen, ist ganz wesentlich für die weitere Behandlung. Nachdem im RTW alles für den Transport gerichtet ist – die Infusion ist aufgehängt, die Geräte an der Wand befestigt, und Sie haben sich neben dem Patienten angeschnallt – geht es mit Blaulicht in die Klinik. Tom hat inzwischen bereits die möglichen Krankenhäuser abtelefoniert und meldet: „Also, das Rhein-Klinikum hat in der ganzen Inneren kein Männerbett mehr frei, die können nicht. Im NeoVitae-Krankenhaus gibt's zwar noch Betten, aber die haben keine Beatmungsoption mehr auf der Intensiv. In der St. Josephs-Klinik gibt's sowohl Betten auf Station in der Kardiologie als auch Intensivkapazitäten.

Wohin bringen Sie den Patienten?
- in das Rhein-Klinikum (475)
- in das NeoVitae-Krankenhaus (479)
- in die St. Josephs-Klinik (486)

462 Das hat man Ihnen so beigebracht, allerdings erfahren Sie einige Zeit später im Gespräch mit einem Kollegen, dass bei schwersten Extremitäten-Trauma inzwischen ein Abbinden durchaus angewandt werden kann und dass Nervenschäden in Studien in weniger als 5 % der Fälle beobachtet wurden. Sie verlieren 4 Kompetenzpunkte. Nichtsdestotrotz wird der Oberschenkel fachgerecht mit einem Druckverband versorgt. Weiter bei 198.

463 Sie haben noch nie von einem GCS bei Kindern oder Babys gehört und überhaupt: Ihnen reicht es im Moment, dass das Kind wenigstens ein bisschen auf Ihr Kneifen reagiert hat. Im Anschluss an diesen Einsatz befragen Sie aber doch wieder Ihr Schlaues Buch zu diesem Thema und werden fündig: Es gibt tatsächlich eine Anpassung des GCS für Kinder und Babys. Sie verlieren 6 Kompetenzpunkte und gehen zur 460.

464 Alna … Ihnen fällt grade beim besten Willen nicht ein, warum man das nimmt bzw. welche Substanz sich dahinter versteckt. „Herr Maurer, haben Sie die Packung von Alna gerade da?", fragen Sie scheinheilig, da Sie nicht Ihr Buch rauskramen und darin blättern wollen, während Sie von allen im Raum aufmerksam gemustert werden. Die junge Frau greift in eine weiße Plastiktüte, die auf dem Tisch liegt und kramt darin eine Weile. Letztendlich reicht sie Ihnen eine kleine Papp-Schachtel. „1 Tablette enthält 0,367 Milligramm Tamsulosin", lesen Sie ratlos. Und jetzt?!
- Sie belassen es dabei und gehen zurück zur 154
- Sie holen jetzt doch Ihr Buch und schlagen das Tamsulosin nach (451)

465 Sie knöpfen den Strampler auf und suchen nach Hämatomen, während die Eltern und Ihre Kollegen Sie verwundert anschauen – denn schließlich gibt es vielleicht im Moment erstmal Wichtigeres?! Zum Beispiel die Vitalfunktionen sicherstellen? Sie verlieren 3 Kompetenzpunkte. Zurück zur 431.

466 Der RA neben Ihnen schreit dem Fahrer zu, dass er kurz am Straßenrand anhalten soll. Solange Sie schneiden müssen, ist das auch besser so und Sie setzen mit zitternder Hand das Skalpell an. Sie erinnern sich an alles, was Sie bisher über die Anlage der Thoraxdrainage gelernt haben und schneiden auf einer Strecke von etwa fünf Zentimetern beherzt durch Haut und Subkutangewebe. Mit einer Schere präparieren Sie anschließend zunächst zögerlich durch die darunter liegenden Zwischenrippenmuskeln. Plötzlich durchstoßen Sie mit der Präparierschere die letzten Muskelfasern und auch die darunter liegende Pleura parietalis und kriegen erstmal einen ordentlichen Schreck, da Sie einige Zentimeter in den Thorax rutschen!

„Pfffffffffft", ein deutliches Zischen und Blubbern ist zu hören, als gefangene Luft aus der linken Thoraxhälfte nach draußen pfeift und sich schwallartig 300 bis 400 ml Blut entleeren.

Sie hatten Recht! Ein Spannungspneumothorax! Sie führen eilig den Drainageschlauch ein und nähen ihn an – Gott sei Dank schaut niemand zu, wie unbeholfen und zittrig Sie die Knoten setzen! Im gleichen Moment als Sie den Schlauch an die Absaugung des Wagens hängen, erlischt das laute Geheul der Sirene und der Wagen rumpelt über eine heftige Schwelle – das muss die Einfahrt zur Klinik sein! Plötzlich spüren Sie grenzenlose Erleichterung, denn jetzt sind Sie bald hier raus und jemand anderes kümmert sich um Ihren Patienten. Erst jetzt fällt Ihnen auf, dass der Piepton des EKGs deutlich langsamer geworden ist und auch die Sauerstoffsättigung sich wieder lebensfreundlichen Bereichen annähert. Offensichtlich waren Sie erfolgreich!

Kurze Zeit später haben Sie den Patienten im Schockraum abgegeben. Der erste Blutdruck liegt dort bei 100 mmHg systolisch, die Pulyoxymetrie zeigt 95 % an und die Herzfrequenz des Patienten liegt bei knapp über 100 /Minute. Nach der Übergabe ziehen Sie sich dankbar zurück und suchen sich erstmal einen Stuhl, um Ihre Gummi-Beine zu entlasten. Tom kommt gerade vorbei und schlägt Ihnen mit voller Kraft auf die Schulter, dass Sie fast vom Stuhl fallen: „Mannomann! Das war ein ordentlicher Ritt. Gut gemacht!"

Auch die Kollegen im Schockraum werfen Ihnen anerkennende Blicke zu. Präklinisch eine Intubation und Thoraxdrainage im ersten Dienst – nicht schlecht. Weiter bei 69.

467 So ganz sicher sind Sie sich nicht und schlagen schnell im Schlauen Buch nach. Die Tageshöchstdosis liegt bei 50 mg/kg in drei Einzeldosen. Wenn Sie das nicht wussten, verlieren Sie 5 Kompetenzpunkte. Sie sind beruhigt – nach Ihrer Rechnung liegt das Kind mit den applizierten zweimal 125 mg noch nicht über der Maximaldosis pro Tag.

Sie haben jetzt die wichtigsten Informationen und Befunde zur Beurteilung der Situation zusammen. Wie beurteilen Sie die Atemwege des Kindes?

- Das Kind sollte bei deutlicher neurologischer Einschränkung (GCS = 8) zur Atemwegssicherung intubiert werden (148)
- Das Kind sollte erst bei weiterer Verschlechterung intubiert werden (513)

468 „Warum nehmen Sie denn das Pantozol, Herr Maurer?!"

„Panto … was?!" Herr Maurer scheint nicht zu wissen, was das für eine Tablette ist.

„Vater, die Magentablette!", meint der Sohn ermahnend. Schnell fügt er an Sie gewandt hinzu: „Die nimmt er, weil er früher immer soviel Magenschmerzen gehabt hat und auch einmal Magenblutung, aber das ist schon 15 Jahre her. Seitdem gab's keine Probleme mehr. Der Hausarzt meinte, dass er die trotzdem weiter nehmen soll, auch wegen dem Aspirin." Okay, das macht Sinn. Allerdings verlieren Sie 3 Kompetenzpunkte, weil die Frage in der Akutsituation nicht unbedingt nötig gewesen wäre. Zurück zur 154.

469 Der Arztbrief ist schon vergilbt und beschreibt einen stationären Aufenthalt im NeoVitae-Krankenhaus zur Einstellung des arteriellen Hypertonus und des Blutzuckers bei einem neu aufgetretenen Altersdiabetes aus dem Sommer 2006. An Diagnosen ist außerdem eine Osteoporose, ein AV-Block 1. Grades, Glaukom, Hyperlipidämie, Z.n. Knie-TEP links 2002, Z.n. Prostatektomie 1997 und Z. n. Cholezystektomie 1993 angegeben. Laut dieses Briefes besteht die Hausmedikation des Patienten aus Norvasc 5 mg morgens und Metformin 850 mg morgens sowie morgens und abends eine Braustablette Calcium-D3. Was tun Sie?
- „Norvasc" im Schlauen Buch nachschauen (484)
- „Metformin" im Schlauen Buch nachschauen (491)
- zurück zur 757

470 Sie verlieren 3 Kompetenzpunkte. Lesen Sie weiter bei 529.

471 Lesen Sie weiter bei 716.

472 Die Tubusgröße für Kinder richtet sich nach einer Faustregel: (14 + Alter in Jahren)/4 = Tubusgröße. Das bedeutet für den kleinen Patienten in diesem Fall einen Tubus von 3,5 cm. Sie verlieren 5 Kompetenzpunkte, wenn Sie sich für eine andere Größe entschieden hatten.

In seinem jetzigen Zustand ist der Kleine zwar sehr schläfrig, aber noch so wach, dass er eine Intubation ohne Narkose wohl nicht über sich ergehen lassen wird. Sie sind deshalb gefordert, mit schwitzenden und zitternden Händen für einen i.v.-Zugang zu sorgen! Viel Erfahrung haben Sie dabei bisher noch nicht sammeln können, und so verstehen Sie prompt die ersten beiden Versuche – was aber auch daran liegen könnte, dass der Patient zunehmend widerwillig auf Ihre invasive Vorgehensweise reagiert. Als Sie schon über einen Intraossärzugang nachdenken, und die besorgten Eltern sich fragen, ob das heute Ihr erster Tag als Notarzt ist (gut, dass sie nicht wissen, wie Recht sie damit haben!), meint Tom von der Seite: „Schau mal, der ist doch wach – den brauchste doch nicht zu intubieren, oder?!"

Tatsächlich, Ihr kleiner Patient bewegt sich inzwischen zum Teil schon wieder spontan und öffnet auch die Augen. Von einer Intubation sollten Sie jetzt absehen und atmen erleichtert durch.

Letztendlich hätten Sie die Intubation von Anfang an nicht durchführen sollen, denn ein GCS von acht Punkten stellt bei Kindern noch keine zwingende Intubationsindikation dar, sondern erst bei weiterer Verschlechterung. Sie verlieren 5 Kompetenzpunkte und lesen bei 513 weiter.

473 Sie geben das Amiodaron langsam i.v. über eine Kurzinfusion, da Sie wissen, wie tückisch die Wirkung ist, wenn Sie es zu schnell i.v. geben.
Leider ändern Sie jedoch nichts an der Herzfrequenz des Patienten. Wie auch? Schließlich ist Amiodaron zur Therapie eines AV-Blocks nicht
indiziert. Sie verlieren 5 Kompetenzpunkte und gehen über zur Analgesie und Transport. Weiter bei 499.

474 Sie bringen den Patienten unter weiterer Gaben von Ketanest in die chirurgische Aufnahme des nächsten Krankenhauses, wo der aufnehmende Kollege bereits auf Sie wartet. Ruhig hört er Ihre Übergabe an und fragt nur nach, als Sie von Ihrer Medikamentengabe berichten: „Haben Sie Ketanest allein gegeben?!", will er wissen. Auf Ihr vorsichtiges Nicken hin reagiert er empört: „Noch nie was von den Albträumen und Wahnvorstellungen gehört, die Ketanest auslösen kann?!!!"

Er ist offensichtlich nicht begeistert, kehrt in einer eiligen Bewegung die Unterlagen zusammen und wird sich jetzt um den Patienten kümmern. Sie verlieren 8 Kompetenzpunkte, denn Ketanest sollten Sie nie ohne eine zusätzliche Medikation gegen Wahnerlebnisse und Albträume einsetzen.

475 „Auch wenn die keinen Platz mehr haben im Rhein-Klinikum, wir fahren auf jeden Fall dort hin!", verkünden Sie und erklären Herrn Maurer, dass er dort am besten versorgt wird. Er scheint einverstanden zu sein. „Na, die werden sich freuen.", brummelt einer der beiden RA in seinen nicht vorhandenen Bart, als das Auto sich rumpelt in Bewegung setzt. Wie verhalten Sie sich weiter (Abbildung 25, S. 161)?

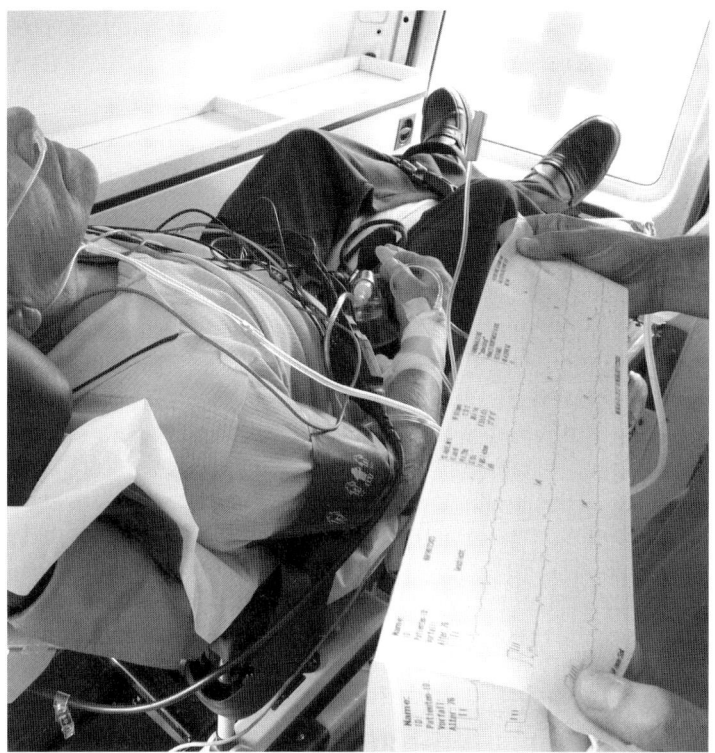
Abbildung 25: Sie studieren das EKG und überlegen, wie es weitergeht soll

- Sie rufen während der Fahrt in der Klinik an und lassen das gesamte Team des Herzkatheterlabors mobilisieren (215)
- Sie ersparen besonders dem Patienten und den Kollegen der Kardiologie unnötige Aufregung. Sie wirken beruhigend Herrn Maurer ein, überprüfen die Vitalwerte und fahren ihn in die Notaufnahme (35)

476 Beherzt greift der RA zu und schlingt eine Binde mit äußerster Kraft um das Bein. Tom sieht das und fährt ihn an: „He, was machst Du denn da?! Solange das keine spritzende Blutung ist, reicht ein Druckverband!"

Etwas peinlich berührt schauen Sie zur Seite und versuchen, sich auf die weitere Versorgung zu konzentrieren. Tom hat wohl Recht: Ein Abbinden sollte nur im äußersten Notfall erfolgen, wenn die Blutung mittels Druckverband nicht zu stillen ist. Sie verlieren 5 Kompetenzpunkte. Weiter bei 198.

477 Sie reißen das Kind panisch an sich und wollen damit möglichst schnell in den RTW und dann ab in die Klinik – Sie können eh nichts tun! Tom scheint da allerdings anderer Meinung zu sein und hält Sie am Arm fest. „He, lass uns das Kind doch erstmal untersuchen!"

Und eigentlich hat er auch Recht. Sie verlieren 10 Kompetenzpunkte und gehen zurück zur 433.

478 Das macht jetzt keinen Sinn. Sie verlieren 5 Kompetenzpunkte. Zurück zu 525.

479 Sie meinen, dass der Patient derzeit am besten im NeoVitae-Krankenhaus aufgehoben ist und bringen den Patienten in die dortige Notaufnahme. Der aufnehmende Kollege schaut während der Übergabe beiläufig auf Ihren EKG-Streifen und zuckt zusammen.

„Mensch, der hat einen akuten Hinterwandinfarkt mit Hebungen in II, III und AVF!!", ruft er laut aus. „Haben Sie das nicht gesehen, Mann?!"

Sie stottern herum, aber der Kollege ist schon auf und davon und organisiert die Notfall-Verlegung in das Katheterlabor des Rhein-Klinikums – denn ein Herzkatheter ist das, was der Patient jetzt ganz schnell braucht. Und das unabhängig von der Bettenbelegung der Krankenhäuser! Letztendlich wird Herr Maurer bereits während des weiteren Transportes aufgrund eines Kammerflimmerns reanimationspflichtig, kann aber unter Reanimation erfolgreich rekanalisiert werden und überlebt das ganz nur knapp – was er allerdings eher dem aufnehmenden Kollegen als Ihnen zu verdanken hat. Sie verlieren 15 Kompetenzpunkte. Weiter bei 216.

480 Bewaffnet mit Stethoskop und Blutdruckmanschette macht sich der RA am linken Oberarm der Patientin zu schaffen und berichtet kurz darauf: „Blutdruck ist 85/50, Herzfrequenz etwa 125, regelmäßig." Zurück zur 220.

481 Da Sie den Toten und die genauen Umstände des Todes nicht kennen, sollten Sie im Zweifel von einem nicht-natürlichen Tod ausgehen – schließlich werden in Deutschland jedes Jahr geschätzte 1200 bis 2400 Tötungsdelikte im Sinne von Mord/Totschlag nicht entdeckt, weil ein natürlicher Tod bescheinigt wird. Das sind wenige, wenn man von 800000 Todesfällen pro Jahr in Deutschland ausgeht, aber immerhin.

In Ihrem Schlauen Buch finden Sie die Definition des nicht-natürlichen Todes mit „durch Selbstmord, Unfall, strafbare Handlung oder sonst von außen herbeigeführt" – und das können Sie im vorliegenden Fall nicht ausschließen. Tom nickt und meldet – wie in solchen Fällen üblich – den Todesfall telefonisch der Polizei. Nach einem kurzen Gespräch lässt er Sie wissen: „Streifenwagen ist unterwegs." Die Kollegen kümmern sich dann um die weitere Untersuchung. Weiter bei 482.

482 Inzwischen steht der Hausmeister wieder neben Ihnen: „Und, Herr Doktor, wie lang is' der schon tot?"

Sie hatten bei Ihrer Untersuchung wegdrückbare, konfluierende Totenflecken an Bauch, Brust und Oberschenkeln gesichtet, die jetzt abblassen, nachdem Sie den Toten auf den Rücken gedreht haben. Die Leichenstarre haben Sie an Unterkiefer und Fingern beobachtet.

- „Also, vier Stunden sind's bestimmt, vielleicht schon seit gestern" (408)
- „Also, eine Stunde ist es sicher, höchstens sechs bis acht" (375)
- „Also, mindestens seit zwölf bis vierzehn Stunden, denke ich" (358)
- „Also, ich schätze acht bis höchstens zwölf Stunden" (332)

483 Sie meinen, dass der Patient derzeit am besten in der St. Josephs-Klinik aufgehoben ist und bringen den Patienten in die dortige Notaufnahme. Der aufnehmende Kollege schaut während der Übergabe beiläufig auf Ihren EKG-Streifen und zuckt zusammen.

„Mensch, der hat einen akuten Hinterwandinfarkt mit Hebungen in II, III und AVF!!", ruft er laut aus. „Haben Sie das nicht gesehen, Mann?!"

Sie stottern herum, aber der Kollege ist schon auf und davon und organisiert die Notfall-Verlegung in das Katheterlabor des Rhein-Klinikums – denn ein Herzkatheter ist das, was der Patient jetzt ganz schnell braucht. Und das unabhängig von der Bettenbelegung der Krankenhäuser! Letztendlich wird Herr Maurer bereits während des weiteren Transportes aufgrund eines Kammerflimmerns reanimationspflichtig, kann aber unter Reanimation erfolgreich re-kanalisiert werden und überlebt das ganz nur knapp – was er allerdings eher dem aufnehmenden Kollegen als Ihnen zu verdanken hat. Sie verlieren 15 Kompetenzpunkte. Weiter bei 216.

484 Sie verlieren leider 3 Kompetenzpunkte, denn Sie sollten wissen, dass es sich bei Norvasc um Amlodipin, einen Calciumantagonisten, handelt, der gerne zur Therapie eines arteriellen Hypertonus eingesetzt wird. Die Dosierung mit 5 mg morgens ist adäquat. Zurück zur 469.

485 Sie spritzen vorsichtig die halbe Ampulle. Es zeigt sich jedoch keine Wirkung. Sie sind ratlos und entscheiden sich dazu, die Analgesie und den Transport einzuleiten, da der Patient derzeit blutdruckstabil zu sein scheint. Weiter bei 499.

486 Sie meinen, dass Herr Maurer derzeit am besten in der St. Josephs-Klinik aufgehoben ist und bringen den Patienten in die dortige Notaufnahme. Der aufnehmende Kollege schaut während der Übergabe beiläufig auf Ihren EKG-Streifen und zuckt zusammen. „Mann, der hat einen Hinterwandinfarkt mit Hebungen in II, III und AVF!!", ruft er laut aus. „Haben Sie das nicht gesehen, Mann?!"

Sie stottern herum, aber der Kollege ist schon auf und davon und organisiert die Notfall-Verlegung in das Katheterlabor des Rhein-Klinikums – denn ein Herzkatheter ist das, was der Patient jetzt ganz schnell braucht. Und das unabhängig von der Bettenbelegung der Krankenhäuser! Letztendlich wird Herr Maurer bereits während des weiteren Transportes aufgrund eines Kammerflimmerns reanimationspflichtig, kann aber unter Reanimation erfolgreich rekanalisiert werden und überlebt das ganz nur knapp – was er allerdings eher dem aufnehmenden Kollegen als Ihnen zu verdanken hat. Sie verlieren 15 Kompetenzpunkte. Weiter bei 216.

487 Sie geben die Spritze zurück und bitten den RA, die Menge auf 10 ml zu verdünnen, damit Sie vorsichtiger und besser dosieren können. Der rollt zwar mit den Augen, tut aber dann wie ihm geheißen und gleich darauf halten Sie die Spritze mit 10 ml in der Hand. Sie dosieren vorsichtig, erkennen aber bald, dass auch nach der Gabe der ganzen Spritze Alupent keine Besserung auftritt. Sie verlieren 5 Kompetenzpunkte, denn die korrekte Dosierung beträgt tatsächlich eine halbe bis eine ganze Ampulle intravenös. Zurück zur 545.

488 Sie greifen sich Ihre Stiftlampe und leuchten der Patientin wechselseitig in die Augen, während sie nach oben an die Decke schaut. Direkte und konsensuelle Lichtreaktion sind vorhanden, die Pupillen sind beidseits isokor. Die Patientin bewegt alle vier Extremitäten auf Kommando und eine Verständigung ist – abgesehen von der limitierenden Dyspnoe – problemlos möglich. Der GCS ist 15. Zurück zur 220.

489 Alle sinnvollen Optionen sind schon genannt. Zurück zu 296. Sie verlieren 5 Kompetenzpunkte.

490 Terbutalin (Bricanyl) ist ein potentes betamimethisches Präparat, das im akuten Bronchospasmus eine gute Wirksamkeit zeigt. Tom kann gerade noch verhindern, dass Sie davon etwas intravenös spritzen, denn es ist nur für die subkutane Anwendung zugelassen! „Gib' doch lieber Bronchospasmin intravenös!", meint er genervt. Sie verlieren 7 Kompetenzpunkte und lesen weiter bei 345.

491 Sie verlieren leider 3 Kompetenzpunkte, denn Sie sollten wissen, dass es sich bei Metformin um ein Biguanid handelt, dass in der genannten Dosierung gerne zur Therapie des Diabetes mellitus Typ II eingesetzt wird. Zurück zur 469.

492 Die beste Erklärung für alle diese Symptome ist eine Perikardtamponade! Na klar: Plötzliche Kreislaufdekompensation nach Trauma mit Pumpversagen. Passt alles zusammen! Leider haben Sie keinen Ultraschall, um Ihren Verdacht zu bestätigen – so oder so: Eine Perikardpunktion ist das Einzige, was jetzt hilft! Entschlossen sprühen Sie den Oberbach des Patienten großflächig ab … der RA beobachtet Sie dabei argwöhnisch. Dann greifen Sie in das Fach mit den Braunülen und nehmen sich eine orange Nadel heraus – 16 Gage, das müsste reichen – und stecken eine 20 ml-Spritze auf. Sie tasten mit den Fingern kurz den linken xiphokostalen Winkel, sprühen erneut drauf – und stechen beherzt unter Aspiration in Richtung des linken Sternoklavikulargelenks!

Und … Es passiert nichts. Kein Blut, keine Luft, keine seröse Flüssigkeit. Die Zeit um Sie herum scheint kurz stehen zu bleiben, denn jetzt sind Sie geschockt. Sie setzen neu an und stechen nochmals. Wieder nichts. Die Sättigung ist inzwischen der blanke Horror, und ob peripher noch ein Blutdruck zu messen ist – Sie wollen es lieber nicht wissen. Weiter bei 185.

493 Sie spritzen vorsichtig ein Viertel der Ampulle. Es geschieht nichts. Kein Wunder, Sie haben unterdosiert und verlieren 3 Kompetenzpunkte. Zurück zu 584.

494 Bei der Auskultation des Herzens fällt Ihnen sofort eine deutliche Bradykardie auf. Ein Griff an das Handgelenk des Patienten bestätigt Ihnen eine Herzfrequenz von unter 40 Schlägen pro Minute. Herzgeräusche sind keine zu hören. Sie veranlassen sofort ein Extremitäten-EKG. Weiter bei 521.

495 Sie knien sich vor die Patientin.

„Frau Pajunk, ich werde kurz Ihre Beine untersuchen", sie schieben die Hosenbeine bis zu den Knien nach oben. Die Haut ist auch hier mit einem leichten Braunton gefärbt und zeigt sich sonst unauffällig. „Tut hier was weh?", wollen Sie wissen und kneten die Waden der Patientin und finden dort, aber auch am Fuß oder im Oberschenkelbereich keinen Hinweis auf eine tiefe Venenthrombose. Auch eine Beinumfangsdifferenz lässt sich nicht feststellen. Um die Sprunggelenke herum finden Sie keine Ödeme. Zurück zur 220.

496 Sie spritzen vorsichtig ein Viertel der Ampulle. Es geschieht nichts. Kein Wunder, Sie haben unterdosiert. Sie verlieren 3 Kompetenzpunkte. Zurück zu 545.

497 Der Bodycheck ist ein wichtiges Instrument in der Beurteilung der Verletzungsschwere, also beginnen Sie, den Patienten vom Kopf beginnend zu untersuchen. Tom hat inzwischen ebenfalls einen Blick auf das Bein geworfen und meint: „Ich glaub', da müssen wir uns erstmal drum kümmern!"

Tatsächlich – Sie sehen ein, dass Sie zuerst die möglicherweise lebensbedrohliche Blutung versorgen müssen, bevor Sie die übrigen Verletzungen evaluieren. Sie verlieren 5 Kompetenzpunkte und gehen zurück zur 179.

498 Der RA hatte bei Ihrem Kommen bereits begonnen, die Elektroden für das Extremitäten-EKG aufzukleben. Sie konnektieren die Kabel in der entsprechenden Reihenfolge – rot – gelb – grün – schwarz und schauen erwartungsvoll auf den Monitor des LifePak. Nach einer kurzen Orientierung zeigt der Ihnen einen tachykarden, aber ansonsten normalen Sinusrhythmus in Ableitung II. Die Frequenz beträgt 125/Minute.
- Sie schreiben ein 12-Kanal-EKG (288)
- Sie gehen zurück zur 220

499 Sie führen im Folgenden eine Analgesie durch und transportieren den inzwischen schmerzfreien Patienten in die Aufnahme des nächsten Krankenhauses. Dort übergeben Sie ihn an den Unfallchirurgen in der chirurgischen Aufnahme. Dessen tägliches Brot ist zwar nicht das Lesen von EKGs und die Therapie von Herzrhythmusstörungen, allerdings erkennt er sofort, dass Sie auf dem falschen Dampfer unterwegs waren! Peinlich berührt ziehen Sie von dannen und verlieren 10 Kompetenzpunkte. Währenddessen kümmert sich der Kollege um die dringend nötige kardiologische Versorgung des Patienten.

500 Haben Sie sich für 0,5 mg pro kg Körpergewicht rektal entschieden? Denn das ist in der Tat die richtige Dosis und der beste Zugangsweg. Sollten Sie sich für eine andere Dosis oder einen anderen Zugangsweg entschieden haben, verlieren Sie leider 5 Kompetenzpunkte. Die Dosis können Sie notfalls nach fünf bis zehn Minuten erneut applizieren. Scheinbar hat der RA Ihre Gedanken gelesen, denn auf der Arbeitsfläche im RTW sehen Sie eine Rektiole bereitliegen: „Diazepam Rektiole 5 mg" lesen Sie auf dem Aufdruck. Lesen Sie weiter bei 507.

501 Sie spritzen vorsichtig zunächst die halbe und dann die komplette Ampulle. Es zeigt sich jedoch keine Wirkung. Zurück zur 527.

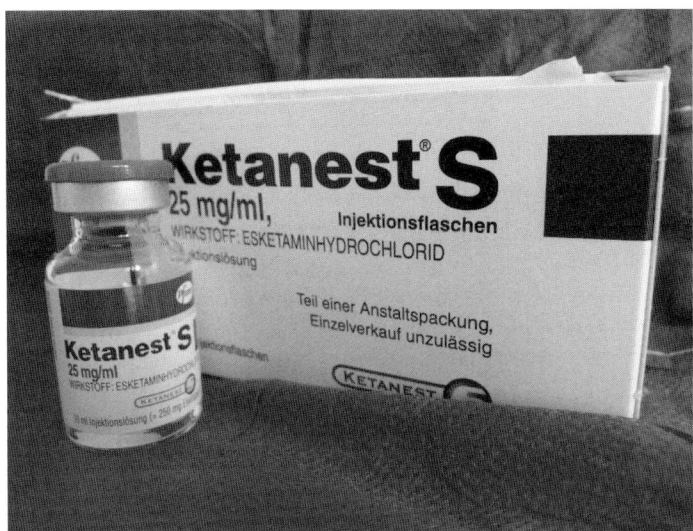
Abbildung 26: Ketanest, ein beliebtes Analgetikum im Rettungsdienst

502 Wenn Sie sich für Variante 2 (< 15 Minuten, generalisiert und höchstens 1 x in 24 Stunden) entschieden haben, liegen Sie richtig, ansonsten verlieren Sie 3 Kompetenzpunkte. Sie lesen weiterhin, dass Kinder mit einem typischen Fieberkrampf – und das trifft für Ihren Patienten derzeit zu – keine erhöhte Wahrscheinlichkeit haben, im späteren Leben eine Epilepsie zu entwickeln. Inzwischen hat der RW angehalten und die Schiebetüre wird von draußen aufgezogen: Sie sind am Ziel und geleiten die Mutter mit ihrem Kind in die pädiatrische Ambulanz. Dort machen Sie der diensthabenden Assistenzärztin eine kurze Übergabe und lesen weiter bei 505, der Einsatznachbesprechung.

503 Das macht jetzt keinen Sinn. Sie verlieren 5 Kompetenzpunkte. Zurück zu 525.

504 Eine orientierende körperliche Untersuchung zeigt Ihnen, dass keine weiteren Verletzungen vorliegen. Allerdings ist das linke Bein bei Bewegung in der Hüfte stark schmerzhaft und es zeigt sich die typische Verkürzung und Außenrotation des Beines. Das spricht für Sie alles für eine Schenkelhalsfraktur. Diese muss operativ versorgt werden.

Sie klären den Patienten über die weiteren Maßnahmen auf und erklären, dass Sie ihm jetzt ein Schmerzmittel spritzen werden. Die vorbereitete Spritze enthält Ketanest S (Abbildung 26).

Wie viel möchten Sie dem Patienten geben, um eine wirkungsvolle Analgesie durchzuführen. Entscheiden Sie sich für eine der folgenden Dosierungen (0,1 mg/kg KG, 0,2 mg/kg KG, 0,5 mg/kg KG, 1,0 mg/kg KG oder 2 mg/kg KG) und lesen Sie weiter bei 721.

505 Mal wieder wurden Sie von einem sehr häufigen Notfall im Rettungsdienst heimgesucht – dem Fieberkrampf. In der Regel ist der Krampf, so wie im vorliegenden Fall, bereits vorbei, wenn Sie am Einsatzort eintreffen, und es liegt allenfalls noch eine postiktale Somnolenz vor – letztendlich müssen Sie jedoch auch in dieser Situation wachsam sein und die Vigilanz und die Oxygenierung kontrollieren. Dann sollten Sie das Kind in die Seitenlage bringen, Sauerstoff vorlegen und die wesentlichen Vitalwerte mittels des Pulsoxymeters überprüfen. Kommt es jedoch zu einem anhaltenden Krampfgeschehen, müssen Sie eingreifen. Ihre erste Maßnahme dabei besteht in einer möglicherweise wiederholten Gabe von Diazepam rektal (0,5 mg pro kg Körpergewicht), dabei sollten Sie allerdings eine Dosis von 10 mg für Kinder unter drei Jahren und 15 mg für Kinder über drei Jahren nicht überschreiten. Alternativ ist eine Gabe von Midazolam ebenfalls möglich. Dabei wären 0,2 mg pro kg Körpergewicht intranasal oder 0,5 mg pro kg Körpergewicht rektal geeignete Anwendungen. Zur Eskalation bleibt Ihnen noch die Möglichkeit, Clonazepam (Rivotril) intravenös zu geben (0,05–0,1 mg/kg Körpergewicht). Sollte auch dies nichts helfen, müssen Sie eine Narkose mit Thiopental (Trapanal, 5–10 mg/kg Körpergewicht) einleiten – dies erfordert jedoch auch die Intubation und Beatmung des Kindes! Glücklicherweise bleiben Sie jedoch in den allermeisten Fällen davon verschont, weshalb Sie zunächst bei unkompliziertem Verlauf auch keinen intravenösen Zugang benötigen. Gerade bei Kindern führt die Piekserei nur zu einer unnötigen Agitation und „Verschlimmbesserung" der Situation. Solange die intranasale oder rektale Applikation möglich ist, können Sie auf invasivere Methoden meistens verzichten. Dies ist natürlich im Einzelfall zu entscheiden – sollten Sie sich ganz und gar unsicher sein, dann halten Sie stets einen Intraossärzugang bereit. Dieser ist – bei korrekter Indikation – im Notfall schnell etabliert. Weiter bei 698.

506 Sie möchten Ajmalin zur Therapie des AV-Blocks geben. Da Sie mit diesem Medikament bislang noch nicht so vertraut sind, lesen Sie sicherheitshalber in der Packungsbeilage das Wichtigste nach. Dort erfahren Sie, dass Ajmalin beim AV-Block absolut nicht indiziert ist und verlieren 5 Kompetenzpunkte. Wählen Sie bei 569 eine andere Therapie.

507 Während Sie so vor sich hin grübeln, fällt Ihnen ein, dass die Fieberkrämpfe je nach klinischer Erscheinung in „komplizierte" und „unkomplizierte" unterteilt werden können. Das mag für den Notarzteinsatz nicht so entscheidend sein, aber Sie werden die Gedanken darüber nicht mehr los, während Sie rumpelnd die Einfahrt zum Rhein-Klinikum passieren. Wann liegt ein „typischer" Fieberkrampf vor?

1. Anfallsdauer < 30 Minuten, generalisiert, maximal 2 x in 24 Stunden
2. Anfallsdauer < 15 Minuten, generalisiert, maximal 1 x in 24 Stunden
3. Anfallsdauer < 10 Minuten, fokal, maximal 2 x in 24 Stunden
4. Anfallsdauer < 15 Minuten, fokal, maximal 1 x in 24 Stunden
5. Anfallsdauer < 30 Minuten, generalisiert, maximal 1 x in 24 Stunden

Entscheiden Sie sich für eine Variante von 1 bis 5 und lesen dann in Ihrem Schlauen Buch bei Absatz 502 weiter.

508 „Habt Ihr ein Set für eine Peritoneallavage dabei?", rufen Sie Richtung Rettungsassistent, aber noch bevor Ihre Worte im RTW ganz verhallt sind, glotzt er Sie entgeistert an… „Wenn er doch vielleicht eine intraabdominelle Blutung hat?!", fügen Sie hinzu.

„Aha, und was willste dann machen? Operieren?" … Das war jetzt scheinbar wirklich eine schlechte Idee. Und eine Lavage im fahrenden Auto wäre wohl ein guter Weg, nie wieder Notarzt fahren zu müssen. Weiter bei 185.

509 Das hat hier nichts zu suchen! Gehen Sie wieder zurück zu 525. Sie verlieren 5 Kompetenzpunkte.

510 Sie bitten den Patienten, durch den Mund ein- und auszuatmen, was leider kaum richtig klappt. Nichtsdestotrotz hören Sie ein vesikuläres Atemgeräusch über beiden Lungen. Zurück zur 757.

511 Sie glauben, dass 18 % COHb keine wesentliche Intoxikation darstellt und wenden sich wieder Ihrem Protokoll zu, um die Vitalwerte des Patienten einzutragen. Tom scheint allerdings besorgter zu sein: „Ich glaube, wir sollten was tun gegen die CO-Vergiftung. 18 % ist schon ganz ordentlich!" Und da er leider damit Recht hat, verlieren Sie 5 Kompetenzpunkte und sollten sich bei den Optionen von Absatz 643 überlegen, wie Sie therapieren wollen.

512 Sie gehen in die Vollen und wollen Noradrenalin spritzen. Tom kann Sie gerade noch davon überzeugen, dass es doch noch andere Medikamente gibt, die man geben kann, und die auch weniger gefährlich sind. Mit Noradrenalin würden Sie den Patienten vermutlich schnell in eine hypertone Krise stürzen. Sie verlieren 5 Kompetenzpunkte. Zurück zu 569.

513 Bei einem GCS von acht Punkten besteht noch keine zwingende Intubationsindikation, sondern erst wenn es zu einer weiteren Verschlechterung des Zustandes kommt. Die tritt jedoch nicht ein, denn das Kind scheint langsam wacher zu werden: Es bewegt hin und wieder spontan einen Arm oder ein Bein und beginnt, missmutig vor sich hin zu jammern. Nicht nur Ihnen fällt ein Stein vom Herzen!

Inzwischen hat der RA aus dem Kinder-Koffer ein spezielles Pflaster hervorgekramt, über das mittels Pulsoxymeter die Ableitung einer Sauerstoffsättigung möglich ist. Das Display zeigt beruhigende 97 % an, trotzdem hat der RA dem Kind sicherheitshalber noch eine Sauerstoffmaske vor das Gesicht gelegt.

Inzwischen hat die Mutter das Geschehen weiter geschildert und beschrieben, dass das Zucken einmalig vorgekommen sei. Es habe etwa zwei bis drei Minuten angedauert und Arme und Beine gleichermaßen betroffen, parallel dazu habe das Kind die Augen verdreht.

Der RA ist inzwischen dabei, ein Blutzuckermessgerät klarzumachen und fasst vorsichtig ein Ohrläppchen des Säuglings, nachdem er die Eltern über eine Blutzuckermessung informiert hat. Was sagen Sie dazu?

- Nichts, Sie lassen ihn gewähren (218)
- „Lass mal, das regt das Kind nur auf" (351)
- „Warte, ich muss eh noch einen i.v.-Zugang legen" (131)

514 Welches Präparat möchten Sie noch geben?

- Morphin (537)
- Fentanyl (546)
- Dormicum (738)
- Anticholium (549)
- Haloperidol (754)
- etwas anderes (531)

515 Kurz denken Sie darüber nach, den Blutzucker anzuheben, denn der Wert kommt Ihnen zu niedrig vor. Könnte doch sein, dass der Krampf daher kommt, oder? Sie denken an die ältere Dame von heute Morgen und bitten um 5 g Glukose in einer Spritze, allerdings fällt Ihnen dann auf, dass Sie noch keinen i.v.-Zugang haben. Sie versuchen das Problem zu umgehen, indem Sie sicherheitshalber die Normwerte nachschlagen. Aus Ihrem Schlauen Buch lernen Sie, dass 65 mg/dl für einen Säugling völlig ausreichend sind. Sie verlieren 5 Kompetenzpunkte, können aber immerhin auf das Legen eines i.v.-Zugangs verzichten. Weiter bei 152.

516 Die korrekte Therapie bei einem AV-Block liegt zunächst in der Gabe von Atropin intravenös. Entsprechend hat einer der beiden RA auch schon eine Ampulle aufgezogen und hält sie Ihnen hin: „Hier, 0,5 mg Atropin in einem Milliliter."

Sie spritzen die Ampulle, es geschieht jedoch nichts. Auch die Gabe von einer weiteren Ampulle führt zu keiner Änderung der Herzfrequenz. Sie entschließen sich, mit der Analgesie und dem Transport fortzufahren, da der Patient soweit blutdruckstabil ist. Weiter bei 499.

517 Sie wollen so schnell es geht vom Ort des Geschehens abhauen. „Tom, meld' uns im Schockraum an!"

„Und, was soll ich anmelden?", fragt er zurück.

Hm, Sie grübeln kurz. In der Tat: Sie sollten erstmal die primäre Diagnostik und Therapie vor Ort abschließen, bevor Sie einen überstürzten Transport einleiten und möglicherweise akut lebensbedrohliche Befunde übersehen. Sie verlieren 5 Kompetenzpunkte. Zurück zu den Optionen von 179.

518 Sie greifen an das Handgelenk des Säuglings und suchen dort den Radialispuls. Liegt es an Ihrer Aufregung oder daran, dass der Kleine keinen Kreislauf mehr hat? Jedenfalls können Sie keinen Radialispuls tasten. Zurück zur 431.

519 Leitlinienkonform müssen Sie nur einmal mit 200 Joule defibrillieren (im Falle eines bi-phasischen Gerätes). Sollten Sie dies nicht gewusst haben, wird Ihnen Tom gerne als Gedächtnisstütze fungieren. Allerdings verlieren Sie dann drei Kompetenzpunkte. Sie halten die beiden Paddels in der Hand, während sich der LifePak mit einem hohen Pfeifen auflädt. Ein dumpfer Piepston zeigt Ihnen an, dass der Ladevorgang nun beendet ist. Sie drücken die Paddels an die linke Flanke und über das Sternum des Patienten.

„Alle weg!!", rufen Sie laut und versichern sich mit einem Blick, dass niemand mehr Kontakt zum Patienten hat. Dann drücken Sie mit zitternden Fingern die beiden gelben Knöpfe an den Defibrillationspaddels gleichzeitig ... mit einem lauten „PLOCK" entlädt sich die Energie, und die Arme des Patienten zucken anfallsartig nach oben, um dann wieder schlaff nach unten zu klatschen. Wie soll es weitergehen?

• Sie tasten den Karotispuls (675)
• Sie überprüfen im EKG, ob ein Rhythmus vorliegt (673)
• Die Herzdruckmassage soll fortgesetzt werden (677)

520 Panisch raunen Sie Tom zu: „Wir brauchen den Baby-Notarzt!!".

„Jetzt schau Dir das Kind doch erstmal an!", gibt er zur Antwort. Und damit hat er auch wirklich Recht. Schließlich wissen Sie noch nicht, um was es sich bei dem Kind handelt. Sie verlieren 5 Kompetenzpunkte und gehen zurück zur 433.

521 Sie bitten den RA, die EKG-Elektroden zu kleben und ein Extremitäten-EKG abzuleiten. Bereits auf dem Bildschirm des LifePak erkennen Sie eine deutliche Bradykardie, was sich im Ausdruck des EKGs bestätigt (Abbildung 27). Die Herzfrequenz liegt bei 36/min. Wie ist Ihre Diagnose?
- Sinusbradykardie (768)
- AV-Block (534)
- Bradyarrythmia absoluta (293)
- AV-Knoten-Reentry-Bradykardie (765)

522 „Stickstoffapplikation!?" Tom sieht aus, als hätte er gerade Außerirdische gesehen. „Nimm es mir nicht übel, aber das ist totaler Schwachsinn."

Und da er damit Recht hat, sollten Sie sich 5 Kompetenzpunkte abziehen und zu 643 zurückkehren.

523 Was wollen Sie denn sonst tun? Im Moment sollten Sie sich auf die gegebenen Möglichkeiten konzentrieren. Sie verlieren 3 Kompetenzpunkte und gehen zurück zu 138.

524 Alle sinnvollen Optionen sind schon genannt. Zurück zu 173. Sie verlieren 5 Kompetenzpunkte.

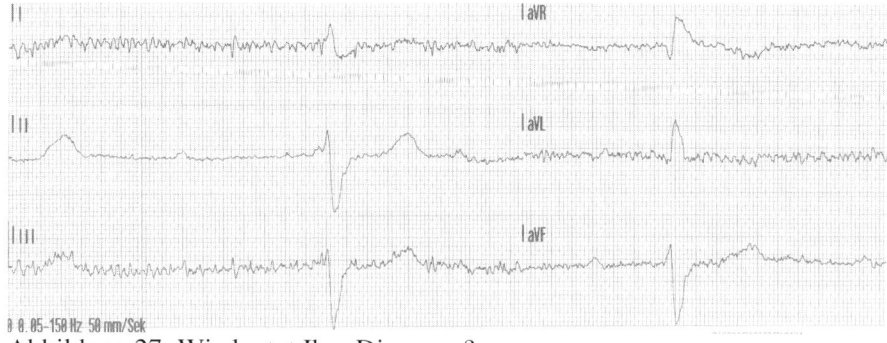

Abbildung 27: Wie lautet Ihre Diagnose?

525 Sie können die Intubationsbedingungen noch variieren, indem Sie anwenden:
* Esmarch-Handgriff (56)
* Jackson-Position (378)
* Sellick-Handgriff (369)
* Michael-Position (71)
* Shwan-Schienung (503)
* Johnson-Position (509)
* etwas anderes (478)

526 Sie transportieren Herrn Gerstmüller in die St. Josephs-Klinik … und werden in der Aufnahme verwundert empfangen. Hier gibt es nach 16 Uhr keinen Neurologen am Haus, sondern nur in Rufbereitschaft! Das verzögert die optimale Versorgung des Patienten erheblich, ein Transport in ein Haus mit neurologischer Versorgung rund um die Uhr und Möglichkeit zur Lysetherapie ist bei diesem Patienten zwingend erforderlich! Sie verlieren 15 Kompetenzpunkte.

527 Wie möchten Sie die Therapie durchführen?
* Orciprenalin i.v. (545)
* Amiodaron i.v. (699)
* Ajmalin i.v. (348)
* Noradrenalin i.v. (533)
* etwas anderes (703)

528 Sie verlieren 3 Kompetenzpunkte. Lesen Sie weiter bei 529.

529 Es existiert der Begriff der „Golden hour of shock", der besagt, dass ein polytraumatisierter Patient innerhalb von 60 Minuten zunächst effektiv und ausreichend am Unfallort versorgt und stabilisiert werden soll und bis zum Ablauf der ersten Stunde in eine aufnehmende Klinik transportiert werden muss. Dies erfolgt aus der Erkenntnis, dass eine Versorgung möglichst schnell stattfinden muss, da jeder Zeitverlust bzw. ein über die erste Stunde anhaltender Schock nach Trauma das Outcome der Patienten deutlich verschlechtert. Einschränkend muss hinzugefügt werden, dass dieses Konzept nicht starr an die Zeitdauer von 60 Minuten gebunden ist, sondern natürlich auch von vielen einsatzspezifischen Umständen abhängig ist. Es soll lediglich stark betonen, dass es in der initialen Versorgungsphase um die Wurst und vor allem um jede Minute geht! Lesen Sie weiter bei 145.

530 „Wir müssen ihn mit dem LifePak pacen!", rufen Sie dem RA zu und zerren die Schrittmacherelektroden aus einer der Seitentaschen. Ruck-Zuck sind die beiden Elektroden aufgeklebt und jetzt geht es an die korrekte Einstellung … so was haben Sie noch nie gemacht! Auf dem LifePak erkennen Sie am Bedienungsfeld an der rechten Seite die beiden Druckknöpfe „Strom" und „Frequenz", über die Sie den Pacer einstellen können. Wie möchten Sie die Einstellung wählen?

- Frequenz 70, Start mit 40 mA (742)
- Frequenz 70, Start mit 10 mA (237)
- Frequenz 70, Start mit 120 mA (295)
- Frequenz 70, Start mit 210 mA (168)
- Frequenz 70, Start mit 320 mA (105)

531 Es sind alle sinnvollen Möglichkeiten genannt, Sie verlieren 5 Kompetenzpunkte.

532 Sie entschließen sich zu einer Blaulichtfahrt und brausen durch den Verkehr in Richtung Ziel-Klinik. Kurz nach der Abfahrt meldet sich jedoch der Fahrer bei Ihnen und berichtet: „Die Leitstelle hat über Funk gemeldet, dass es in der St. Josephs-Klinik keine Intensivbetten mehr gibt. Sollen wir dann woanders hinfahren?!"

- „Nein, der Patient kann auch auf Normalstation betreut werden" (739)
- „Okay, dann fahren wir woanders hin" (541)

533 Sie gehen in die Vollen und wollen Noradrenalin spritzen. Tom kann Sie gerade noch davon überzeugen, dass es doch noch andere Medikamente gibt, die man geben kann, und die auch weniger gefährlich sind. Mit Noradrenalin würden Sie den Patienten vermutlich schnell in eine hypertone Krise stürzen. Sie verlieren 5 Kompetenzpunkte. Zurück zu 527.

534 Welchen Typ des AV-Blocks erkennen Sie in diesem EKG?
- AV-Block 1. Grades (588)
- AV-Block 2. Grades, Typ Wenckebach (290)
- AV-Block 2. Grades, Typ Mobitz (547)
- AV-Block 3. Grades (394)
- AV-Block 4. Grades (793)

535 Sie spritzen vorsichtig die komplette Ampulle. Es zeigt sich jedoch keine Wirkung. Zurück zur 527.

536 Der RA beginnt sofort mit der Herz-Druckmassage, was bei den jetzigen Kreislaufverhältnissen auch bitter nötig ist. Wenn Sie weitere Maßnahmen von 300 durchführen wollen, dann kehren Sie dorthin zurück, wenn Sie keine weiteren Maßnahmen durchführen wollen, sondern den Patienten so weiter bis zur Ankunft betreuen, lesen Sie weiter bei 751.

537 „Wieso denn das?!", will Tom wissen. „Ketanest ist doch als Analgetikum völlig ausreichend" Sie zögern und verabschieden sich von Ihrem Vorhaben. Tatsächlich macht die Kombination von Ketanest und Morphin keinen Sinn. Weiter bei 474.

538 Sie geben die Spritze zurück und bitten den RA, die Menge auf 10 ml zu verdünnen, damit Sie vorsichtiger und besser dosieren können. Der rollt zwar mit den Augen, tut aber dann, wie ihm geheißen, und gleich darauf halten Sie die Spritze mit 10 ml in der Hand. Sie dosieren vorsichtig, erkennen aber bald, dass auch nach der Gabe der ganzen Spritze Alupent keine Besserung auftritt. Sie verlieren 5 Kompetenzpunkte, denn die korrekte Dosierung beträgt eine halbe bis eine ganze Ampulle intravenös. Sie entschließen sich, mit der Analgesie und dem Transport fortzufahren, da der Patient soweit blutdruckstabil ist. Weiter bei 499.

539 „Okay, dann lasst uns einpacken! Wir fahren den Patienten ins Rhein-Klinikum!", verkünden Sie, und Ihre Kollegen beginnen, die Gerätschaften einzupacken und den Transport vorzubereiten. Glücklicherweise liegt der Einsatzort im gut zugänglichen Erdgeschoß und die Trage des RTW kann direkt neben den Patienten gefahren werden. Mit einiger Hilfe kann sich Herr Gerstmüller vom Stuhl auf die Trage umsetzen, wird angegurtet, zugedeckt und dann zügig in den RTW geschoben. Einer der beiden Arbeitskollegen möchte Sie begleiten und nimmt auf dem Beifahrersitz des RTW Platz. Sie stehen neben dem Patienten im RTW und ordnen gemeinsam mit einem RA die Schläuche und Kabel, als Tom den Kopf durch die Tür steckt: „Was soll ich denn anmelden?" Wie lautet Ihre Antwort?
- „Verdacht auf Apoplex" (566)
- „Verdacht auf intrakranielle Blutung" (593)
- „Verdacht auf Adams-Stokes-Anfall" (597)
- „Verdacht auf Epilepsie mit post-iktal neurologischen Ausfällen" (565)
- „Verdacht auf Meningitis" (595)

540 Auf Ihren Wunsch hin wird ein Fieberthermometer im Mund des Patienten platziert. Nach einer Minute zeigt ein zaghaftes Piepsen das Ende der Messung an. „36,8 Grad Celsius", verkündet das Display. Zurück zur 607.

541 Die Hecktüren des RTW werden mit einem lauten Klappern zugeschlagen, und kurz darauf startet der Motor des Wagens. Wohin möchten Sie den Patienten transportieren?

- in das NeoVitae-Krankenhaus (769)
- in das Rhein-Klinikum (300)
- in die St. Josephs-Klinik (532)

542 Sie inspizieren Nase, Ohren und Schädelbasis des Patienten und finden keine Spuren einer klaren Sekretion, die auf eine Liquorrhoe schließen lassen würde. Allerdings ist dies in der jetzigen Situation ohnehin ohne Nutzen, denn ein Schädel-Hirn-Trauma wurde nicht berichtet. Sie verlieren 5 Kompetenzpunkte, da Sie unnötig Zeit verloren haben. Zurück zur 607.

543 Diesen Einsatz haben Sie abgeschlossen. Ob Sie erfolgreich waren, sehen Sie an der Bilanz Ihrer Kompetenzpunkte. Sie waren erneut mit einem klassischen Standardeinsatz aus dem Notarztdienst konfrontiert: dem Apoplex. Es handelt sich dabei tatsächlich um einen Notfall, denn es gilt, den Patienten so schnell wie möglich einer stationären neurologischen Einrichtung zukommen zu lassen, um eine adäquate Therapie zu erreichen.

Zuvor sollten Sie in einer kurzen, orientierenden Untersuchung die Abgrenzung zu wichtigen Differentialdiagnosen vornehmen. Allerdings gilt hier, dass Sie nur Anhaltspunkte sammeln können – eine „fertige" Diagnose wird in den meisten Fällen erst nach einer CT oder MRT gelingen. Insbesondere die Differenzierung zwischen intrakranieller Blutung und Apoplex ist präklinisch nicht mit letzter Sicherheit möglich. Aus diesem Grund verbietet es sich auch, präklinisch bereits eine Lysetherapie durchzuführen oder Gerinnungshemmer (Aspirin, Heparin) zu geben.

Zentrale Therapieziele für Ihre Behandlung sind:

- Blutdruckwerte bis 220 mmHg systolisch tolerieren
- Sauerstoff bereitstellen
- Blutzucker normalisieren
- Körpertemperatur um 37,5 Grad Celsius halten (ggf. Wadenwickel oder Paracetamol/Novalgin zur Fiebersenkung)

Erhöhte Blutzuckerwerte oder eine erhöhte Körpertemperatur verschlechtert das Outcome der Patienten nach akuten Apoplex. Beide Parameter sollten deshalb normwertig sein.

Des Weiteren müssen Sie den Transport in ein geeignetes Therapiezentrum organisieren. Dies sollte ein Krankenhaus mit verfügbarem Neurologen und einem CT/MRT sein, um eine zügige Diagnose zu ermöglichen. Idealerweise sollte dort auch eine „Stroke Unit" sein, eine auf akute zerebrale Ischämien spezialisierte Station mit ständiger Leitung eines Neurologen und

Vorhaltung der nötigen diagnostischen und therapeutischen Optionen. Dort kann dann nach Überprüfung der Indikation innerhalb der ersten drei Stunden nach Symptombeginn eine intravenöse Lysetherapie durchgeführt werden, wenn tatsächlich ein Apoplex vorliegt. Neueste Studien zeigen, dass eine Lysetherapie auch bis viereinhalb Stunden nach Symptombeginn sinnvoll ist – eine zukünftige Umsetzung in die entsprechenden Leitlinien ist wahrscheinlich.

Diese Therapie hat sich als hochwirksam herausgestellt, insbesondere wenn frühzeitig nach Symptombeginn lysiert wird. Daraus ergibt sich für Sie als Notarzt die Verpflichtung, bereits von Anfang an einen möglichst zügigen Transport in ein geeignetes Zentrum anzustreben und Ihren Teil dazu beizutragen, dass die „door to needle time" möglichst kurz bleibt.

Der vorliegende Fall wird verkompliziert, da der Patient Schrittmacherträger ist. Allerdings dient er allenfalls Ihrer Verwirrung, denn eine relevante Schrittmacheraktion oder ein pathologische Rhythmus liegt derzeit nicht vor. Ein Adam-Stokes-Syndrom müssen Sie jedoch immer ausschließen, bei Herrn Gerstmüller ist dabei besondere Aufmerksamkeit erforderlich. Letztendlich genügt aber die Kreislaufüberwachung mittels Puls und Blutdruck sowie ein einfaches Extremitäten-EKG, um eine Rhythmusstörung oder Hypotonie als Ursache der Symptome auszuschließen. Weiter bei 578.

544 Gedanklich entfernen Sie sich gerade von dem letzten Einsatz, da klingelt Ihr Handy. Der neurologische Oberarzt ist dran. „Herr Kollege, Ihre Krankenversorgung in allen Ehren, aber bei einem solchen Patienten gibt es keinerlei Indikation für die Gabe von Antikoagulantien oder Thrombozytenaggregationshemmern! Denn ohne CT können Sie niemals sicher sein, ob nicht doch eine intrakranielle Blutung dahinter steckt. Und dann richten Sie mit Aspirin oder Heparin nur Schaden an!" Klick. Er hat schon aufgelegt. Offensichtlich ist Ihnen ein Fehler unterlaufen! Haben Sie nur ASS oder Heparin gegeben, verlieren Sie 5 Kompetenzpunkte, wenn Sie beides gegeben haben, dann ziehen Sie sich 10 Kompetenzpunkte ab. Weiter bei 543.

545 „Okay, wir müssen erstmal den AV-Block therapieren. Krieg' ich bitte Alupent?" Wenige Augenblicke später halten Sie tatsächlich eine 2 ml-Spritze mit 1 ml Alupent (eine Ampulle enthält 0,5 mg Orciprenalin) in der Hand. Wie viel geben Sie davon?
* alles langsam i.v. (535)
* die Hälfte langsam i.v. (501)
* ein Viertel langsam i.v. (496)
* Das sollte auf 10 ml verdünnt und vorsichtig gegeben werden (487)

546 „Wieso denn das?!", will Tom wissen. „Ketanest ist doch als Analgetikum völlig ausreichend."

Sie zögern und verabschieden sich von Ihrem Vorhaben. Tatsächlich macht die Kombination von Ketanest und Fentanyl keinen Sinn. Weiter bei 474.

547 Sie erkennen einen AV-Block 2. Grades vom Typ Mobitz in dem EKG des alten Herren. Dabei kommt es zu intermittierenden Ausfall einzelner QRS-Komplexe. Offensichtlich ist dieser AV-Block die Ursache der rezidivierenden Stürze. Wie geht es weiter?
• Therapie der Rhythmusstörung (569)
• Durchführung der Analgesie und Transport (499)

548 „Wir müssen sofort defibrillieren!", rufen Sie in die Runde.

„Mal langsam, wir haben doch noch keinen EKG-Rhythmus abgeleitet", wendet Tom ein. Richtig: Sie defibrillieren erst, wenn Sie ein EKG abgeleitet haben und dort einen Rhythmus sehen, der eine Elektrotherapie indiziert. Sie verlieren 3 Kompetenzpunkte und gehen zu den Optionen von 782.

549 „Anticholium? Das haben wir leider nicht dabei", entgegnet der RA schulterzuckend und schließt den Medikamentenkoffer. Weiter bei 474.

550 Inzwischen sind Sie in organisatorischer Mission unterwegs; Tom hat beim Checken des Materialbestandes im NEF bemerkt, dass einige von den Tuben in Kindergrößen bereits ein paar Wochen über ihrem Verfallsdatum sind. Gebraucht werden die natürlich nie, aber dennoch sollten sie getauscht und durch frische ersetzt werden.

Sie sitzen entspannt auf dem Beifahrersitz und lassen den Blick über den Verkehr schweifen, der geschäftig um Sie herum wabert.

Es ist ein gutes Gefühl, wenn Sie daran denken, dass Sie gerade die Obhut über all diese Leute haben. Egal, was jetzt passiert – sei es ein Herzinfarkt, ein Verkehrsunfall oder was auch immer … Sie werden dann hinzu gerufen und sollen retten. Eigentlich ein toller Job mit einer schönen Verantwortung. Wenn nur diese Ungewissheit nicht wäre, denn schließlich gibt es immer Situationen, die man einfach nicht beherrschen kann!

Das inzwischen fast vertraute „Piiiiiieeeeeeeeeep-Piiiiiiiieeeeeeeeeep-Piiiiiieeeeeeeeeep" übertönt die angenehme Geräuschkulisse aus leisem Motorenbrummen und erinnert Sie daran, dass Sie genau JETZT einen Behandlungsauftrag erhalten haben.

Inzwischen routiniert drücken Sie, ohne hinzuschauen, den gelben Knopf am Piepser, um ihn zum Verstummen zu bringen, werfen Tom einen genervten Blick zu und schauen nach, was der kleine Kasten diesmal zu sagen hat:

„Notarzteinsatz70344/31.Mai/18:33/nefso/Adler/Bew. Pers./Brücken-
platz 4."

„Adler? Brückenplatz? Ist das nicht ein Hotel?"

„Genau", entgegnet Tom, während der den Kippschalter für Blaulicht und
Sirene umlegt.

Notfall im Hotel. Na, hoffentlich hat da keiner irgendeinen Unsinn mit
einem Staubsauger veranstaltet, denken Sie bei sich und müssen grinsen.

Die Anfahrt dauert nur wenige Minuten, da Sie ohnehin in der Stadt unterwegs sind und wenig später halten Sie bereits mit einer kräftigen Brem-
sung direkt vor dem Haupteingang des „Adler" – einem großen Hotelgasthof,
der in einem prächtigen roten Gebäude aus dem 16. Jahrhundert unterge-
bracht ist. Die Zimmer hinter den prächtigen Stuckverzierungen und den
großen Fenstern mit ihren roten Holzläden und den gepflegten Blumenkästen
kosten schon so den einen oder anderen Euro, vermuten Sie.

Am Eingang steht bereits ein Portier, der Ihnen die gläserne Eingangstüre
offen hält. Er sieht dabei so routiniert und unbeteiligt aus, als würde er den
ganzen Tag nichts anderes tun.

In der marmornen Lobby des Hotels erwartet Sie bereits händeringend
eine Hotelangestellte.

„Ach Gott, wunderbar dass Sie hier sind! Einer unserer Gäste ist kollabiert
– aber inzwischen ist es schon wieder besser. Kommen Sie!", sie dreht sich
um und führt Sie nach links in einen kleinen Speiseraum. Zur jetzigen Zeit
ist es dort leer; an 20 Tischen sitzen höchstens ein halbes Dutzend Personen
verteilt und starren auf ihre Teller oder verstecken sich hinter einer Tageszeitung. Leider können Sie Ihre Aufmerksamkeit nur kurz auf das einladende
Abend-Buffet richten, was an einer langen Wand aufgetürmt ist, denn an
einem der vorderen Tisch in der Nähe der Tür hat sich eine kleine Gruppe
von drei Herren versammelt. Alle drei sind zwischen 50 und 60 Jahre alt,
tragen Anzughosen, Hemd und Krawatte und scheinen Geschäftsleute zu
sein, die beruflich unterwegs sind. Einer von Ihnen sitzt an dem Tisch und
hat das Gesicht in den Händen vergraben, während die anderen beiden neben
ihm stehen und zur Tür blicken, als Sie den Raum betreten.

Ein paar Augenblicke später ist Ihnen der sitzende Mann als ein Herr
Gerstmüller vorgestellt worden, der mit den beiden anderen Gästen an
seinem Tisch geschäftlich in der Stadt zu tun hat. Man habe sich geplant zur
Mahlzeit im Speiseraum getroffen und mit dem Essen begonnen. Währenddessen sei Herr Gerstmüller plötzlich in sich zusammen gesunken. Seine
Kollegen konnten ihn gerade noch halten, sonst wäre er wohl vom Stuhl
gekippt. Der Notruf wurde abgesetzt und der Patient von den beiden Kollegen auf den Boden in die stabile Seitenlage verbracht. Innerhalb von einer
Minute habe er das Bewusstsein wiedererlangt, allerdings sei er verwirrt

gewesen. Man habe ihn wieder in die sitzende Position bugsiert, was allerdings schwierig war, da ein Bein des Patienten immer weggeknickt sei.

Wenn Sie den Patienten ansprechen, wendet er Ihnen offensichtlich seine Aufmerksamkeit zu und schaut Sie an. Allerdings antwortet er nicht, als Sie sich laut vorstellen und nach seinem Befinden fragen. Sein Blick wandert hilflos zu seinen beiden Kollegen. Auf Ihre erneute Nachfrage, wie es ihm gehe, öffnet er zwar den Mund, heraus kommt nach einigen Augenblicken aber nur ein unentschlossener Seufzer. Er scheint Sie einigermaßen zu verstehen, denn als Sie orientierend die Motorik prüfen, befolgt er Ihre Aufforderungen; Er bewegt den linken Arm und das linke Bein problemlos, die Motorik der rechten Seite ist kaum erhalten.

Tom hat inzwischen die Blutdruckmanschette angelegt und verkündet: „180/90!"

Das Pulsoxymeter zeigt wenige Sekunden später eine Sauerstoffsättigung von 97 % unter Raumluft und eine Herzfrequenz von 90 pro Minute an.

„Herr Doktor, denken Sie, Herr Gerstmüller hat einen Schlaganfall?!", meint einer der Kollegen besorgt.

„Hm, könnte sein, aber ich muss zuerst ein paar Untersuchungen durchführen."

Inzwischen kommen die beiden RA des eingetroffenen RTW durch die Türe. Nach einer kurzen Begrüßung beginnt einer von Ihnen, eine Infusion zu richten.

Welche der folgenden Schritte wollen Sie durchführen, um wichtige Differentialdiagnosen auszuschließen? Nach Abschluss Ihrer Diagnostik lesen Sie bei 558 weiter, dort können Sie die entsprechende Therapie beginnen.

- die Kollegen über den Gesundheitszustand des Patienten allgemein und in den letzten Tagen befragen (577)
- die Pupillenreaktion testen (573)
- den Kornealreflex testen (556)
- Nackensteifigkeit prüfen (567)
- das Cullen-Zeichen prüfen (629)
- Palpation der Arteria temporalis (779)
- den Kopf auf äußere Verletzungen untersuchen (571)
- die Karotiden auskultieren (564)
- das rechte Bein auf Verletzungen untersuchen (575)
- das Puppenkopfphänomen testen (557)
- noch etwas anderes (607)

551 Sie wollen den Blutzucker auf Werte über der Norm anheben und lassen sich von den RA eine „G5" geben, eine fünfprozentige Glukoselösung. Sie infundieren diese über den i.v.-Zugang. Anschließend kontrollieren Sie im Abstand von fünf Minuten den Blutzuckerwert. Er steigt zwar zunächst nur zögerlich, aber Sie lassen die Infusion „reinrauschen" und sind mit den gemessenen Werten bald zufrieden. Alsbald organisieren Sie den Transport in die Notaufnahme des NeoVitae-Krankenhauses, das von hier aus am nächsten liegt. Stolz übergeben Sie den Patienten an den diensthabenden Kollegen: „Der BZ lag initial deutlich zu niedrig, sodass ich ihn mit 500 ml Glukoseinfusion auf Werte um 200 angehoben habe. Die letzte Messung lag bei 221 mg/dl." Der Kollege sieht alles andere als begeistert aus und klatscht Ihnen auch keinen Beifall. „Was?! Sie haben *Glukoselösung* infundiert??"

Auf Ihr inzwischen zögerliches Nicken müssen Sie sich einiges anhören: „Sind Sie denn von Sinnen!? Wo haben Sie das denn gelernt?! Den BZ halten Sie im Normbereich und schon gar nicht infundieren Sie Glukoselösung!! Das ganze freie Wasser, was Sie damit in den Patienten pumpen, führt im schlimmsten Fall zu einem Hirnödem!!"

Wutentbrannt stapft er davon, um sich um den Patienten zu kümmern. Da haben Sie wohl Mist gebaut. Tatsächlich verlieren Sie 15 Kompetenzpunkte für diesen Schnitzer.

552 Sie wollen eine Lysetherapie durchführen und bitten Tom um das entsprechende Präparat aus dem Auto. Der schaut Sie unsicher an, aber er holt das gewünschte Medikament. „Herr Gerstmüller, Sie haben ein Blutgerinnsel in einem Blutgefäß, das werde ich jetzt auflösen, dann geht es Ihnen wieder gut!"

Gesagt – getan. Tatsächlich wird die Symptomatik im Verlauf besser und Herr Gerstmüller kann die rechte Seite zunehmend bewegen. Allerdings reißt Ihnen der Chef Ihrer Abteilung für diese Tat den Kopf ab. Denn die Lysetherapie ist für diesen präklinischen Einsatz nicht zugelassen! Außerdem hätte auch eine intrakranielle Blutung hinter den Symptomen stecken können – eine Lyse hätte den Patienten dann mit Sicherheit umgebracht. Sie verlieren 25 Kompetenzpunkte.

553 „Insulin?"

Der RA schaut Sie verdattert an. „Haben wir nicht auf dem Auto. Und der BZ ist doch eh im Normalbereich." Offensichtlich sind Sie hier der Einzige, der die Ansicht vertritt, der Blutzucker des Patienten müsse gesenkt werden. Sie nehmen lieber Abstand von diesem Vorhaben und verlieren 10 Kompetenzpunkte für diese Schnapsidee. Zurück zur 558.

554 Sie lassen sich Ebrantil vom RA geben und spritzen davon fraktioniert 15 mg intravenös. Im Verlauf des Einsatzes spritzen Sie insgesamt weitere 10 mg nach, um den Blutdruck zu halten. Notieren Sie einen Blutdruck von 140/70 mmHg im Einsatzprotokoll. Zurück zur 558.

555 Sie lassen sich Ebrantil vom RA geben und spritzen davon langsam fraktioniert 25 mg intravenös. Im Verlauf des Einsatzes spritzen Sie insgesamt weitere 15 mg nach, um den Blutdruck zu halten, was damit problemlos gelingt. Notieren Sie einen Blutdruck von 100/50 mmHg im Einsatzprotokoll. Zurück zur 558.

556 Sie möchten den Kornealreflex testen und halten dafür die Ecke eines Taschentuches auf die Hornhaut des Patienten. Wie zu erwarten war, blinzelt Herr Gerstmüller kräftig. Oder hatten Sie anderes erwartet?

Sie verlieren 5 Kompetenzpunkte, denn der Kornealreflex bringt Sie in dieser Situation nicht weiter. Er nützt Ihnen allenfalls, wenn Sie die Funktion des Hirnstammes prüfen wollen – etwa beim komatösen Patienten oder bei der Hirntoddiagnostik bei einem möglichen Kandidaten zur Organspende, und soweit sind Sie ja bei Ihrem Patienten noch nicht! Zurück zu den Optionen von 550.

557 Das Puppenkopf-Phänomen oder auch vestibulookulärer Reflex genannt, ist ein Hirnstammreflex, der Ihnen präklinisch allenfalls bei der Untersuchung eines komatösen Patienten oder der Hirntoddiagnostik weiterhilft. Bei Herrn Gerstmüller liegt ein normaler Reflex vor. Sie verlieren 5 Kompetenzpunkte, da Sie unnötig Zeit verloren haben. Zurück zu den Optionen von 550.

558 Sie sind nun mit der durchgeführten Diagnostik vor Ort zufrieden und können nun noch einige therapeutische Maßnahmen einleiten, bevor Sie an einen Transport denken. Aber haben Sie auch den Blutzucker gemessen? Wenn nicht, verlieren Sie 10 Kompetenzpunkte, denn die Blutzuckermessung ist bei neurologischen Krankheitsbildern absolut wichtig! Sie holen dies kurz nach und messen 105 mg/dl.

Außerdem haben Sie sicherlich vergessen, die Körpertemperatur des Patienten zu messen. Auch wenn dies vermutlich kaum im Rettungsdienst üblich ist, ist eine normale Körpertemperatur für das Outcome des Patienten sehr wichtig. Sie verlieren zwei Kompetenzpünktchen. Auch dies holen Sie nach und messen 36,7 Grad Celsius.

Tom hat an der linken Hand des Patienten einen i.v.-Zugang gelegt, über den Sie Infusionen oder Medikamente geben können. Der Patient sitzt unverändert desorientiert und hilflos vor Ihnen und reagiert auf den Trubel um ihn herum mit Abwesenheit. Ab und an zupft er sich nestelnd mit der Linken am Hemd herum. Die Aphasie hält an und auch die Hemiparese rechts besteht weiterhin.

Welche der folgenden Maßnahmen wollen Sie durchführen? Nach Abschluss der Therapie lesen Sie bei 583 weiter.

- den Blutdruck auf Werte von 140 mmHg systolisch senken (554)
- den Blutdruck auf Werte um 100 mmHg systolisch senken (555)
- eine Lysetherapie durchführen (552)
- Sauerstoff über eine Maske geben (560)
- den Blutzucker senken (553)
- die Herzfrequenz senken (579)
- den Blutzucker mit einer 5%igen Glukoselösung auf Werte um 200 mg/dl anheben (551)
- Aspirin geben (580)
- Heparin geben (581)

559 „Herr Kollege!" Schon halb aus der Tür der Notaufnahme drehen Sie sich auf dem Absatz um, als der Neurologe Ihren Namen ruft. Er steckt gerade den Kopf aus dem Patientenzimmer und hält das Einsatzprotokoll in der Hand. „Könnten Sie noch mal kurz kommen?!"
Etwas verwundert gehen Sie zurück – haben Sie bei Ihrer Übergabe etwas vergessen?
„Ich hoffe, der Patient hat keinen Schaden durch Ihre Behandlung genommen!", zischt er Ihnen mit wütendem Blick zu. Auf Ihren fragenden Gesichtsausdruck hin fährt er fort: „Sie können bei so einem Fall doch den Blutdruck nicht senken!! 180/100 mmHg ist doch völlig adäquat in der Situation, um die zerebrale Perfusion möglichst optimal zu halten! Das nächste Mal lassen Sie die Finger vom Blutdruck!" Er schlägt Ihnen die Tür vor der Nase zu und ist verschwunden.
Etwas verdattert stehen Sie einen Moment unentschlossen auf dem Gang. Aus den Augenwinkeln erkennen Sie eine Schwester ein paar Meter entfernt, die Sie interessiert beobachtet. Sie ziehen den Kopf ein und eilen zum Ausgang – das hätte jetzt wirklich nicht sein müssen! Aber offensichtlich haben Sie Mist gebaut. Sie lesen in Ihrem Schlauen Buch nach und erfahren dort, dass bei einem Verdacht auf Apoplex bis zum Beweis des Gegenteils ein Zielblutdruck von 180 mmHg eingehalten werden sollte, um die Hirndurchblutung so gut wie möglich zu gestalten. Senken sollte man den Blutdruck nur, wenn er in mehrfachen Messungen über 220 mmHg systolisch liegt. Sie verlieren 7 Kompetenzpunkte, wenn Sie den Blutdruck bei Herrn Gerstmüller auf 140 mmHg systolisch gesenkt haben und 10 Kompetenzpunkte, wenn Sie den Blutdruck auf 100 mmHg systolisch gesenkt haben. Lesen Sie weiter bei 605.

560 Sie setzen dem Patienten die Sauerstoffmaske auf und geben darüber einen Fluss von 6 l O_2 pro Minute. Notieren Sie das im Einsatzprotokoll. Die Sauerstoffsättigung steigt im Verlauf auf 100 %. Zurück zur 558.

561 Sie machen sich Gedanken über den Augendruck und informieren den Patienten, dass Sie ihm kurz auf die Augäpfel drücken müssen. Ihr Team beäugt Sie neugierig, als Sie beide Daumen auf die geschlossenen Lider des Patienten drücken und kurz in sich gehen. Leider fehlt Ihnen die Erfahrung, daraus einen Eindruck über den Augendruck abzuleiten. Außerdem bringt Ihnen das in der jetzigen Situation ohnehin nichts. Sie verlieren 5 Kompetenzpunkte, weil Sie unnötig Zeit vergeudet haben. Zurück zur 607.

562 Sie bitten den zweiten RA um weiteres Atropin, aber der zuckt nur mit den Schultern. „Wir haben keins mehr im Koffer! Sollen wir welches aus dem NEF holen?"

Sie sind unsicher. Wenn eine weitere Atropingabe indiziert wäre, sollte es doch welches im Koffer geben, oder? „Moment!", Sie blättern schnell in Ihrem Schlauen Buch. Tatsächlich – im Falle einer Asystolie sollen einmalig 3 mg Atropin gegeben werden. Dadurch wird eine komplette Blockade des kardialen Parasympathikus erreicht, sodass weitere Gaben keinen Sinn mehr machen. „Nee, ist okay, kein Atropin mehr!", bestätigen Sie dem wartenden RA. Allerdings verlieren Sie 3 Kompetenzpunkte. Kehren Sie zurück zu den Optionen von 127.

563 Weiter bei 562.

564 Sie bitten Herrn Gerstmüller, den Kopf zur jeweils anderen Seite zu drehen und können so in einer Atempause des Patienten mit dem Stethoskop auf die Suche nach einem möglichen Strömungsgeräusch über den Karotiden gehen. Glücklicherweise scheint bei Herrn Gerstmüller keine relevante Karotis-Stenose vorzuliegen. Zurück zur 550.

565 Sie transportieren den Patienten unter der Verdachtsdiagnose eines epileptischen Anfalls bzw. eines postiktalen neurologischen Syndroms in das Rhein-Klinikum. Der aufnehmende Kollege teilt Ihre Meinung allerdings nicht – schließlich ist weder ein Krampfanfall beobachtet worden noch zeigt sich ein Zungenbiss oder Einnässen als Zeichen eines abgelaufenen Krampfanfalls. Er glaubt vielmehr an eine ganz andere Ursache, die sich in einer sofort durchgeführten CT auch bestätigt. Die notwendige Therapie wird sofort eingeleitet, erfreulicherweise geht es dem Patienten auch bald besser. Sie verlieren 15 Kompetenzpunkte, sind aber trotzdem froh, dass der Patient nun gut versorgt wurde. Weiter bei 534.

566 Tom nickt zufrieden und ist sofort wieder verschwunden. Kurz darauf wird die Schiebetür des RTW zugezogen, ein RA nimmt auf dem Fahrersitz Platz und mit dem NEF im Schlepptau geht es Richtung Rhein-Klinikum

zurück. Der RA fährt den Rettungswagen ohne Blaulicht durch den Straßenverkehr. Das Blaulicht sollten Sie nur einsetzen, wenn es wirklich notwendig ist, da Sie natürlich dadurch die Unfallgefahr für Sie und andere Verkehrsteilnehmer deutlich erhöhen. Wie beurteilen Sie die jetzige Situation?
- Das Fahren ohne Sirene und Blaulicht reicht aus (599)
- Es sollte mit Blaulicht und Sirene gefahren werden (600)

567 Vorsichtig prüfen Sie unbeholfen eine mögliche Nackensteifigkeit und drücken mit vorsichtigem Druck den Kopf von Herrn Gerstmüller auf dessen Brust. Er äußert keine Schmerzen oder verzieht das Gesicht. Es liegt offenbar keine Nackensteifigkeit vor, soweit Sie das jetzt beurteilen können. Zurück zur 550.

568 In welchem Rhythmus wollen Sie die Beatmung und Herzdruckmassage durchführen?
- jeweils 15 Thoraxkompressionen, gefolgt von zwei Beatmungen mit dem Beatmungsbeutel (619)
- jeweils fünf Thoraxkompressionen, gefolgt von einer Beatmung mit dem Beatmungsbeutel (620)
- jeweils 30 Thoraxkompressionen, gefolgt von zwei Beatmungen mit dem Beatmungsbeutel (726)
- durchgehende Thoraxkompressionen ohne Pause und jeweils zwei Beatmungen nach 30 Kompressionen (621)
- durchgehende Thoraxkompressionen ohne Pause und jeweils eine Beatmung nach zehn Kompressionen (622)

569 Wie möchten Sie die Therapie einleiten?
- Orciprenalin i.v. (584)
- Amiodaron i.v. (699, Abbildung 28, S. 186)
- Ajmalin i.v. (506)
- Noradrenalin i.v. (512)
- etwas anderes (516)

570 Sie transportieren den Patienten in das nahe gelegene NeoVitae-Krankenhaus, machen eine Übergabe und verschwinden zufrieden vom Ort des Geschehens. Allerdings werden Sie 30 Minuten später böse überrascht, als Sie in einem Notfalleinsatz einen Patiententransport übernehmen müssen:

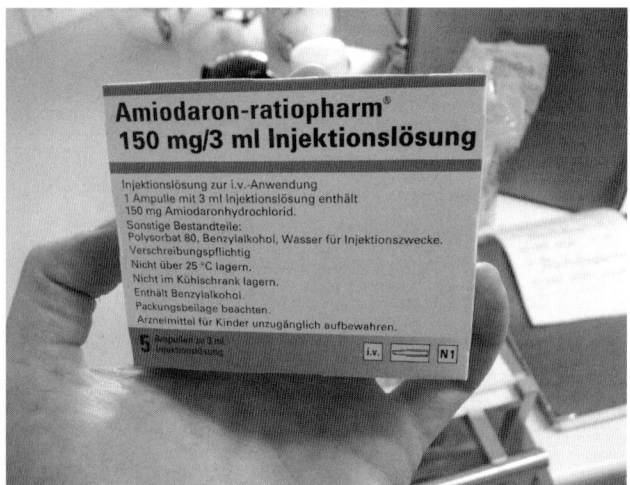
Abbildung 28: Amiodaron, ein potentes Antiarrhythmikum

Herr Gerstmüller muss zur adäquaten Therapie ins Rhein-Klinikum verlegt werden! Sie verlieren 15 Kompetenzpunkte, denn Sie hätten den Patienten sofort dort hinbringen müssen, da es im NeoVitae-Krankenhaus nach 16 Uhr kein CT und schon gar nicht die Möglichkeit einer Lyse gibt. Sie haben wertvolle Zeit vertrödelt und unzählige Neuronen des Patienten sind unwiderruflich abgestorben.

571 Sie inspizieren vorsichtig den Kopf des Patienten, können allerdings keine Wunden oder Prellungen erkennen. Auch ein Abtasten auf knöcherne Verletzungen bringt keine Befunde. Sie verlieren 2 Kompetenzpunkte, da kein Trauma berichtet wurde und Sie somit nur unnötige Zeit verloren haben. Zurück zur 550.

572 Tom ist bereits dabei, einen intravenösen Zugang zu legen und ein RA bestimmt auf Ihren Wunsch hin den Blutzucker aus einem Blutstropfen. „107 mg/dl!“ Zurück zur 607.

573 „Herr Gerstmüller, schauen Sie nach oben an die Decke!“, sagen Sie laut, um die Pupillen möglichst gut einsehen zu können. Der Patient scheint immer noch verwirrt zu sein. Er schaut Sie zwar an, als Sie mit ihm reden, befolgt Ihre Anweisung jedoch nicht. Sie zücken trotzdem die Stiftlampe und leuchten wechselseitig in die Pupillen des Patienten. Sie erkennen beidseits eine normale direkte und konsensuelle Lichtreaktion. Beide Pupillen sind isokor. Zurück zur 550.

574 „Richte mir bitte einen 7,5er Tubus!", rufen Sie dem noch nicht beschäftigten RA zu. Er stürzt sich auf den Koffer und bereitet Laryngoskop, Tubus und Blockerspritze vor. Er bestückt die Absaugung mit einem frischen Sauger und stellt ihn neben Ihnen ab. Der RA am Thorax zählt inzwischen schon wieder auf 30, und Sie drücken kräftig und verkrampft auf den Beatmungsbeutel. Diesmal geht der größte Teil der Luft tatsächlich in die Lungen des Patienten – Sie sind erleichtert! Sie erinnern sich an Ihre Intubation bei dem abgestürzten Arbeiter heute Morgen und lassen sich von Tom noch ein fünf Zentimeter dickes Buch vom Küchentisch geben. Sie legen es unter den Kopf des Patienten, um eine Jackson-Position zu erreichen. Kurz überlegen Sie, welche Medikamente Sie anwenden wollen, aber dann registrieren Sie, dass der Patient ohnehin leblos ist und keine Narkose oder Muskelrelaxierung benötigt. Inzwischen sind die Elektroden des EKG geklebt und der LifePak gestartet. Der RA am Thorax führt währenddessen weitere 30 Kompressionen aus. Wenn er damit fertig ist, werden Sie zur Intubation schreiten müssen!

Im Gegensatz zu dem Einsatz mit dem abgestürzten Bauarbeiter ist diesmal der Tubus von dem RA ohne Führungsstab gerichtet worden. Wie beurteilen Sie dies?

- Der Führungsstab wird nicht benötigt, da hier kein HWS-Trauma vorliegt und der Kopf problemlos rekliniert werden kann (633)
- Der Führungsstab muss trotzdem in den Tubus eingeführt werden, der vermehrte Zeitaufwand der Vorbereitung spielt keine Rolle (642)

575 Sie beugen sich zum Patienten herunter und untersuchen das Bein durch die dünne Anzughose auf knöcherne Verletzungen. Sie werden nicht fündig und auch die passive Bewegung von Sprunggelenk und Knie zeigen keine pathologischen Befunde. Sie haben mit dieser Untersuchung unnötig Zeit verschwendet und verlieren 3 Kompetenzpunkte. Es sollte Ihnen klar sein, dass die Ursache der Beschwerden nichts mit dem Bein zu tun hat! Zurück zur 550.

576 Haben Sie sich für „zwei Minuten" entschieden? Wenn nicht, verlieren Sie drei Kompetenzpunkte. Dementsprechend setzen die beiden RA die Thoraxkompressionen jeweils für zwei Minuten fort und halten dann kurz inne. Was wollen Sie nun tun?

- erneut defibrillieren (681)
- den EKG-Rhythmus überprüfen (670)
- den Puls tasten (585)
- den präkordialen Faustschlag ausführen (598)
- etwas anderes (712)

577 Die beiden Kollegen können nur wenige Angaben über den Gesundheitszustand des Patienten machen, da Sie sich privat kaum kennen. Vor einigen Jahren sei Herr Gerstmüller operiert worden, aber woran, weiß keiner der beiden. Ansonsten sei er aber nie länger krankgeschrieben gewesen. Gestern waren die drei bereits in der Stadt und haben einige Termine wahrgenommen, bei denen Herr Gerstmüller nicht auffällig gewesen sei. Auch hätte er keinerlei Beschwerden geäußert. Zurück zur 550.

578 Sie haben nach dem letzten Einsatz kaum Zeit, kurz auf der nächsten Toilette zu verschwinden, denn der kleine Parasit an Ihrem Gürtel hat schon wieder anderes mit Ihnen vor:

„Notarzteinsatz70344/31.Mai/20:12/nefso/Kallmund/Bew. Pers./OrangenStraße 76."

Bevor dieser Einsatz losgeht, gilt Folgendes zu beachten: Bitte führen Sie für diesen Einsatz eine gesonderte Bilanz Ihrer Kompetenzpunkte, denn Sie müssen am Ende des Einsatzes angeben, wie viele Kompetenzpunkte Sie innerhalb dieses Einsatzes eingebüßt haben (davon wird der Einsatzerfolg maßgeblich abhängen).

Die Meldung „Bewusstlose Person" scheint beliebt zu sein, soviel haben Sie inzwischen auch schon gemerkt. Aber wirklich viel nutzt Ihnen diese Information auch nicht, denn das Spektrum der sich dahinter versteckenden Diagnosemöglichkeiten ist einfach zu groß. Da hilft nur eines: Hinfahren und anschauen – und genau das tun Sie bereits, denn Ihr NEF schlängelt sich bereits in voller Fahrt durch den Verkehr. Wenige Minuten später sind Sie bereits angekommen – diesmal gemeinsam mit dem RTW.

Sie springen aus dem Wagen und laufen zur Eingangtüre des Mehrfamilienhauses. Auf dem Weg schauen Sie noch schnell auf dem Piepser nach dem Namen des möglichen Patienten und drücken die betreffende Klingel. Die Haustüre ist jedoch nur angelehnt, und so brauchen Sie den Summer nicht abzuwarten, sondern eilen sofort die Treppen hinauf. Nach der Anordnung der Klingel zu urteilen, dürfte der Einsatzort im obersten Stock liegen. Und tatsächlich – auf Ihr lautes „Hallo!!" ertönt von oben ein dumpf hallender Ruf als Antwort.

Unter dem Dach liegen hier zwei Wohnungen gegenüber und die Wohnungstüre der linken Seite ist nur angelehnt. Als Sie in den Wohnungsflur treten, kommt Ihnen eine ältere Frau gebückt in einem arthritischen Gangbild aus dem hinteren Teil der kleinen Wohnung entgegengeschlurft. Ihren 80. Geburtstag hat die Dame sicherlich schon vor ein paar Jahren hinter sich gelassen. Sie winkt hektisch, soweit das Ihre alten Knochen noch zulassen. „Mein Sohn ist in der Küche, da!" Sie folgen dem ausgestreckten Arm in die links vom Flur abgehende Küche, auf deren Boden rücklings neben einem kleinen Küchentisch ein älterer Mann liegt. Er trägt eine braune Stoffhose und das verwaschene Oberteil eines alten Trainingsanzuges. Sie machen zwei schnelle Schritte in den Raum hinein, steigen über seine Beine hinweg und stoßen einen der beiden Küchenstühle in eine Ecke, um sich Platz und Zugang zum Oberkörper des Patienten zu machen. Er regt sich nicht, auch Atembewegungen können Sie nicht erkennen. Am glatzköpfigen Schädel sickert links temporal Blut aus einer Risswunde. Sie hocken sich neben den Patienten und kneifen ihn kräftig in die Brust. „Hallo!!", rufen Sie laut und mit einem letzten Funken Hoffnung.

Keine Reaktion – aber die haben Sie auch nicht wirklich erwartet, denn die blassbläuliche Gesichtsfarbe des Patienten sieht alles andere als gesund aus. An der Küchentür hören Sie, wie die alte Dame mit zitternder Stimme berichtet: „Er ist einfach vom Stuhl gefallen, und dann lag er da. Und ich wusste nicht, was ich machen soll. Da habe ich gleich angerufen, als er nicht mehr bei sich war."

Einen Augenblick versichern Sie sich noch, dass die Atemwege soweit durch Öffnen des Mundes einsehbar frei sind und der Patient nicht mehr atmet und tun dann als Erstes was?!

- Tasten nach einem Karotispuls für maximal fünf Sekunden (608)
- Tasten nach einem Karotispuls für maximal 15 Sekunden (609)
- Sie beginnen die Reanimation mit Beatmung und Herz-Druckmassage (610)
- Sie führen den präkordialen Faustschlag aus (679)

579 Sie spritzen fraktioniert 3 mg Metoprolol (Beloc) intravenös und senken die Herzfrequenz des Patienten auf 60 Schläge pro Minute. Notieren Sie das im Einsatzprotokoll. Zurück zur 558.

580 Sie lassen sich von einem RA 500 mg Aspirin aufziehen und spritzen die kompletten 5 Milliliter. Bitte notieren Sie die Gabe in Ihrem Einssatzprotokoll. Zurück zur 558.

581 Sie lassen sich 5000 Einheiten Heparin aufziehen. Sie schätzen, dass Herr Gerstmüller gut und gerne 80 kg wiegt und spritzen daher die volle Dosis von 5000 Einheiten. Bitte notieren Sie das im Einsatzprotokoll. Zurück zur 558.

582 Einige Sekunden zögern Sie, aber dann sind Sie sich sicher: „Wir haben einen Spontankreislauf!", rufen Sie erleichtert. Wenige Sekunden später hat einer der RA bereits eine Blutdruckmessung durchgeführt. „80/40!", Sie atmen das erste Mal seit 20 Minuten erleichtert tief durch. Ihre Bemühungen haben sich scheinbar gelohnt. Ein Blick in die Pupillen des

Patienten zeigt Ihnen die enger erscheinenden Pupillen. Trotzdem – der Patient ist weiterhin in einem kritischen Zustand!

Tom übernimmt die Logistik, während Sie mit den beiden RA den Transport des Patienten in den RTW durchführen. Er erweist sich jetzt als einigermaßen stabil, benötigt jedoch immer wieder kleine Dosen Adrenalin, um den Blutdruck zu halten. Die Beatmung scheint weiterhin problemlos zu funktionieren und der Transport in den Schockraum des Rhein-Klinikums gestaltet sich erfolgreich. Mit nicht ganz zu verbergendem Stolz in der Stimme übergeben Sie den Patienten an den zuständigen Oberarzt mit folgenden Werten: Blutdruck 90/40 mmHg, Herzfrequenz 120/Minute arrhythmisch, 94 % Sauerstoffsättigung auf dem Pulsoxymeter. Für Sie geht es dann auch gleich weiter, allerdings erkundigen Sie sich im Verlauf nach dem Patienten, der zügig auf die internistische Intensivstation gelegt wird. Das neurologische Outcome ist leider nur wenig befriedigend: Aufgrund der langen Reanimationszeit und der unklare Liegezeit vor Ihrem Eintreffen erwacht der Patient nur sehr zögerlich. Ein Schädel-CT zeigt einen deutlichen hypoxischen Hirnschaden. Der Patient überlebt weiterhin, wird aber nach etwa drei Wochen als Pflegefall in ein entsprechendes Heim verlegt. Weiter bei 753.

583 Gut. Wenn Sie dem Patienten noch keine Sauerstoffmaske aufgesetzt haben, verlieren Sie 5 Kompetenzpunkte, denn die Gabe von Sauerstoff mit dem Ziel, die Sauerstoffsättigung auf 100 % zu bringen, ist eine der wenigen therapeutischen Optionen, die Sie im Moment haben. Ein RA setzt dem Patienten die Maske dann auf und stellt 4 l O_2 pro Minute ein.

Der Zustand des Patienten hat sich im Moment nicht wesentlich geändert; Er sitzt weiterhin vor Ihnen auf einem Stuhl, ist wach, spricht jedoch nicht und befolgt Aufforderungen einigermaßen geordnet mit einer deutlichen rechtsseitigen Schwäche. Eine Beeinträchtigung der Hirnnerven können Sie auf den ersten Blick nicht feststellen. Die Sauerstoffsättigung ist inzwischen 99 %.

Bislang haben Sie noch kein EKG des Patienten gesehen. Wie beurteilen Sie dessen Notwendigkeit in der jetzigen Situation:
- Das EKG muss bei diesem Patienten nicht angewandt werden (21)
- Aufgrund des Zeitdrucks kann auf ein EKG verzichtet werden (781)
- Das EKG muss bei diesem Patienten zwingend angewandt werden (12)
- Das EKG muss bei allen Patienten im Notarztdienst gemacht werden (6)

584 „Okay, wir müssen erstmal den AV-Block therapieren. Krieg' ich bitte Alupent?" Wenige Augenblicke später halten Sie tatsächlich eine 2 ml-Spritze mit 1 ml Alupent (eine Ampulle enthält 0,5 mg Orciprenalin) in der Hand. Wie viel geben Sie davon?

- alles langsam i.v. (685)
- die Hälfte langsam i.v. (485)
- ein Viertel langsam i.v. (493).
- Das sollte auf 10 ml aufgezogen und dann vorsichtig fraktioniert gegeben werden (538)

585 Nachdem zwei Minuten lang beatmet und Herzdruckmassage durchgeführt wurde, werden die Thoraxkompressionen kurz pausiert, und Sie greifen an den Hals des Patienten um den Puls zu tasten. Rechts … links … Sie tasten für etwa sechs bis acht Sekunden, aber Sie finden keine tastbaren Pulsationen. Sie verlieren 3 Kompetenzpunkte, denn das Tasten eines Pulses erfolgt laut Reanimationsrichtlinien nur, wenn Sie im EKG einen adäquaten Rhythmus sehen. Dazu sollten Sie in den Pausen der Herzdruckmassage als allererstes den EKG-Rhythmus überprüfen. Lesen Sie weiter bei 670.

586 Haben Sie sich für den Adam-Stokes-Anfall entschieden? Wenn nicht, dann verlieren Sie 3 Kompetenzpunkte. Sie reichen Tom den Schrittmacherausweis zurück, in diesem Fall scheint keine akute Rhythmusstörung oder Kreislaufinsuffizienz vorzuliegen. Sie sollten sich nun Gedanken machen, wie es weitergeht. Bezüglich des Transportzieles sollten Sie entscheiden, welche Mindestanforderung das auszuwählende Zielkrankenhaus erfüllen sollte, um eine gute Akutversorgung des Patienten zu gewährleisten (beachten Sie allerdings, dass Sie nicht alle Patienten einfach im größten Krankenhaus abliefern können – Patienten, die keine Maximalversorgung brauchen, sollten Sie zur Entlastung auch in kleinere Häuser fahren):
- Rhein-Klinikum (539)
- NeoVitae-Krankenhaus (570)
- St. Josephs-Klinik (526)

587 „Tom, wir brauchen einen Zugang!", verkünden Sie und verlassen Ihre Position am Kopf des Patienten und schauen an seiner linken Hand nach brauchbaren Venen. Tom greift sich ein paar Dinge aus dem RTW-Koffer und drängelt sich neben Sie. „Geh Du wieder an die Beatmung, ich kann das hier machen!" Tatsächlich – nachdem Sie die Beatmung verlassen haben, muss nun die Maskenbeatmung entweder von dem RA durchgeführt werden, der auch schon den Thorax komprimiert oder von dem zweiten RA, der damit für weitere Arbeitsschritte ausfällt. Es ist am besten, wenn Sie erstmal die Beatmung managen und von dort aus die Reanimation leiten. Sie sollten zunächst die Atemwegssicherung durchführen und einen EKG-Rhythmus ableiten, denn gerade von Letzterem hängt das weitere Vorgehen entscheidend ab. Sie verlieren drei Kompetenzpunkte. Zurück zu 782.

588 Sie glauben, einen AV-Block 1. Grades zu sehen. Da Sie sich aber nicht sicher sind, schlagen Sie lieber in Ihrem Schlauen Buch nach und erkennen, dass ein AV-Block 1. Grades ganz anders aussieht. Sie verlieren 8 Kompetenzpunkte, denn ein EKG sollten Sie schon lesen können! Zurück zur 521.

589 Sie wurschteln mit der Maske auf dem Gesicht des Patienten herum und pressen noch fester. Sie fluchen laut, denn auch ein erneuter Atemzug pfeift wirkungslos in den Raum, ohne die Lunge des Patienten zu erreichen. Nach zwei weiteren, erfolglosen Versuchen gelingt es Ihnen aber tatsächlich, ein wenig Luft in den Thorax des Mannes zu drücken. Allerdings wurden aufgrund Ihrer Schwierigkeiten die Thoraxkompressionen inzwischen für etwa 20 Sekunden pausiert, was extrem schlecht für den Patienten ist. Und auch für Sie, denn Sie verlieren einen Kompetenzpunkt. Denn die Thoraxkompression wird im Vergleich zur Beatmung als viel wichtiger eingestuft. Das heißt, wenn Sie Probleme mit der Beatmung haben, geben Sie der Thoraxkompression den Vorzug und probieren es nach 30 Kompressionen erneut mit der Beatmung. Weiter bei 782.

590 Sie denken, dass der RA einen falschen Druckpunkt gewählt hat und korrigieren ihn. Dafür vergehen wertvolle zehn Sekunden, die Sie für die Reanimation hätten nutzen müssen. Dies haben auch die Autoren der Reanimationsrichtlinien erkannt und nehmen deshalb Abstand von einer umständlichen Vermessung des Druckpunktes. Es soll in der Mitte des Sternums gedrückt werden. Sie verlieren einen Kompetenzpunkt. Weiter bei 568.

591 Haben Sie sich für die durchgehenden Thoraxkompressionen und eine Beatmung pro zehn Thoraxkompressionen entschieden? Wenn nicht, verlieren Sie fünf Kompetenzpunkte, denn dann wird Ihr Team Sie vorsichtig darauf aufmerksam machen, dass die Thoraxkompressionen beim intubierten Patienten nicht mehr von Pausen für die Beatmung unterbrochen sein sollen (beides soll simultan durchgeführt werden im Rhythmus zehn zu eins). Nachdem Sie sich geeinigt und die Beatmung des Patienten der Beatmungseinheit überlassen haben, werfen Sie einen Blick auf den Monitor des LifePak, der inzwischen angeschlossen ist: Kammerflimmern! Ein Blick auf die Küchenuhr neben der Tür zeigt Ihnen, dass die Reanimation inzwischen drei Minuten andauert. Die Mutter des Patienten hat sich erschrocken und ängstlich in eines der anderen Zimmer zurückgezogen. Was tun Sie?

- Defibrillation (668)
- Fortsetzen der Reanimation für drei Minuten, dann Defibrillation (666)
- Tasten eines Karotispulses (661)
- einen intravenösen Zugang legen (665)
- Adrenalin endotracheal geben (663)

592 Der Patient sitzt halbaufrecht im Rettungswagen vor Ihnen und atmet inzwischen ruhiger – Sie schätzen die Atemfrequenz auf 16–18 /Minute. Seine tiefen Atemzüge sind hin und wieder von leichtem Hüsteln unterbrochen, gerade im Moment bricht jedoch ein tränentreibender Hustenanfall aus ihm heraus. Die Sauerstoffsättigung liegt bei 96 %. Bevor Sie den CO-Oxymeter an die Feuerwehr zurückgeben, zeigt der Ihnen noch ein letztes Mal einen COHb-Gehalt von 17 % an. Die Herzfrequenz liegt bei 90/Minute, der Blutdruck bei 150/85 mmHg. Das EKG zeigt einen regelmäßigen Sinusrythmus. Sie überlegen kurz und entscheiden sich dann dazu, den Patienten in die Aufnahme des NeoVitae-Krankenhauses zu fahren. Dies scheint angesichts der nicht sehr stark ausgeprägten Beschwerden gerechtfertigt, und auch dort gibt es eine kleine Intensivstation mit einer Beatmungsmöglichkeit für den Fall, dass es zu einer Verschlechterung kommen sollte. Sie stecken suchend den Kopf aus dem Auto und erblicken Tom ein paar Meter weiter im Gespräch mit dem Einsatzleiter der Feuerwehr. Ein paar Feuerwehrmänner laufen geschäftig vom Einsatzwagen zur Brandstelle. „Tom, wir können los. NeoVitae müsste in Ordnung gehen! Kannst Du anmelden?!"

„Okay!", er verabschiedet sich, zieht dann ein Handy aus seiner Jackentasche und beginnt nach kurzem Überlegen stirnrunzelnd eine Nummer einzutippen. Sie ziehen die Schiebetür des RTW von innen zu und der RA auf dem Fahrersitz rangiert den RTW vorsichtig zwischen den umherstehenden Einsatzfahrzeugen der Feuerwehr hinaus in Richtung freie Straße. Während Sie das Einsatzprotokoll aufschlagen, um die Verwaltungsarbeit zu erledigen, werfen Sie noch einen Blick auf den inzwischen stabilen Patienten und sind mit Ihrer Arbeit ganz zufrieden. Für einen kurzen Augenblick schließen Sie die Augen und spüren, wie sich ein dumpfer Druck in Ihrem Kopf breit macht. Die Anstrengung der heutigen Einsätze bricht jetzt über Sie herein, doch für Entspannung ist keine Zeit, denn plötzlich bollert es von außen kräftig gegen die Wand des RTW, der unvermittelt anhält. Sie schrecken hoch – haben Sie etwa beim Rangieren jemanden gerammt? Bevor Sie den Fahrer fragen können, was hier los ist, wird bereits die Schiebetür aufgerissen und einer der Polizisten winkt Sie wild zu sich: „Schnell, die haben da noch jemanden im Haus gefunden!!"

Ohne nachzudenken, drücken Sie sich am RA vorbei und springen in einem weiten Satz aus dem Auto. Der Polizist ist Ihnen bereits ein paar Meter voraus und Sie rennen hinter ihm her in Richtung Brandherd. Ihren Patienten von gerade eben haben Sie bereits vergessen, der RTW bleibt zunächst unentschlossen zwischen den Feuerwehrautos in der von Blinklichtern erhellten Morgendämmerung hinter Ihnen zurück. Noch ein Patient – und das aus dem lichterloh brennenden Haus! Katecholamine peitschen das Blut durch Ihre Adern und mit geweiteten Pupillen hechten Sie weiter.

Sekunden später erblicken Sie bereits eine Gruppe von Feuerwehrleuten, die ein Tragetuch schleppen und eilig auf Sie zukommen. „Zum NEF!", hören Sie Toms laute Stimme und erkennen ihn am hinteren Ende der Gruppe.

Das NEF steht nur einige Meter weiter und im Schein der Straßenlaternen bietet sich Ihnen ein schockierendes Bild, als die Männer das Tuch behutsam absetzen; vor Ihnen liegt ein Mensch – oder das, was von ihm noch übrig ist. Die Gesichtshaut ist nur noch ein Mosaik aus rötlich-bräunlicher Verbrennung, jeder Gesichtszug hat sich unter der Spannung der Haut aufgelöst, auch die Behaarung ist komplett verschmort. Die Lider sind ein wenig geöffnet, auch der Mund steht offen – die Zähne blecken Ihnen hinter den zurückgezogenen Lippen wie die eines Raubtieres entgegen. Von der Kleidung sind nur noch angesengte, vom Löschwasser durchtränkte Fetzen übrig, die wie ein schwarzes Leichentuch an Oberkörper und Beinen kleben. Zu dem Geruch von Rauch verbranntem Plastik gesellt sich nun der süßliche Gestank von verschmortem Fleisch. Brandlöcher geben an einigen Stellen den Blick auf übel verkohlte Hautpartien frei. Als Ihr Blick die Beine des Opfers herabwandert, können Sie den Brechreiz nur mit Mühe unterdrücken: Die Füße fehlen vollständig, beidseits erkennen Sie nur noch verkohlte Stümpfe der Unterschenkel.

„Vermutlich ein Obdachloser, der das Feuer im Keller verursacht hat!", reißt Sie einer der Feuerwehrleute aus der Schockstarre und erinnert Sie an Ihre Pflichten. Sie müssen jetzt funktionieren! Sie fühlen sich wie gelähmt und klammern sich an etwas Verlässliches: ABCDE! Der Polytrauma-Algorithmus.

Lesen Sie weiter bei 664.

593 Unter der Verdachtsdiagnose einer ICB fahren Sie den Patienten in die Notaufnahme des Rhein-Klinikums, wo Sie bei Ihrer Ankunft bereits von den Kollegen der Neurologie, der Anästhesie und der Neurochirurgie erwartet werden. Nach einer kurzen orientierenden Untersuchung glauben Neurologe und Neurochirurg nicht mehr an Ihre Diagnose, wollen sich aber mit einer CT Sicherheit verschaffen. Aus Interesse rufen Sie später den Neurologen nochmals an und erfahren, dass ein akuter Apoplex vorgelegen habe. Nach einer Lysetherapie geht es dem Patienten inzwischen deutlich besser. Ihre Diagnose hat nicht gestimmt, deshalb verlieren Sie 7 Kompetenzpunkte, aber immerhin ist eine gute Versorgung erreicht worden. Sie können einigermaßen zufrieden sein. Weiter bei 543.

594 Sie lassen den Mann die Schuhe ausziehen und erkennen an den Fußsohlen – nichts! Sie verlieren allerdings 4 Kompetenzpunkte, denn es gibt erstmal Wichtigeres! Weiter bei 650.

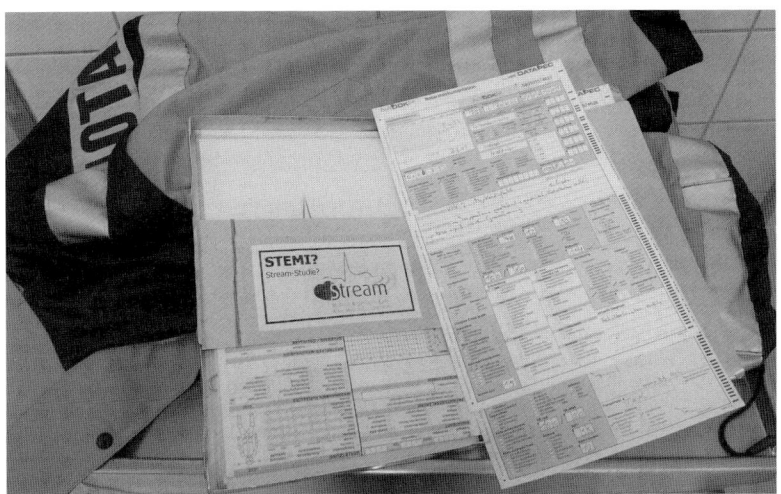

Abbildung 29: Papierkram erledigt?

595 Sie transportieren den Patienten unter der Verdachtsdiagnose einer Meningitis in das Rhein-Klinikum, Wo Sie bereits gespannt von den zuständigen Internisten und Neurologen erwartet werden. Nach einer kurzen körperlichen Untersuchung geben die Kollegen Entwarnung: Sie sehen keinen Hinweis auf eine Meningitis, denn der Patient klagt weder über Fieber oder sonstige Entzündungszeichen und weist auch keine Nackensteifigkeit auf.

Ein durchgeführtes CT zeigt allerdings einen viel wahrscheinlicheren Befund, der auch sofort therapiert werden muss. Sie verlieren aufgrund Ihrer Fehldiagnose 15 Kompetenzpunkte und sind froh, dass sich dabei scheinbar kein Nachteil für den Patienten ergeben hat. Einigermaßen zufrieden kehren Sie zum Auto zurück, wo Tom bereits auf Sie wartet. Beginnen Sie neu bei 550.

596 Einige Sekunden zögern Sie, aber dann sind Sie sich sicher: „Wir haben einen Spontankreislauf!", rufen Sie erleichtert. Wenige Augenblicke später hat einer der RA bereits eine Blutdruckmessung durchgeführt. „80/40!", Sie atmen das erste Mal seit 20 Minuten erleichtert tief durch. Ihre Bemühungen haben sich scheinbar gelohnt. Ein Blick in die Pupillen des Patienten zeigt Ihnen die enger erscheinenden Pupillen. Trotzdem – der Patient ist weiterhin in einem kritischen Zustand!

Tom übernimmt die Logistik, während Sie mit den beiden RA den Transport des Patienten in den Rettungswagen durchführen. Er erweist sich jetzt als einigermaßen stabil, benötigt jedoch immer wieder kleine Dosen Adrenalin, um den Blutdruck zu halten. Während der Fahrt kommt es einmal zu einer bradykarden Phase mit einem Abfall der Herzfrequenz bis auf unter 20 pro Minute. Sie tasten peripher keinen Puls mehr!

Die Reanimation wird während der Fahrt wieder aufgenommen, und nach eine weiteren Gabe von einem Milligramm Adrenalin stabilisiert sich die Lage wieder. Ihnen fällt ein Stein vom Herzen, als Sie endlich den Schockraum des Rhein-Klinikums erreichen und den Patienten leidlich stabil übergeben: Blutdruck 80/40 mmHg, Herzfrequenz 130/Minute arrhythmisch, 92 % Sauerstoffsättigung auf dem Pulsoxymeter. Für Sie geht es dann auch gleich weiter, allerdings erkundigen Sie sich im Verlauf nach dem Patienten, der zügig auf die internistische Intensivstation gelegt wird. Das neurologische Outcome ist leider nur wenig befriedigend: Aufgrund der langen Reanimationszeit und der unklaren Liegezeit vor Ihrem Eintreffen erwacht der Patient nicht aus seinem Koma. Ein Schädel-CT zeigt einen ausgeprägten hypoxischen Hirnschaden. Nach sechs Tagen ohne wesentliche Aufwachreaktion wird nach einem langen Gespräch mit der Mutter des Patienten eine Minimaltherapie begonnen. Der Patient verstirbt wenige Stunden später. Weiter bei 753.

597 Der Patient hat zwar keine Herzrhythmusstörung und die Kreislaufparameter Puls und Blutdruck sind adäquat, aber das hält Sie nicht von Ihrer Diagnose ab. Der aufnehmende Kollege im Rhein-Klinikum schaut allerdings verwundert, als Sie stolz von Ihrer Diagnose berichten. Er überzeugt sich von der hämodynamischen Stabilität des Patienten und fertigt dann ein sofortiges Schädel-CT an, das schnellen Aufschluss über die Ursache der Beschwerden gibt.

Die notwendige Therapie wird sofort eingeleitet und dem Patienten geht es schnell deutlich besser. Sie verlieren allerdings trotzdem 8 Kompetenzpunkte wegen Ihrer abwegigen Diagnose, die schnell zu einer verzögerten Behandlung der eigentlichen Ursache hätte führen können. Betrübt gehen Sie zurück zum Auto, wo Tom bereits auf Sie wartet. Beginnen Sie neu bei 550.

598 Sie holen aus und schlagen aus etwa 20 cm Entfernung auf die untere Sternumhälfte. Leider erreichen Sie nichts und verlieren 3 Kompetenzpunkte. Ein präkordialer Faustschlag ist nur bei einem beobachteten, vor wenigen Sekunden eingetretenen Kreislaufstillstand indiziert. Sie können damit möglicherweise eine bestehenden Kammertachykardie oder seltener ein Kammerflimmern wieder in einen suffizienten Rhythmus konvertieren. Zurück zu den Optionen von 576.

599 Sie sind zunächst zufrieden, dass es ohne Signal einigermaßen behäbig durch den Stadtverkehr geht. An einer Ampel wartend schauen Sie gelangweilt aus dem Seitenfenster – dem Patienten geht es unverändert gut bei weiterhin bestehender neurologischer Symptomatik. Auf der gegenüberliegenden Seite der Kreuzung erkennen Sie einen anderen Rettungswagen. „Auch ein Schlaganfall ist ein Notfall", lesen Sie auf der Seite des Wagens in leuchtenden Buchstaben. Dieser Slogan ist Teil einer Kampagne zur Information der Bevölkerung, die den Schlaganfall oder Apoplex noch immer in seiner Bedeutung unterschätzt. Vielleicht sollten Sie sich das auch mehr zu Herzen nehmen und tatsächlich so schnell es geht und mit Signal fahren? Sie stecken kurz den Kopf durch das Zwischenfenster und geben dem Fahrer die entsprechenden Anweisungen. Und tatsächlich – mit Signal und Sirene geht es deutlich schneller Richtung Rhein-Klinikum. Sie verlieren allerdings trotzdem 8 Kompetenzpunkte, da Sie zuerst ohne Signal gefahren sind und wertvolle Minuten verloren haben. Lesen Sie weiter bei 601.

600 Tatsächlich – auch ein Schlaganfall ist ein Notfall, und es kann unter Umständen auf jede Minute ankommen, wenn es darum geht, möglichst viele Neuronen des Patienten zu retten. Mit Sirene und Blaulicht brausen Sie Richtung Rhein-Klinikum. Lesen Sie weiter bei 601.

601 Das Rhein-Klinikum werden Sie in wenigen Minuten erreicht haben. Herr Gerstmüller liegt mit erhöhtem Oberkörper vor Ihnen im RTW. Er hält die Augen geschlossen, die Vitalwerte sind weiterhin stabil. Die Hämodynamik ist unverändert, Sauerstoffsättigung 99 % – Sie können zufrieden sein. Letztendlich erreichen Sie kurz darauf das Rhein-Klinikum und übergeben den Patienten dort an den diensthabenden Neurologen. Er hört Ihnen aufmerksam zu, während Sie die Symptomatik des Patienten und den weiteren Verlauf schildern und fragt dann:
„Ist der Patienten denn noch im Lyse-Fenster?"
Sie zögern … Lyse-Fenster? Was meint der Kollege damit? Ach, da war doch was … man kann Patienten nach einem Schlaganfall mit einer systemischen Lyse behandeln.
Ziel ist dabei die Auflösung des Thrombus im Gefäßsystem, um die Perfusion des minderdurchbluteten Gewebes wieder herzustellen. Sie erinnern sich, dass dies allerdings bislang nur innerhalb eines bestimmten Zeitfensters nach dem Symptombeginn zugelassen ist bzw. durchgeführt wird. Das meint der Kollege vermutlich. Aber erinnern Sie sich noch, wie groß das Zeitfenster für die Lysetherapie tatsächlich ist? Bitte wählen Sie eine der angebotenen Alternativen (innerhalb eineinhalb Stunden, drei Stunden, viereinhalb

Stunden, sechs Stunden oder neun Stunden nach Symptombeginn). Lesen Sie dann weiter bei 158.

602 „Los, übernimmst Du die Beatmung!", ruft Tom, als Sie unentschlossen neben dem Patienten stehen bleiben. Tatsächlich ist Ihre Position am Kopf des Patienten, um die Beatmung und ggf. die Atemwegssicherung zu übernehmen. Auch haben Sie von dort oben die beste Übersicht. Und vor allem: In einem Meter Abstand tatenlos herumstehen, hilft niemandem!

Sie verlieren einen Kompetenzpunkt und lesen weiter bei 613.

603 Eine Methämoglobinbestimmung ist derzeit nicht möglich. Es gibt zwar nichtinvasive Methoden (beispielsweise über ein Pulsoxymeter), diese sind jedoch nicht verfügbar. Ohnehin macht die Met-Hb-Bestimmung keinen Sinn, wenn Sie einer Vergiftung mit Blausäuregas auf der Spur sind – schließlich ist HCN kein Met-Hb-Bildner. Die eigentliche toxische Wirkung beruht auf einer Blockierung der zellulären Atmungskette. Sie verlieren 5 Kompetenzpunkte und gehen zurück zur 713.

604 Sie wollen gerade mit der Untersuchung beginnen, als Tom den Kopf zur Tür hereinsteckt: „Brauchen wir noch jemanden? Notarzt? RTW?"

Das können Sie derzeit noch nicht abschätzen, aber es erinnert Sie daran, welche Aufgabe Sie zu allererst haben, wenn es um mehrere Verletzte geht: Sie müssen triagieren. Das heißt, Sie müssen zunächst alle Verletzten orientierend untersuchen und sich ein Bild über den Schweregrad der vorliegenden Verletzungen machen. Dann müssen Sie entscheiden, ob weitere Rettungsmittel gebraucht werden. Erst dann kommt für Sie die Versorgung der einzelnen Opfer. Sie verlieren 4 Kompetenzpunkte (81).

605 Welche der folgenden Medikamente haben Sie verwendet?
- Aspirin, und/oder Heparin (544)
- weder Aspirin noch Heparin (543)

606 Weiter bei 562.

607 Was wollen Sie ansonsten noch diagnostisch tun?
- Blutzucker bestimmen (572)
- Körpertemperatur messen (540)
- Augendruck orientierend bestimmen (561)
- nach Zeichen einer Liquorrhoe suchen (542)
- Wenn Sie keine der Optionen mehr wählen wollen, gehen Sie zurück zu den Optionen von 550

608 Sie suchen nach einem Karotispuls … und tasten links … und rechts … und finden auf beiden Seiten keinen Puls. Offensichtlich liegt hier ein Herzkreislaufstillstand vor! Allerdings haben Sie durch Ihre Sucherei nach dem Puls bereits wertvolle Sekunden verloren, die Sie bereits nach dem Feststellen der Apnoe für die Reanimation hätten nutzen können. Nach den Richtlinien zur Reanimation von 2005 beginnen Sie mit der Wiederbelebung sofort, wenn Sie eine abnormale Atmung oder eine Apnoe festgestellt haben. Sie verlieren einen Kompetenzpunkt und lesen weiter bei 610.

609 Lesen Sie weiter bei 608.

610 „Los, wir müssen reanimieren!", rufen Sie den anderen zu, die noch dabei sind, die Küche zu betreten. Wo ist Ihr Platz während der Reanimation?
• am Kopf des Patienten zur Beatmung und Koordination (613)
• an der Seite zur Thoraxkompression und Koordination (612)
• in einem Meter Abstand zu Patienten zur Koordination und für den Überblick (602)

611 Sie erinnern sich daran, dass Verbrennungsopfer initial einen großen Flüssigkeitsbedarf haben. Dieser errechnet sich nach der sog. Parkland-Formel. Während Sie jedoch über die weitere Berechnung nachdenken, wird Ihnen bewusst, dass Ihr Patient keine wesentlichen Verbrennungen davonge-tragen hat. Eine ausgedehnte Flüssigkeitssubstitution ist nicht nötig. Sie verlieren 3 Kompetenzpunkte und kehren zurück zur 722.

612 „Los, übernimm die Beatmung!", ruft Tom, als Sie mit der Thorax-kompression beginnen und neben dem Patienten knien. Tatsächlich ist Ihre Position am Kopf des Patienten, um die Beatmung und ggf. die Atem-wegssicherung zu übernehmen. Auch haben Sie von dort oben die beste Übersicht.
Sie verlieren einen Kompetenzpunkt und lesen weiter bei 613.

613 Sie knien sich hinter den Kopf des Patienten, während Tom und die beiden RA ebenfalls in den Raum drängen. Die Küche ist nicht allzu groß, aber es reicht gerade, dass Sie neben dem Patienten an allen Seiten etwa einen Meter Platz haben – eine problemlose Arbeit sollte so einigermaßen möglich sein. Im Falle von Platzproblemen hätten Sie den Patienten zunächst in ein anderes Zimmer oder den Flur bugsieren müssen, aber das hätte auch nur unnötig Zeit gekostet. Der Materialkoffer des RTW steht mittlerweile geöffnet bei den Füßen das Patienten, und ein RA wirft Ihnen den Beat-mungsbeutel mit Maske zu, während der zweite RA sich bereits neben den Patienten gekniet, die Trainingsjacke vorne geöffnet und zu den Seiten heruntergezogen hat. Tom wuchtet die Beatmungseinheit am Patienten vorbei und stellt sie neben Ihnen ab. Anschließend reicht er Ihnen die Sauerstoffzufuhr, die Sie mit dem Reservoir des Beatmungsbeutels verbinden.

Der RA am Thorax des Patienten legt die Hände auf den mittleren Teil des Sternums und schaut Sie erwartungsvoll an. Wie beurteilen Sie sein Aufsuchen des Druckpunktes?

• Der Druckpunkt (DP) liegt korrekt in der Mitte des Sternums (568)
• Der DP liegt zwei Querfinger oberhalb des unteren Sternumendes (590)
• Der DP liegt drei Querfinger oberhalb des unteren Sternumendes (775)

614 Sie können die Ohren des Mannes nur oberflächlich untersuchen und allenfalls ein wenig mit Ihrer Stablampe hineinleuchten. Dabei erkennen Sie keine pathologischen Befunde. Sie verlieren allerdings 4 Kompetenzpunkte, denn es gibt erstmal Wichtigeres! Zurück zur 650.

615 Sie wenden sich der Beatmungseinheit zu und reduzieren das Atemminutenvolumen, um das endtidale CO_2 auf 60 mmHg zu bringen. Glücklicherweise ist Tom aufmerksam und korrigiert diesen Unsinn in einem unbeobachteten Moment. Sie verlieren 5 Kompetenzpunkte. Das endtidale CO_2 sollte auch beim Traumapatienten im Normbereich sein. Zurück zur 285.

616 „Tollu … was?!", der RA schaut Sie verwirrt an. „Einen Moment …", er verschwindet kurz nach draußen, kommt aber nach kurzer Zeit mit einer Ampulle Toluidinblau zurück und hält sie Ihnen stolz vor die Nase: „Hier, aus dem Tox-Koffer des NEF!" Sie lesen auf der Ampulle: „10 ml enthalten 300 mg Toluidinchlorid."

Die genaue Dosierung haben Sie nicht im Kopf und schlagen schnell in Ihrem Schlauen Buch nach, während der RA die Ampulle öffnet und die tiefblaue Lösung in eine 10 ml-Spritze aufzieht. „2–4 mg/kg intravenös bei toxischer Methämoglobinämie", sagt Ihnen die Lektüre … und Sie zögern. Eine CO-Vergiftung verursacht doch gar keine Methämoglobinämie! Das Toluidinblau ist hier nicht indiziert. Sie lassen die aufgezogene Spritze erstmal in der Jackentasche verschwinden und kehren zu den Optionen von 643 zurück. Ziehen Sie sich 5 Kompetenzpunkte ab.

617 Sie bringen den Patienten zunächst ins Rhein-Klinikum, denn er sollte stabilisiert werden, um dann sekundär eine Verlegung in das Verbrennungszentrum möglich zu machen. Nach der Übergabe laufen Sie erschöpft zum NEF zurück. So langsam könnte der Dienst enden! Weiter bei 756.

618 Sie haben die Situation soweit problemlos unter Kontrolle und sehen keine wesentlichen Gefahren. Sie bitten deshalb die beiden RA und Tom aus dem Raum, um in Ruhe mit der Patientin zu sprechen. Auf Ihre Frage, ob Sie sich habe umbringen wollen, zuckt Sie nur mit den Schultern und schlägt schluchzend erneut die Hände vor ihr Gesicht. Lesen Sie weiter bei 658

619 „Okay, Du drückst fünfzehnmal und dann gebe ich zwei Beatmungen. Klar?"

Der RA schaut verwirrt. „Ist doch jetzt 30 zu 2, dachte ich!"

Ihnen fällt es auch grade wieder ein: 2005 gab es neue Reanimationsrichtlinien! Seitdem ist der Rhythmus 30 zu 2, da man festgestellt hat, dass erst nach fünf bis zehn Kompressionen eine Blutzirkulation erreicht wird, die dann nicht gleich wieder aufgegeben werden soll, wenn für die Beatmung pausiert wird. Deshalb 30 zu zwei. Sie verlieren einen Kompetenzpunkt und korrigieren sich: „Stimmt, hast Recht. 30 zu 2!" Weiter bei 726.

620 „Okay, Du drückst fünfmal und dann gebe ich eine Beatmung. Klar?"

Er schaut verwirrt. „Ist doch jetzt 30 zu 2, dachte ich!"

Ihnen fällt es auch grade wieder ein: 2005 gab es neue Reanimationsrichtlinien! Seitdem ist der Rhythmus 30 zu 2, da man festgestellt hat, dass erst nach fünf bis zehn Kompressionen eine Blutzirkulation erreicht wird, die dann nicht gleich wieder aufgegeben werden soll, wenn für die Beatmung pausiert wird. Deshalb 30 zu 2. Sie verlieren einen Kompetenzpunkt und korrigieren sich: „Stimmt, hast Recht. 30 zu 2!" Weiter bei 726.

621 „Okay, Du drückst einfach durchgehend und ich beatme zwischendurch immer nach 30 Kompressionen. Klar?"

Er schaut verwirrt. „Ist doch jetzt 30 und dann Pause für zwei Beatmungen, dachte ich!"

Ihnen fällt es auch grade wieder ein: 2005 gab es neue Reanimationsrichtlinien! Danach müssen Sie beim nicht-intubierten Patienten einen Rhythmus von 30 Kompressionen gefolgt von einer kurzen Pause mit zwei Beatmungen einhalten. Sie verlieren einen Kompetenzpunkt und korrigieren sich: „Stimmt, hast Recht. 30 zu 2!" Weiter bei 726.

622 „Du drückst einfach durchgehend und ich beatme zwischendurch immer nach zehn Kompressionen. Klar?"

Er schaut verwirrt. „Ist doch jetzt 30 und dann Pause für zwei Beatmungen, dachte ich!"

Ihnen fällt es auch grade wieder ein: 2005 gab es neue Reanimationsrichtlinien! Danach müssen Sie beim nicht-intubierten Patienten einen Rhythmus von 30 Thoraxkompressionen gefolgt von einer kurzen Pause mit zwei

Beatmungen einhalten. Sie verlieren einen Kompetenzpunkt und korrigieren sich: „Stimmt, hast Recht. 30 zu 2!" Weiter bei 726.

623 „Nein, Euer Patient bleibt erstmal hier! Der hier muss schneller transportiert werden! Fordert bei der Leitstelle einen zweiten RTW an, der dann Euren Patienten übernehmen kann!", rufen Sie hastig. Der RA stutzt kurz, scheint dann aber Ihre Meinung zu teilen und eilt zurück zum RTW, um den dortigen Patienten wieder auszuladen und mit der Sauerstoffversorgung in die Obhut der Feuerwehr zu geben. Es dauert nur wenige Augenblicke, bis der RTW bereit ist, den Schwerstbrandverletzten aufzunehmen. Die beiden RA kommen mit der Trage gelaufen.

„Wir sollten die Wunden mit Wasser oder so kühlen, oder?!", fragt einer der RA, während er mit einem schockierten Gesichtsausdruck die Verletzungen begutachtet. Wie beurteilen Sie dies?
- Sollte durchgeführt werden mit Wasser von etwa 10 °C (634)
- Sollte durchgeführt werden mit Wasser von etwa 20 °C (680)
- Sollte nicht durchgeführt werden (443)

624 In der Tat – bei Erwachsenen beginnt man mit den Thoraxkompressionen. Dies erfolgt aus der Überlegung heraus, dass bei den meisten Erwachsenen ein Kreislaufproblem zur Reanimation führt und kein pulmonales Problem. Es ist zu erwarten, dass das im Körper stehende Blut noch relativ gut mit Sauerstoff gesättigt ist und bewegt werden muss, um in den Organen anzukommen. Umgekehrt ist es bei Kindern. Diese werden eher wegen einer Hypoxie (durch Bolus, Aspiration etc.) reanimationspflichtig und erhalten demzufolge zu Beginn der Reanimation die Beatmung und anschließend dann die Thoraxkompressionen.

Der RA drückt inzwischen fleißig weiter. Sie nutzen die Zeit und ziehen mit einer Hand die Augenlider des Patienten nach oben. Beide Pupillen imponieren mittelweit, eine Lichtreaktion können Sie ohne Lampe nicht erkennen.

Der RA am Brustkorb des Patienten zählt die letzten Kompressionen laut mit, damit Sie wissen, wann Sie dran sind mit der Beatmung „ ... 27 ... 28 ... 29 ... 30!" Er pausiert kurz, Sie haben die Maske des Beatmungsbeutels bereits fest auf das Patientengesicht gepresst und drücken fest auf den Gummibeutel. Der Thorax des Patienten hebt sich nicht, und die Luft zischt hörbar zwischen Maske und Patientengesicht nach außen – Ihre Beatmung funktioniert so nicht!

Sie pressen die Maske noch fester auf das Gesicht des Mannes und versuchen, mögliche Leckagen abzudichten. Als Sie erneut auf den Beatmungsbeutel drücken, hören Sie jedoch wieder nur das deutliche Zischen – noch sitzt die Maske nicht dicht. Was tun Sie jetzt?

- Sie versuchen, die Maske dicht zu bekommen und applizieren zwei weitere Hübe (589)
- Der RA soll weiter 30 Thoraxkompression durchführen, dann versuchen Sie es erneut (782)
- Sie intubieren den Patienten jetzt (776)

625 Sie fordern über die Leitstelle einen Rettungshubschrauber an, der etwa zehn Minuten später bei Ihnen landet (Abbildung 30) und den Patienten umgehen übernimmt. Der Notarzt des RTH meckert Sie zwar an, dass der Patient nicht stabil sei und ein Transport primär in das Rhein-Klinikum sinnvoller gewesen wäre, übernimmt den Patienten letztlich jedoch problemlos. Allerdings steckt ein Funken Wahrheit in seiner Aussage und so verlieren Sie 2 Kompetenzpunkte. Die Diskussion über das richtige Transportziel ist sehr kontrovers und für jeden Patienten individuell zu entscheiden. Im Falle eines kreislaufinstabilen Patienten empfiehlt sich jedoch zunächst der Transport in ein nahe gelegenes Haus mit Intensiv-Kapazität zur primären Stabilisierung. Die Verlegung in ein Verbrennungszentrum kann direkt im Anschluss erfolgen. Weiter bei 756.

626 Falsch! Getreu den Empfehlungen sollte mit 30 Thoraxkompressionen begonnen werden. Dies gilt allerdings nur bei Erwachsenen. Sie verlieren einen Kompetenzpunkt und lesen weiter bei 624.

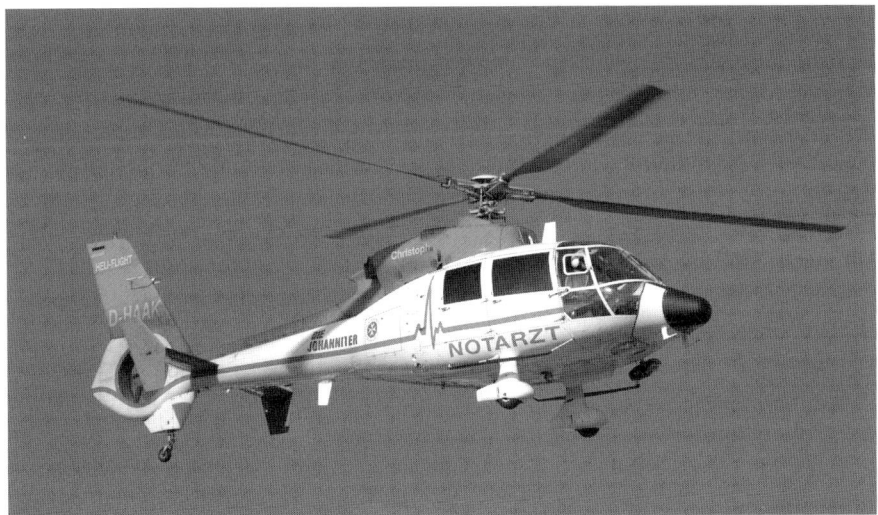

Abbildung 30: Fordern Sie einen Rettungshubschrauber an?

627 Er wirft Ihnen zügig die aufgezogene Spritze zu und Sie versenken die klare Flüssigkeit im intravenösen Zugang. Erst später im dringend nötigen Literaturstudium lernen Sie, dass Cordarex nur bei tachykarden Herzrhythmusstörungen oder Kammerflimmern indiziert ist. Sie verlieren 3 Kompetenzpunkt und lesen weiter bei 127.

628 Sie greifen zur Blockerspritze und entblocken den Tubus. Daraus folgt, dass Sie den Patienten nicht mehr beatmen können und eine Menge blutiges Sekret in die Lungen läuft. Aus dem Augenwinkel erkennen Sie Tom, wie er Sie kopfschüttelnd anstarrt und blocken den Tubus schnell wieder. Sie verlieren allerdings trotzdem 5 Kompetenzpunkte. Zurück zur 285.

629 Sie haben gerade bewiesen, dass Sie nicht wissen, was unter dieser Bezeichnung zu verstehen ist. Lesen Sie es im Internet nach, ziehen Sie sich 5 Kompetenzpunkte ab und gehen Sie zurück zur 550.

630 „Atropin? Beim Kammerflimmern?" Zwei Augenpaare mustern Sie ungläubig. „Das gibt man doch nur bei einer Asystolie!"
Sie sind verwirrt und grübeln kurz nach. „Nein, nein, Ihr habt Recht, ich meinte Adrenalin!", korrigieren Sie sich. Der RA nickt zufrieden. Lesen Sie weiter bei 689. Allerdings verlieren Sie 3 Kompetenzpunkte, denn Atropin ist beim Kammerflimmern tatsächlich nicht indiziert.

631 Sie bitten um Vasopressin und werden enttäuscht. Dieses Präparat wird weder auf dem RTW, noch auf dem NEF mitgeführt. Und das hat auch seinen Grund, denn entsprechend den Leitlinien von 2005 gibt es keine Indikation, dieses während einer Reanimation zu applizieren. Sie verlieren 3 Kompetenzpunkte. Gehen Sie zurück zur 689.

632 Weiter bei 604.

633 Sie sind mit dem Tubus ohne Führungsstab zufrieden. „Alles klar, alles fertig für die Intubation?" Allgemeines Nicken beantwortet Ihre Frage, während der RA laut ankündigt: ... 27 ... 28 ... 29 ... 30! Lesen Sie weiter bei 644.

634 Sie lesen weiter bei 680.

635 Im Rahmen eines erneuten Hustenanfalles spuckt der Patient in ein Taschentuch, und Sie erkennen, dass sein Sputum von dunklen Russpartikeln verfärbt ist – ein deutliches Zeichen für eine Rauchgasexposition! Um einer möglichen Rauchgasinhalation weiter auf den Grund zu gehen, richten Sie

Ihre Aufmerksamkeit auf Mund und Nase des Patienten. Um die Ostien herum erkennen Sie weiteren Ruß und auch bei der enoralen Inspektion begegnen Ihnen schwarze Partikel auf den Schleimhäuten und in der Spucke des Mannes. Einer der RA setzt dem Patienten inzwischen eine Sauerstoffmaske auf. Unter Raumluft hatte der Patient zuletzt einer Sättigung von 94 % bei einer Atemfrequenz von 16–18/Minute.

Auf Ihre Befragung hin äußert der Mann Kopfschmerzen und Übelkeit – könnten das nicht auch Symptome einer Rauchgasinhalation sein? Sie kommen ins Grübeln ... denn bevor Sie eine Therapie einleiten können, müssen Sie erstmal wissen, mit welchen Gasen Sie es häufig zu tun bekommen.

Bitte wählen Sie aus der Liste die zwei klinisch bedeutsamsten Gase aus: Phosgen, Zyanid, Wasserstoffchlorid, Ammonium, Kohlenmonoxid, Schwefeldioxid, Schwefelwasserstoff, Akrolein, Formaldehyd, Isocyanat, Acrylnitril. Notieren Sie Ihre Wahl und lesen Sie dann weiter bei 643.

636 Sie öffnen den Mund des Patienten mit der rechten Hand und führen das Laryngoskop vorsichtig ein. Sie orientieren sich und üben mäßigen Zug über den Griff des Laryngoskopes aus. Mundhöhle und Oropharynx sind frei, das ist gut. Da! Sie erkennen weiter unten um Laryngopharynx die Epiglottis und verstärken den Zug, bis Ihre Hand unter der Anstrengung anfängt zu zittern.

Die Epiglottis hebt sich langsam – und gibt Ihnen den Blick auf die Stammbandebene frei! „Tubus!", rufen Sie erleichtert und bekommen das gute Stück in die rechte Hand gedrückt. Mit der Linken halten Sie weiterhin die Stimmbandebene offen, während Sie mit rechts den Tubus vorsichtig durch den Mund nach unten schieben. Hatten Sie einen Führungsstab in den Tubus einlegen lassen?
- ja (651)
- nein (653)

637 Sie decken den Patienten nach der Wundversorgung mit einer isolierenden Foliendecke zu, um Wärmeverlust über die Brandwunden zu verhindern. Auf Ihren Wunsch hin hat Tom inzwischen Fentanyl und Dormicum aufgezogen, und Sie analgosedieren den Patienten. Er ließ sich zwar vorhin problemlos ohne Sedierung intubieren, beginnt jetzt jedoch, gegen die Beatmung zu pressen. Eine Sedierung und vor allem Analgesie erscheint erforderlich. Der Blutdruck beträgt 90/50 mmHg bei einer Herzfrequenz von 130/Minute. Das EKG zeigt einen schnellen Sinusrhythmus. An einem Finger der linken Hand lässt sich inzwischen eine Sauerstoffsättigung von 96 % ablesen. Allerdings haben Sie ein zweites Mal das CO-Oxymeter der Feuerwehr ausgeliehen und wissen, dass der Patienten 32 % COHb aufweist.

Die Beatmung führen Sie deshalb mit einem PEEP von 5 mmHg und 100 % Sauerstoff durch. Das Capnometer haben Sie inzwischen ebenfalls zur Verifizierung der Tubuslage installiert, es zeigt Ihnen endtidale CO_2-Level von etwa 40 mmHg. Die Pupillen des Patienten sind beidseits isokor.

Sie sollten nun entscheiden, in welches Krankenhaus der Patient verlegt werden soll. „He, Tom, wo gibt's denn hier in der Nähe Verbrennungsbetten?"

„Moment, ich informiere mich kurz!" Tom greift zum Handy und wählt die 040-428513998 (Zentrale Vermittlungsstelle für Verbrennungsbetten bei der Feuerwehr Hamburg). In Deutschland gibt es etwa 130 Verbrennungsbetten für Erwachsene. Nach wenigen Sekunden meldet Tom, dass die nächste Klinik mit einem freien intensivmedizinischen Verbrennungsbett etwa 90 km weit entfernt ist. Die Fahrzeit mit Signal schätzen Sie auf etwa 60 Minuten. Alternativ liegt das Rhein-Klinikum fünf Minuten Fahrzeit entfernt, hat jedoch keine intensivmedizinischen Verbrennungsbetten. „Hubschrauber?", will Tom wissen und winkt mit dem Handy. Der wäre in 15 Minuten vor Ort könnte die 90 km in 20 Minuten zurücklegen.

- Sie fordern den Rettungshubschrauber an (625)
- Sie fahren den Patienten in das Verbrennungszentrum (641)
- Sie fahren den Patienten in den Schockraum des Rhein-Klinikums (617)

638 Sie öffnen den Mund des Patienten mit der rechten Hand und führen das Laryngoskop vorsichtig ein. Sie orientieren sich und üben mäßigen Zug über das Laryngoskop aus. Mundhöhle und Oropharynx sind frei, das ist gut. Da! Sie erkennen weiter unten um Laryngopharynx die Epiglottis und verstärken Ihren Zug über den Griff des Laryngoskopes. Da tut sich nichts! Sie können die hintere Wand es Laryngopharynx einsehen, aber der Blick auf die ventral gelegene Epiglottis bleibt Ihnen verwehrt. Auch ein noch stärkerer Zug am Laryngoskop bringt keine neuen Erkenntnisse.

Während Ihnen die Angst von unten den Rücken heraufkriecht, ziehen Sie das Laryngoskop aus dem Mund des Patienten. Sie richten sich kurz auf, um Verspannungen zu lösen und setzen erneut an, nachdem Sie sich versichert haben, dass der Kopf des Patienten in einer stabilen, überstreckten Position liegt.

Jetzt muss es Ihnen gelingen! Erneut laryngoskopieren Sie und setzen das Laryngoskop noch ein wenig tiefer ein.

Wieder erkennen Sie erstmal nichts und üben mit der Linken noch mehr Kraft über das Laryngoskop aus. KNACK! Sie haben wohl nicht nur gezogen, sondern auch gehebelt – und gerade einen Schneidezahn mit dem Laryngoskop sauber abgebrochen! Das bringt Sie allerdings nur für einen Sekundenbruchteil aus der Konzentration, denn Sie starren weiter in den Rachen.

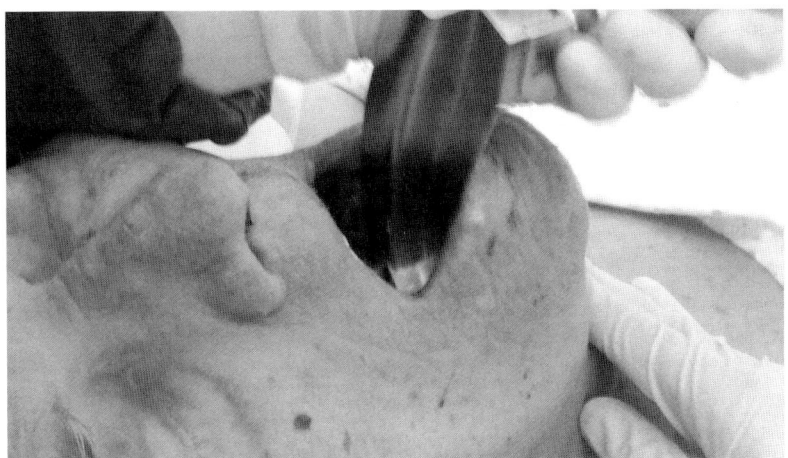
Abbildung 31: Setzen Sie das Laryngoskop vorsichtig ein

Und diesmal haben Sie mehr Glück! Unter starkem Zug am Laryngoskop erkennen Sie zuerst die Epiglottis und dann die Stimmbandebene. „Tubus!", rufen Sie erleichtert und bekommen das gute Stück in die rechte Hand gedrückt. Mit der Linken halten Sie weiterhin die Stimmbandebene offen, während Sie mir rechts den Tubus vorsichtig durch den Mund nach unten schieben.

Hatten Sie einen Führungsstab einlegen lassen?
- ja (651)
- nein (653)

639 Wäre menschlich, ist aber leider nicht erlaubt. Zurück zur 698.

640 Sie öffnen den Mund des Patienten mit der rechten Hand und führen das Laryngoskop vorsichtig ein (Abbildung 31). Sie orientieren sich und üben mäßigen Zug über das Laryngoskop aus. Mundhöhle und Oropharynx sind frei, das ist gut. Da! Sie erkennen weiter unten um Laryngopharynx die Epiglottis und verstärken Ihren Zug über den Griff des Laryngoskopes. Doch es tut sich nichts! Sie können die hintere Wand es Laryngopharynx einsehen, aber der Blick auf die ventral gelegene Epiglottis bleibt Ihnen verwehrt. Auch ein noch stärkerer Zug am Laryngoskop bringt keine neuen Erkenntnisse.

Während Ihnen die Angst von unten den Rücken heraufkriecht, ziehen Sie das Laryngoskop aus dem Mund des Patienten. Sie richten sich kurz auf, um

Verspannungen zu lösen und setzen erneut an, nachdem Sie sich versichert haben, dass der Kopf in einer stabilen, überstreckten Position liegt. Jetzt muss es Ihnen gelingen! Erneut laryngoskopieren Sie und setzen das Laryngoskop noch ein wenig tiefer ein. Wieder erkennen Sie erstmal nichts und üben mit der linken noch mehr Kraft über das Laryngoskop aus. KNACK! Sie haben wohl nicht nur gezogen, sondern auch gehebelt – und gerade einen Schneidezahn mit dem Laryngoskop sauber abgebrochen! Das bringt Sie allerdings nur für einen Sekundenbruchteil aus der Konzentration, denn Sie starren weiter in den Rachen. Diesmal erblicken Sie die Epiglottis, aber auch jede weitere Kraftanstrengung gibt Ihnen nicht den Blick auf die Stimmbandebene frei – Sie können allenfalls erahnen, dass da unten irgendwo der gesuchte Eingang zur Trachea sein muss.

So kommen Sie nicht weiter! Sie führen einen dritten Versuch durch, doch auch hier erblicken Sie lediglich die Epiglottis. Inzwischen haben Sie etwa 30 Sekunden verloren. Was tun Sie?

- Als Notfalloption führen Sie den Tubus blind unter der Epiglottis durch die Stimmbandebene (23)
- Sie rufen panisch: „Haben wir einen Larynxtubus dabei?!" (646)
- Sie führen eine Not-Koniotomie durch (647)
- Sie warten 30 weitere Thoraxkompressionen ab und starten einen erneuten Intubationsversuch (649)

641 „Wir fahren mit dem RTW zum Verbrennungszentrum ...", äußern Sie zögernd, denn so richtig sicher sind Sie sich bezüglich der optimalen Transportstrategie nicht.

„Lass uns doch erstmal ins Rhein-Klinikum fahren. Da kann er stabilisiert werden, und die können Ihn dann weiter verlegen!" Toms Argument hört sich gut an.

„Okay, ist vermutlich das Beste!", stimmen Sie zu. Allerdings verlieren Sie 5 Kompetenzpunkte für die anfänglicher Schnapsidee, den armen Patienten eine Stunde durch die Pampa zu kutschieren. Ob er das überhaupt überlebt hätte, ist fraglich. Weiter bei 756.

642 Der RA hat den Tubus ohne Führungsstab gerichtet. „Ich brauche den Tubus mit Führungsstab!", kommandieren Sie. Es dauert einen Moment, aber dann ist der Tubus auch mit Führungsstab bestückt, was Ihnen bei schwierigen Intubationen einige Schweißausbrüche ersparen kann. Der RA am Thorax kündigt die kommende Pause an: 27 … 28 … 29 … 30! Lesen Sie weiter bei 644.

643 Sie grübeln noch, mit welchen Gasen Sie es jetzt hier wohl zu tun haben, da steckt Tom erneut den Kopf zur Schiebetür herein. „He, der

Einsatzleiter der Feuerwehr meint, hier besteht wohl hauptsächlich eine Kontamination mit Zyanid und Kohlenmonoxid. Ich dachte, das solltest Du wissen!" Dankbar nicken Sie und wenden sich erneut dem Patienten zu. Lagen Sie mit Ihrer Vermutung richtig? Wenn nicht, verlieren Sie 4 Kompetenzpunkte für jedes der beiden Gase, das Sie nicht gewusst haben.

Tom tippt Ihnen von hinten an den Rücken: „Ach, hatte ich noch vergessen. Das hier soll ich Dir geben!" Er drückt Ihnen einen rot-weißen Kasten in die Hand, an dem ein Fingerclip über ein Kabel verbunden ist.

„Damit kannst Du eine mögliche CO-Vergiftung messen!", fügt er hinzu, als er das große Fragezeichen auf Ihrer Stirn erblickt. Sie schieben dem Patienten den zweiten Fingerclip an einen Zeigefinger und schauen gespannt auf das kleine Display. „18 % COHb", meldet dieses nach wenigen Sekunden und zeigt die Zahl pulssynchron blinkend an. 18 % des Hämoglobins stehen nun nicht mehr für den Sauerstofftransport zur Verfügung, da dort CO gebunden ist. Vermutlich können Sie auch auf die Anzeige des Pulsoxymeters nicht wirklich vertrauen, da die Messung durch COHb verfälscht wird.

Wie möchten Sie therapieren? Wählen Sie nacheinander ggf. mehrere Optionen und lesen anschließend bei 713 weiter, wenn Sie keine der unten angebotenen Optionen mehr wahrnehmen möchten.
- durch Applikation von Toluidinblau (616)
- durch Applikation von Protamin (434)
- durch Sauerstoffapplikation (734)
- durch Applikation von Dimethylaminophenol (740)
- durch Applikation von Hydroxycobalamin (720)
- durch Stickstoffapplikation (522)
- Es liegt keine relevante CO-Vergiftung vor (511)

644 Mit der vollendeten 30. Thoraxkompression setzen Sie die Laryngoskopie an – der Ihnen assistierende RA führt den Sellick-Handgriff (Kehlkopfdruck) aus. Bitte schlagen Sie in diesem Buch eine zufällige Seite auf und notieren Sie die letzte Ziffer der Seitenzahl. Zum Beispiel eine 8 für Seite 198. Diese Zahl modifizieren Sie wie folgt:
- Addieren Sie 2 Punkte, wenn Sie bereits 20 Intubationen durchgeführt haben
- Addieren Sie insgesamt 4 Punkte, wenn Sie bereits 50 Intubationen durchgeführt haben
- Addieren Sie insgesamt 6 Punkte, wenn Sie bereits mehr als 150 Intubationen durchgeführt haben

Bitte notieren Sie diesen Wert im Einsatzprotokoll und lesen Sie weiter bei:

- 636, wenn Sie einen Wert größer 11 errechnet haben
- 638, wenn Sie einen Wert von 8 bis 11 errechnet haben
- 640, wenn Sie einen Wert von 0 bis 7 errechnet haben

645 Entsprechend Ihrer Anweisung legen die beiden RA großflächige Verbände mit sterilen Tüchern und Flammazine-Salbe an. Sie verlieren dafür allerdings 5 Kompetenzpunkte, denn die aufgebrachte Salbe aus Sibersulfasadiazin muss von der aufnehmenden Klinik mühsam wieder entfernt werden, um die Wunden überhaupt beurteilen zu können und führt darüber hinaus noch zur Mazeration der Wundränder. Dies begünstigt das Eindringen von Keimen und damit die Superinfektion der Wunden. Wenn, dann sollten Sie farblose, sterile Lösungen oder Gele (Lavasept oder Octenisept) zur Wundversorgung nutzen. Weiter bei 637.

646 „Warte!", einer der RA stürzt zum Koffer und wühlt darin herum. In Ihnen keimt Hoffnung auf, die in Begeisterung umschlägt, als er Ihnen einen Larynxtubus der Größe 4 herüber wirft. Der müsste passen. Sie reißen die Verpackung eilig auf und orientieren sich kurz, wo an diesem Teil oben und unten ist und schieben den LT dann auf gut Glück bis zu einem federnden Widerstand in den Mund des Patienten. Einmal quer über den Patienten blockt der RA den Tubus mit der mitgelieferten Spritze und Sie beatmen mit dem Beatmungsbeutel. Gemeinsam mit dem RA hören Sie beide Lungen ab und hören … ein vesikuläres Atemgeräusch! Offensichtlich ist die Platzierung geglückt, und Ihnen fällt ein Stein vom Herzen. Weiter bei 654.

647 Tom scheint schockiert, als Sie nach dem Koniotomie-Set schreien. „Versuch doch erstmal was anderes! Larynxtubus oder so!" Und tatsächlich – nach den gängigen Algorithmen sollten Sie eine Notkoniotomie nur dann einsetzen, wenn die oberen Atemwege verlegt sind oder eine Intubation und die Platzierung eines supraglottischen Atemwegs (Larynxtubus, Larynxmaske usw.) nicht möglich ist. Sie verlieren fünf Kompetenzpunkte. Lesen Sie weiter bei 646.

648 Es dauert ungefähr eine Minute, bis der RA die ganze Spritze mit dem Inhalt der kleinen Ampullen gefüllt hat und sich ohne erneute Nachfrage zum intravenösen Zugang kniet. „3 mg Atropin sind drin!"

Haben Sie gewusst, dass 3 mg Atropin die korrekte Dosis bei einer Asystolie ist? Wenn nicht, verlieren Sie 3 Kompetenzpunkte.

Kurz darauf steht nach zwei Minuten Reanimation wieder eine Rhythmuskontrolle an – und es zeigt sich weiterhin eine Asystolie! Sie spritzen ein weiteres Milligramm Adrenalin und überlegen, ob Sie gemäß den Richtlinien noch weiteres Atropin spritzen sollen.

Bitte wählen Sie eine der folgenden Optionen:

- Solange die Asystolie besteht, sollen alle 3–5 Minuten 3 mg Atropin gespritzt werden (562)
- Solange die Asystolie besteht, soll alle 3–5 Minuten 1 mg Atropin gespritzt werden (563)
- Es soll kein Atropin mehr gespritzt werden (127)
- Solange die Asystolie besteht, soll alle zwei Minuten 1 mg Atropin gespritzt werden (606)

649 Sie instruieren den RA, dass er erneut 30 Thoraxkompressionen durchführen soll. Sie verlieren allerdings 3 Kompetenzpunkte, denn nach den üblichen Algorithmen sollten Sie nach drei fehlgeschlagenen Intubationsversuchen keine weiteren Versuche mehr vornehmen – dies führt nur zu einem unnötigen Zeitverlust. In diesem Fall müssen Sie laut Leitlinien zu einer alternativen Atemwegssicherung greifen und eine supraglottische Atemwegsicherung mittels Larynxmaske, Larynxtubus o. Ä. durchführen. Wählen Sie eine erneute Zufallszahl und lesen Sie dann weiter bei 644.

650 Wesentliche Verbrennungen scheint Ihr Patient auf den ersten Blick nicht erlitten zu haben. Das Atemgeräusch hatten Sie bereits als vesikulär wahrgenommen. Bis auf den deutlichen Husten erkennen Sie zunächst keine weiteren pathologischen Befunde. Welche körperliche Untersuchung möchten Sie nun durchführen?
- Untersuchung der Fußsohlen (594)
- Untersuchung der Fingernägel (444)
- Untersuchung des Mundes (635)
- Untersuchung der Augen (747)
- Untersuchung des Mittelohres (614)

651 Sie sind wirklich froh, dass Sie darauf gedrängt haben, den Tubus mit Führungsstab zu bestücken! Im Laryngopharynx müssen Sie die volle Hockeyschläger-Form des Führungsstabes ausnutzen, um die Tubusspitze zwischen den ventral gelegenen Stimmbändern durchzuschieben. „Führungsstab zurückziehen", kommandieren Sie, als die Tubusspritze die Stimmbänder passiert hat. Sie schieben den Tubus noch ein paar Zentimeter weiter und lassen dann den Cuff mit der bereitliegenden Spritze blocken. Schnell konnektieren Sie den Beatmungsbeutel und horchen gemeinsam mit dem RA auf den Thorax des Patienten. Gott sei dank beidseitig ein Atemgeräusch! Sie sind erleichtert, dass alles soweit geklappt hat mit der Intubation, aber Zeit zum Ausruhen haben Sie nicht, denn es muss gleich weiter gehen. Weiter bei 654.

652 Sie möchten die akute Suizidalität nicht ansprechen. Leider verlieren Sie nun 3 Kompetenzpunkte, denn es besteht kein Grund, dieses Thema nicht anzusprechen. Vielmehr kann es Ihnen helfen, die Situation besser einzuschätzen, und es ist auch eine wichtige Information für die aufnehmende Klinik. Lesen Sie weiter bei 658.

653 Sie schieben den Tubus in den Laryngopharynx vor und versuchen, die Spitze durch die Stimmritze zu schieben. Erfolglos! Die Stimmbandebene ist bei diesem Patienten nach ventral verschoben, sodass Sie diese mit dem nur wenig gebogenen Tubus nicht erreichen. Nach zwei erfolglosen Versuchen ziehen Sie den Tubus wieder aus dem Mund des Patienten. „Ich brauche einen Führungsstab!" Es dauert fast zehn Sekunden, bis der RA den Führungsstab in den Tubus geschoben hat und Sie die Kombination wieder in der Hand halten – der RA am Thorax nutzt die Zeit für weitere Thoraxkompressionen und pausiert, sobald Sie den Tubus erneut in der Hand halten.

Sie packen den Tubus und biegen ihn zusammen mit dem innen liegenden Führungsstab in die „Hockeyschläger-Form", indem Sie die vorderen Zentimeter abknicken. Dies alles tun Sie mit dem Laryngoskop im Mund des Patienten, um die Sicht auf die Stimmbänder zu erhalten. Jetzt ist es auch kein Problem, den Tubus zwischen den Stimmbändern hindurch zu schieben. Sie verlieren ganze 5 Kompetenzpunkte, denn Sie haben wertvolle Zeit für das nachträgliche Richten des Führungsstabes verloren. „Führungsstab zurückziehen", kommandieren Sie, als die Tubusspritze die Stimmbänder passiert hat. Sie schieben den Tubus noch ein paar Zentimeter weiter und lassen dann den Cuff mit der bereitliegenden Spritze blocken. Schnell konnektieren Sie den Beatmungsbeutel und horchen gemeinsam mit dem RA auf den Thorax des Patienten. Gott sei dank beidseitig ein deutliches Atemgeräusch! Schnell wird der Tubus im Mundwinkel fixiert. Sie sind erleichtert, dass alles soweit geklappt hat mit der Intubation, aber Zeit zum Ausruhen haben Sie nicht, denn es muss gleich weiter gehen. Weiter bei 654.

654 Nach der Atemwegssicherung, die Ihre ganze Aufmerksamkeit erfordert hat, müssen Sie nun entscheiden, wie die Reanimation weiter verlaufen soll. Tom hat inzwischen die EKG-Elektroden vorschriftsmäßig geklebt. Währenddessen befestigt der Ihnen assistierende RA den Tubus mit Klebeband im rechten Mundwinkel des Patienten. Aufgrund des Auskultationsbefundes sind Sie sicher, dass der Tubus richtig liegt, allerdings gehen Sie auf Nummer sicher und schließen die Capnometrie an, die ein endtidales CO_2 von 30 mmHg anzeigt – dies bestätigt die endotracheale Tubuslage.

Die beiden RA führen die Herzdruckmassage selbstständig aus und wechseln sich dabei auch ab. Sie müssen nun festlegen, wie die Reanimation weiter durchgeführt werden soll, um dem Patienten eine möglichst gute

Überlebenschance einzuräumen. Welchen Rhythmus schlagen Sie für die Beatmung und Herzdruckmassage für den Rest der Reanimation vor (Abbildung 32)?

- jeweils 30 Thoraxkompressionen, gefolgt von zwei Beatmungen mit Beatmungsbeutel
- jeweils 15 Thoraxkompressionen, gefolgt von zwei Beatmungen mit Beatmungsbeutel
- jeweils 5 Thoraxkompressionen, gefolgt von einer Beatmung mit Beatmungsbeutel
- durchgehende Thoraxkompressionen ohne Pause und jeweils zwei Beatmungen nach 30 Kompressionen
- durchgehende Thoraxkompressionen ohne Pause und jeweils eine Beatmung nach zehn Kompressionen

Entscheiden Sie sich für eine Variante und lesen Sie weiter bei 591.

655 Tatsächlich – keine der angebotenen Optionen entspricht der Parkland-Formel, denn Sie müssen die Größe der verletzten Hautpartien berücksichtigen.

Einer der beiden RA hat bereits die Kleiderschere gezückt und beginnt, die Kleidung des Opfers zu entfernen. Sie führen in der Zeit einen vorsichtigen Body-Check durch, können jedoch keine Hinweise auf knöcherne Verletzungen finden – bis auf das anhaltende Fehlen der Füße.

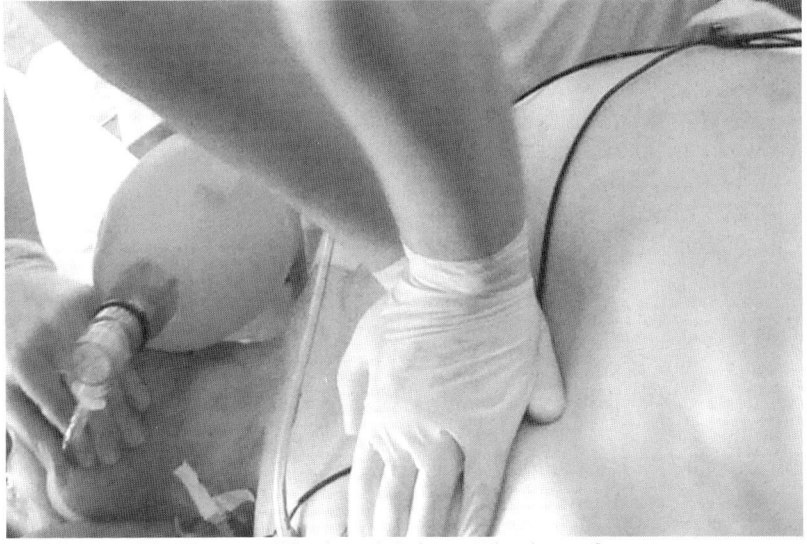

Abbildung 32: Kennen Sie den richtigen Rhythmus?

Nachdem die Kleidung entfernt ist, können Sie eine Bestandsaufnahme des Verbrennungsausmaßes machen vornehmen;

Der Kopf ist vollständig zweit- bis drittgradig verbrannt, ebenso die Beine und der ventrale Thorax/Bauch. Der linke Arm ist weitgehend verschont, während der rechte Arm ebenfalls zweitgradig verbrannt ist. Wie viel Prozent der Körperoberfläche sind somit etwa verbrannt (zweit- bis drittgradig)?

Notieren Sie sich Ihre Einschätzung im Einsatzprotokoll. Sie wissen, dass der Volumenbedarf des Patienten sicherlich sehr groß ist und lassen über die beiden Zugänge großzügig kristalloide Lösung einlaufen. Welche Menge an Volumen sollten Sie nach der Parkland-Formel innerhalb der ersten acht Stunden verabreichen?

- 1 ml pro kg Körpergewicht x verbrannte Körperoberfläche (KOF) in %
- 2 ml pro kg Körpergewicht x verbrannte KOF in %
- 3 ml pro kg Körpergewicht x verbrannte KOF in %
- 4 ml pro kg Körpergewicht x verbrannte KOF in %.

Wählen Sie eine Option und lesen Sie weiter bei 700.

656 Sie möchten zuerst wissen, welcher EKG-Rhythmus hier vorliegt, um das weitere Vorgehen festzulegen. Einer der RA greift sich den LifePak und holt die EKG-Kabel aus der Seitentasche. Wie geht es weiter?

- Die EKG-Ableitung abwarten, um sofort eine Therapie einleiten zu können (659)
- Sie legen einen i.v.-Zugang (587)
- Die Intubation soll gerichtet werden (574)

657 Herr Maurer atmet tief ein und hält die Luft kurz an. „Nein, mit dem Atmen haben die Schmerzen nichts zu tun." Zurück zur 318.

668 „Es wäre gut, wenn Sie mit uns kommen würden, um die Wunden von einem Arzt im Krankenhaus untersuchen zu lassen", beginnen Sie die Planung eines möglichen Transportes. Die Patientin schüttelt heftig den Kopf und murmelt mit schluchzender Stimme: „Will aber hier bleiben!" Hm. Sie stutzen. Bislang waren alle Patienten entweder von Ihrer Vorgehensweise überzeugt oder bewusstlos … jetzt sieht die Sache anders aus. Sie versuchen, die Patientin mit weiteren Argumenten davon zu überzeugen, dass sich dringend jemand die Schnittwunden ansehen müsse, und dass in der Klinik auch jemand wäre, der mit ihr über ihre Depression sprechen könne. Die Patientin bleibt allerdings stur und möchte nicht mit in die Klinik kommen.

Auch die Androhung, dass Sie notfalls den Transport mit Gewalt durchführen würden, ändert nichts an der Lage. Wie machen Sie weiter?

- Sie lassen die Patientin zu Hause (676)
- Sie legen der Patientin einen i.v.-Zugang und geben ein leichtes Sedativum, um dann den Transport durchführen zu können (688)
- Sie bringen die Patientin gewaltsam in den RTW und transportieren sie (686)
- Sie rufen die Polizei (692)
- Sie rufen beim Hintergrunddienst des zuständigen Amtsgerichts an (735)
- Sie rufen den Hintergrunddienst der etwa 25 km entfernten Psychiatrie an (678)

659 Sie fahren mit der Maskenbeatmung fort, während der RA am Thorax die Kompressionen durchführt. Das Anschließen des EKGs dauert doch länger als geplant, da ein Elektrodenaufkleber fehlt und das Kabel nicht am Gerät eingesteckt ist – in der Aufregung verkantet sich der Stecker und die Sekunden dehnen sich scheinbar zu zähen Minuten. Sie verlieren wertvolle Zeit, während am Patienten nur ein Basic-Life-Support durchgeführt wird (Beatmung/Thoraxkompressionen). Sie sollten während einer Reanimation niemals „nichts" tun oder auf etwas unnötig warten, wenn Sie auch etwas tun könnten, um den Status quo noch zu verbessern. Sie verlieren 3 Kompetenzpunkte und optimieren die Versorgung mit einer der Optionen von 656.

660 „Fordere noch einen Notarzt plus RTW an, um die Kinder und die Mutter zu versorgen! Ich kümmere mich dann weiter um den Vater der Familie."
„Bist Du sicher? Die Kinder und die Mutter sehen doch ganz fit aus ...", zweifelt Tom.
„Also, nein, wir gehen nicht ins Krankenhaus. Uns geht es doch gut, und wir können bei Nachbarn unterkommen", fügt die Mutter hinzu und legt die Arme um ihre Kinder. Wie wollen Sie weiter verfahren?
- Sie bestehen auf der Anwesenheit eines weiteren Notarztes (455)
- Sie erkennen Ihren Irrtum, ziehen sich 2 Kompetenzpunkte ab und gehen zurück zur 81

661 Die Reanimation wird fortgesetzt, Sie tasten am Hals suchend nach einem Karotispuls. Sie investieren etwa 20 Sekunden und finden nichts. Das ist bei einem Kammerflimmern aber auch nicht verwunderlich!
Den Karotispuls sollten Sie nur dann suchen, wenn auf dem EKG ein mit einem normalen Kreislauf vereinbarer Rhythmus zu sehen ist. Sie verlieren 3 Kompetenzpunkte. Zurück zu den Optionen von 591.

662 Weiter bei 645.

663 Ihr Wunsch nach einer Spritze Adrenalin zur endotrachealen Applikation wird mit ungläubigen Blicken beantwortet. „Das bringt doch nichts. Wir sollten das lieber i.v. geben!", meint Tom. Und damit hat er auch Recht, denn nach den Leitlinien sollte eine endotracheale Gabe nur dann durchgeführt werden, wenn keine intravenöse oder intraossäre Gabe möglich ist. Sie verlieren 3 Kompetenzpunkte und gehen zurück zu den Optionen von 591.

664 Sie knien sich neben den Körper, schauen kurz in den Mund, indem Sie den Unterkiefer nach unten ziehen und versuchen eine Atmung festzustellen. Würde eine Reanimation überhaupt Sinn machen?! Ein zarter Luftzug streicht über Ihre Hand, die Sie über den Mund des Opfers gehalten haben und überrascht Sie.

„Ich glaube, er atmet!", rufen Sie in die Runde – mehr zu sich selbst als zu den Umstehenden. Tom wirft Ihnen ein Stethoskop zu, das Sie zögernd auf ein paar freie Stellen am Oberkörper setzen. Auch dort ist zumindest frontal die Haut schwer verbrannt, aber Sie können ein leises Atemgeräusch erahnen. Er lebt! Hilflos starren Sie auf den Torso und die zum Teil schwer verbrannten Arme. Wie kann dieser Mensch leben?! „Los, intubieren wir ihn!", wieder einmal ist es Tom, der Sie gedanklich wieder auf die Füße stellt und in der nun folgenden Primärversorgung die heimliche Führung übernimmt. Sie nehmen mechanisch das angereichte Material in Empfang und funktionieren so gut es geht, ohne zu sehr auf die verbrannte Totenmaske zu starren, die sich jetzt schon in Ihre Erinnerungen gebrannt hat. Die Intubation gelingt Ihnen mit einigen Mühen – auch enoral und im Larynx sind massive Rauchspuren und beginnende Schleimhautödeme zu sehen. Der Tubus passiert die glasig geschwollene Stimmbandebene mit einem spürbaren Ruck, der Patient reagiert kaum auf diese starke Stimulation. Das EKG zeigt einen tachykarden Sinusrythmus mit einer Frequenz von 160/Minute, den Blutdruck können Sie am weniger verbrannten, linken Arm palpatorisch auf etwa 90 schätzen. Eine Sauerstoffsättigung können Sie aufgrund der starken Verbrennungen des Kopfes und der Hände nicht ableiten. Glücklicherweise finden Sie am linken Unterarm dennoch Venen, die Sie mit zwei großlumigen i.v.-Zugängen bestücken können. Sie optimieren gerade die Einstellung der Beatmung, als einer der beiden RA aus dem RTW neben Sie tritt: „Wir würden dann losfahren, okay?!"

Wie ist Ihre Beurteilung der Prioritäten?

- Der Familienvater hat viel bessere Überlebenschancen und sollte umgehend transportiert werden (143)
- Das neue Brandopfer muss als Erstes transportiert werden, um ihm eine Überlebenschance zu sichern (623)

665 „Sollten wir nicht gleich defibrillieren?!", meint Tom, als Sie sich an der linken Hand des Patienten zu schaffen machen. Sie überlegen kurz. „Ist doch ein Kammerflimmern!", fügt Tom hinzu. Und auch Ihnen dämmert es gerade, dass Sie ein Kammerflimmern so schnell wie möglich defibrillieren und nicht mit anderen Maßnahmen unnötige Zeit verschwenden sollten. Sie verlieren 3 Kompetenzpunkte und gehen zu 591 zurück.

666 „Sollten wir nicht gleich defibrillieren?!", meint Tom, als Sie die Reanimation ohne Elektrotherapie weiter fortsetzen wollen. Sie überlegen kurz. „Ist doch ein Kammerflimmern!", fügt Tom hinzu. Und auch Ihnen dämmert es gerade, dass Sie ein Kammerflimmern so schnell wie möglich defibrillieren und nicht mit anderen Maßnahmen unnötige Zeit verschwenden sollten. Sie verlieren 3 Kompetenzpunkte und gehen zu 591 zurück.

667 Sie halten die CO-Intoxikation des Patienten für durchaus bedrohlich und möchten ein optimales Sauerstoffangebot durch eine Intubation und eine anschließende hyperbare Sauerstofftherapie erreichen. Sie klären den weiterhin hustenden Patienten über die Notwendigkeit der Therapie auf und schreiten zur Tat. Am Ende vom Lied ist der Patient diesmal problemlos intubiert – auch laryngeal haben Sie weitere Rußspuren sichten können. Das nächste Zentrum mit einer entsprechenden Beatmungsmöglichkeit liegt 80 km entfernt, sodass Sie einen Rettungshubschrauber anfordern. Bei der Ankunft des Hubschraubers erleben Sie eine böse Überraschung: „18 % COHb?! Und den intubieren Sie?? Da haben Sie sich aber eine große Kanone besorgt, um auf Spatzen zu schießen, mein lieber Scholli! Das nächste Mal lassen Sie einfach die Sauerstoffmaske auf der Nase des Patienten und gut ist! Danke, tschüss!" Offensichtlich ist der Kollege nicht so begeistert von Ihnen. Sie verlieren 12 Kompetenzpunkte.

668 „Wir müssen defibrillieren!", rufen Sie laut vom Kopf des Patienten aus und bekommen von einem RA die beiden Paddels des LifePak herüber gereicht. Soweit Sie wissen, handelt es sich bei dem LifePak um ein Gerät, das mit bi-phasischem Strom arbeitet. „Wie viel Joule soll ich einstellen?!", will der RA wissen. Bitte entscheiden Sie sich, mit welcher Energie Sie defibrillieren möchten: 50, 100, 200, 300 oder 400 Joule und wie oft Sie maximal hintereinander defibrillieren wollen, bevor es wieder mit der Herz-Druckmassage weitergeht: 1 x, 2 x, 3 x, 4 x oder 5 x. Dann lesen Sie weiter bei 519.

669 Durch die Verbrennung werden vasoaktive Mediatoren freigesetzt, und innerhalb der ersten 36 Stunden droht der sog. Verbrennungsschock, da über verbrannte Hautpartien und durch die gesteigerte Gefäßpermeabilität massiv

Flüssigkeit, Eiweiß und Elektrolyte verloren werden. Der Flüssigkeitsbedarf des Verbrannten berechnet sich dabei nach der Parkland-Formel wie folgt:

- 4 ml pro kg Körpergewicht innerhalb der ersten 24 Stunden (393)
- 12 ml pro kg Körpergewicht innerhalb der ersten 24 Stunden (26)
- 20 ml pro kg Körpergewicht innerhalb der ersten 24 Stunden (401)
- 40 ml pro kg Körpergewicht innerhalb der ersten 24 Stunden (412)
- etwas anderes (655)

670 Immer nach einer Sequenz von einer zweiminütigen Herzdruckmassage und Beatmung sollten Sie kurz das EKG checken und die weitere Therapie entsprechend dem beobachteten Rhythmus durchführen. Mit einem Blick auf den Monitor des LifePak erkennen Sie ein weiterhin anhaltendes Kammerflimmern. Sie müssen wieder mit 200 Joule defibrillieren! Gesagt – getan. Sie setzen erneut die Paddels auf, die sich auf Knopfdruck mit der benötigten Energie aufladen. Sie kündigen den Schock laut an, damit Ihre Kollegen auf Sicherheitsabstand gehen können, und drücken die beiden Knöpfe an den Paddels.

„PLOCK!", die Arme des Patienten schnellen erneut kurz nach vorne und fallen leblos zurück. Der RA am Thorax hat den dringenden Wunsch, zunächst auf das EKG zu schauen, um über den Erfolg der Defibrillation zu urteilen. Sie fahren ihn an: „Weiterdrücken!", denn schließlich steht eine Rhythmuskontrolle erst nach weiteren zwei Minuten Herz-Druckmassage an, um jetzt die Unterbrechung der Herz-Druckmassage möglichst kurz zu halten. Sie reanimieren inzwischen etwa fünf Minuten und sollten die Therapie nun auch mit Medikamenten fortsetzen. Welches Präparat möchten Sie als Erstes einsetzen? Wählen Sie eines der folgenden:

- Atropin (630, Abbildung 33, S. 219)
- Adrenalin (689)
- Amiodaron (687)
- Vasopressin (413)
- etwas anderes (683)

671 Die Mutter ist zwar nicht gerade begeistert, aber sie fügt sich letztendlich Ihren Anordnungen und wird von einem nachgeforderten RTW in die Ambulanz des NeoVitae-Krankenhauses gebracht.

Dort wird auch bei genauerer Untersuchung kein Hinweis auf eine relevante Rauchgasinhalation gefunden, sodass nicht mal eine stationäre Aufnahme erfolgt. Sie waren zwar übervorsichtig, dies erscheint jedoch auch gerechtfertigt, da Sie keine wesentliche Erfahrung mit Rauchgasinhalation haben. Weiter bei 650.

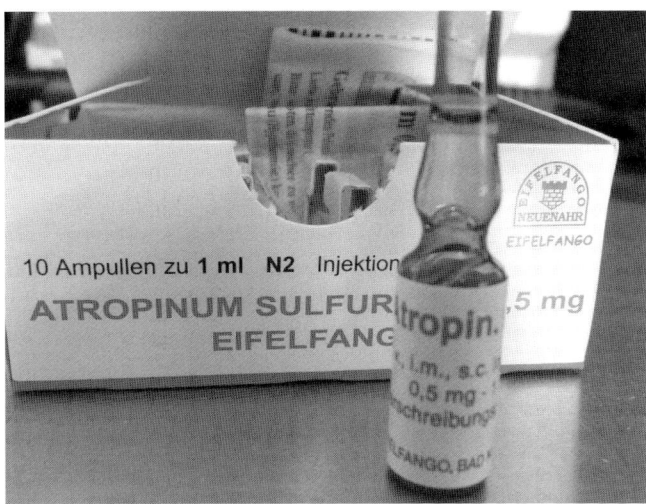

Abbildung 33: Atropin. Ist die Gabe jetzt indiziert?

672 „Ja klar!" Der RA spießt den Dorn des Infusionssystems durch das Gummiventil des Infusionsbeutels mit HAES, der sofort zügig in den Patienten einläuft. Und Sie verlieren leider 4 Kompetenzpunkte. Denn es gibt zwar keine gesicherten Daten dazu, aber es bestehen einige Bedenken bezüglich der Gabe von kolloidalen Lösungen bei Verbrennungspatienten. In erster Linie wird befürchtet, dass die großen Stärkemoleküle aus dem Gefäßbett austreten und so zu verstärkter Ödembildung im Gewebe führen. HAES sollte deshalb nur bei manifester Kreislaufinstabilität gegeben werden. Lesen Sie weiter bei 717.

673 Nach der Defibrillation beginnt der RA direkt wieder mit der Thoraxkompression, allerdings bremsen Sie ihn, da dadurch im EKG so viele Artefakte entstehen, dass Sie nicht erkennen können, ob ein Eigenrhythmus vorliegt, oder nicht. Sie starren auf den Monitor des LifePak und sehen … weiterhin Kammerflimmern! Die Defibrillation war nicht erfolgreich. Sie verlieren 5 Kompetenzpunkte, denn Sie sollten direkt nach einer Defibrillation keine unnötige Zeit damit verschwenden, einen Puls zu suchen. Zum einen ist die Defibrillation ohnehin oft nicht erfolgreich, zum anderen dauert es selbst bei einem neu entstandenen Rhythmus einige Schläge, bis peripher eine Pulswelle zu tasten ist. Aus diesem Grund sollten Sie getreu den Leitlinien nach der Defibrillation die Therapie direkt fortsetzen. Wählen Sie eine der anderen Optionen von 519.

674 Sie haben sich glücklicherweise für ein liberales Flüssigkeitsregime entschieden. Allerdings spielt eine Hyponatriämie dabei keine Rolle, deshalb verlieren Sie 3 Kompetenzpunkte. Lesen Sie weiter bei 669.

675 Sie tasten nach dem Karotispuls … und finden beidseits keinen! Allerdings benötigen Sie dazu etwa 6 bis 8 Sekunden, die so für die Fortführung der Therapie verloren sind. Außerdem verlieren Sie 3 Kompetenzpunkte, da laut Leitlinien eine Untersuchung auf tastbare Pulse erst stattfinden darf, wenn Sie im EKG einen Eigenrhythmus erkennen. Zurück zu den Optionen von 519.

676 Sie sehen derzeit keine Notwendigkeit, die Patientin gegen ihren Willen mitzunehmen und verlassen mit Ihrem Team die Einsatzstelle. Sie verlieren 8 Kompetenzpunkte, denn nur wenig später wird die Polizei von den Nachbarn gerufen. Aus dem Haus kommen laute Schreie und tumultartiger Krach. Ein notärztlicher Kollege wird hinzu gerufen, die Polizei führt anschließend eine gewaltsame Türöffnung durch. Offensichtlich ist es zu einem heftigen Streit zwischen dem jungen Mann und seiner Freundin gekommen, die sich erneut die Handgelenke aufgeschnitten und noch eine Handvoll Tabletten genommen hat. Sie hätten die Selbstverletzung der Patientin ernster nehmen müssen. Patienten mit Selbst- oder Fremdgefährdung sollten Sie immer mitnehmen, da Sie ansonsten eventuell für folgende Probleme verantwortlich gemacht werden.

677 Korrekt. Sie weisen den RA an, direkt wieder mit den Thoraxkompressionen zu beginnen, was dieser sofort tut – eine Rhythmuskontrolle steht derzeit nicht an, da sonst die wichtigen Thoraxkompressionen zu lange pausiert werden müssten. Und selbst wenn jetzt bereits wieder ein brauchbarer Rhythmus im EKG zu sehen wäre – einen Puls können Sie möglicherweise trotzdem nicht tasten, da der Kreislauf erst mit ein wenig Latenzzeit in Gang kommt. Außerdem besteht kein Risiko, dass Sie nach einer erfolgreichen Defibrillation den Herzrhythmus durch die Thoraxkompressionen wieder in ein Kammerflimmern treiben.

Tom hat inzwischen einen intravenösen Zugang an der linken Hand legen können und klebt diesen gerade fest. Sie konzentrieren sich kurz auf die Situation und machen eine Bestandsaufnahme. Die Herzdruckmassage läuft problemlos durchgehend – die beiden RA haben sich inzwischen abgewechselt. Die Beatmungseinheit ventiliert den Patienten ebenfalls problemlos. Sie haben bei einem Kammerflimmern soeben defibrilliert, ein intravenöser Zugang wurde inzwischen von Tom gelegt. Die Reanimation dauert etwas über drei Minuten.

Nachdem Tom den Zugang etabliert hat, steht er auf und meint: „Ich glaub', das kriegt ihr jetzt auch ohne mich soweit hin. Ich rede mal mit seiner Mutter und versuche, was Näheres über ihn herauszukriegen."

Sie müssen nun die weitere Reanimation so gestalten, dass der Patient eine maximale Überlebenschance erhält.

Zentrales Element dabei sind die Phasen der Thoraxkompression und der Beatmung, um eine möglichst gute Sauerstoffversorgung der Organe zu gewährleisten. Dieses dürfen Sie nur kurz unterbrechen, um mögliche diagnostische oder therapeutische Schritte zu unternehmen. Wie lange sollte jeweils die Beatmung und Thoraxkompression durchgeführt werden, bis Sie diese kurz für weitere Maßnahmen (Rhythmuskontrolle, medikamentöse Therapie, elektrische Therapie etc.) pausieren? Bitte wählen Sie zwischen zwei, drei, vier oder fünf Minuten. Lesen Sie dann weiter bei 576.

678 Es gibt zunächst einige Verwirrung, weil die Nummer des entsprechenden Dienstes nicht bekannt ist. Schließlich gelingt es Ihnen aber dennoch, den zuständigen Kollegen des nächstgelegenen psychiatrischen Zentrums über die Pforte der Einrichtung zu erreichen.

„Da kann ich Ihnen jetzt auch nicht helfen", nuschelt er verschlafen in den Hörer. „Aber wenn Sie meinen, dass die Patientin suizidal ist, dann sollte sie im Verlauf bei uns vorgestellt werden. Aber bitte kümmern Sie sich erstmal um die Wunden! Gute Nacht." Sie verlieren 3 Kompetenzpunkte, denn offensichtlich haben Sie in dieser Situation nicht den richtigen Ansprechpartner gewählt. Kehren Sie zu den Optionen von 658 zurück.

679 Sie springen zum Patienten, holen aus und schlagen aus etwa 20 cm Entfernung auf die untere Sternumhälfte. Das Einzige, was Sie damit erreichen, ist ein erschrockenes „Oh Gott!" von der geschockten Mutter des Patienten. Leider macht der Patient nicht die Augen wieder auf, klopft sich den Staub von der Hose und fragt, was hier los sei. Außerdem verlieren Sie 3 Kompetenzpunkte, denn ein präkordialer Faustschlag ist nur bei einem beobachteten, vor wenigen Sekunden eingetretenen Kreislaufstillstand indiziert. Sie können damit möglicherweise eine bestehenden Kammertachykardie oder seltener ein Kammerflimmern wieder in einen suffizienten Rhythmus konvertieren. Zurück zur 578.

680 Sie befürworten den Vorschlag des RA und lassen den Patienten zunächst aufgrund der ausgedehnten Wunden mit Wasser von der Feuerwehr kühlen. Die weitere Versorgung funktioniert soweit problemlos, allerdings kriegen Sie richtig eins auf den Deckel, als Sie den Patienten in der aufnehmenden Klinik abgeben: Kühlen sollte man nur bei begrenzten Wunden und nur kurzzeitig in den ersten Minuten nach Verbrennung. Sonst kommt es zu einer deutlichen Unterkühlung des Patienten – insbesondere beim bewusstlosen oder narkotisierten Patienten, denn hier ist die Wärmeregulierung ohnehin gestört. Sie kühlen nur für wenige Minuten, senken dadurch jedoch die Körpertemperatur des Verletzten auf unter 30 Grad ab, was extrem nachteilig für die Prognose ist! Sie verlieren 8 Kompetenzpunkte und schleichen erschöpft zurück zum NEF. Das nächste Mal müssen Sie das aber besser machen! Tatsächlich birgt die Kühlung gerade bei großflächigen Verbrennungen die Gefahr der Hypothermie, die extrem negative Auswirkungen auf die Prognose des Patienten hat. Deshalb sollte allenfalls direkt nach Verbrennung und nur kleinflächig mit 20 °C warmen Wasser gekühlt werden. Im jetzigen Fall macht eine Kühlung keinen Sinn.

681 Sie greifen sofort nach den Paddels des LifePak, um erneut zu defibrillieren und setzen diese direkt auf dem Thorax auf, als der RA die Thoraxkompressionen beendet. Aber sollten Sie nicht erstmal schauen, ob der derzeitig bestehende EKG-Rhythmus überhaupt eine Defibrillation erfordert? Sie verlieren 3 Kompetenzpunkte und lesen bei 670 weiter.

682 Nachdem das Kammerflimmern auch nach der vierten Defibrillation weiter besteht, spritzen Sie einen Bolus Amiodaron und halten sich offen, eventuell eine weitere Applikation durchzuführen, wenn das Kammerflimmern anhält. Der Bolus sollte aus 300 mg Amiodaron bestehen, danach können Sie ggf. 150 mg nachgeben. Wenn Sie sich für eine andere Dosierung entschieden haben, verlieren Sie 3 Kompetenzpunkte. Kehren Sie zurück zu den anderen Optionen von 689.

683 Sie verlieren 3 Kompetenzpunkte, denn als Erstes sollten Sie eines der im Absatz 670 genannten Medikamente geben. Kehren Sie dorthin zurück.

684 Haben Sie daran gedacht, dass bei einer Asystolie zur Blockade des Parasympathikus 3 mg Atropin gespritzt werden müssen? Wenn nicht, dann verlieren Sie 5 Kompetenzpunkte.

Sie reanimieren inzwischen mehr als 20 Minuten. Die letzten Rhythmuskontrollen zeigte die weiterhin bestehende Asystolie – kein gutes Zeichen. Während Sie sich so langsam mit den Gedanken an einen möglichen Abbruch der Reanimationsmaßnahmen auseinandersetzen, pausiert der RA am Thorax die Kompressionen und ohne große Erwartungen richten Sie Ihren Blick auf den Monitor des LifePak. Die letzten Artefakte der Herz-Druck-Massagen zucken über die schwarze LCD-Anzeige … wieder nur die Asystolie.

Nein! Der erste Kammerkomplex kommt triumphal von rechts ins Bild und wird gefolgt von einer regelmäßigen Herzaktion. Die Komplexe sehen zwar breit aus, doch sie zeigen eine selbstständige Herzaktion an! „Er hat einen Rhythmus!", entfährt es dem RA begeistert, und Sie greifen an den Hals des Patienten, um den Puls zu kontrollieren. Wie es weitergeht, ermitteln Sie anhand der Anzahl an Kompetenzpunkten, die Sie bislang in diesem Einsatz verloren haben.

- 0–3 (694)
- 4–8 (708)
- 9–14 (704)
- 15 oder mehr (710)

685 Sie spritzen vorsichtig die komplette Ampulle. Es zeigt sich jedoch keine Wirkung. Sie sind ratlos und entscheiden sich dazu, die Analgesie und den Transport einzuleiten, da der Patient derzeit blutdruckstabil zu sein scheint. Weiter bei 499.

686 Nachdem die Patientin nicht freiwillig mit Ihnen kommen möchte, versuchen Sie es mit Gewalt. Während Tom ihren Freund im oberen Stockwerk in Schach hält, versuchen Sie zu dritt, die Patientin in den RTW zu zerren. Diese wehrt sich kreischend mit Händen und Füßen und wird zunehmend hysterisch. Das Geschrei des Mädchens macht ihren Freund nur noch wilder, sodass ein RA Tom zu Hilfe eilen muss. Zu zweit bekommen Sie das Mädchen allerdings nicht unter Kontrolle, sodass Sie letztendlich erschöpft und außer Atem die Wohnung unverrichteter Dinge räumen müssen. Wenig später trifft die von den Nachbarn aufgrund des Tumultes verständigte Polizei am Einsatzort ein und führt nach einer ausführlichen Aufklärung des Sachverhaltes den Transport aufgrund Ihrer Indikation hin durch. Sie hätten bereits initial die Polizei rufen müssen, denn dem Rettungsdienst oder Notarzt ist es verboten, Patienten gegen ihren Willen einzuweisen. Sie können lediglich die Indikation für ein polizeiliches Vorgehen stellen. Sie verlieren 8 Kompetenzpunkte. Weiter bei 752.

687 Sie wünschen sich eine Spritze mit Amiodaron, und der RA zieht geschäftig eine Ampulle aus dem Koffer zusammen mit Kochsalzlösung auf und reicht sie Ihnen: „10 mg Adrenalin in 10 ml!" Sie stutzen, denn Sie hatten um Amiodaron gebeten. Der RA scheint Sie falsch verstanden zu haben … aber vielleicht ist das auch gar nicht so schlecht, denn beim Anblick der Spritze erinnern Sie sich, dass Adrenalin tatsächlich das Medikament der ersten Wahl bei einem Kammerflimmern ist! Sie verlieren dennoch 5 Kompetenzpunkte und lesen weiter bei 689.

688 Mit einiger Überredungskunst gelingt es Ihnen, der Patientin einen Venenzugang zu legen. Anschließend geben Sie fraktioniert 4 mg Dormicum, bis die Patientin weitgehend außer Gefecht ist. Als Sie die Patientin abtransportieren, flippt der junge Mann komplett aus und randaliert im oberen Stockwerk des Hauses. Dorthin war er von Ihren Kollegen verbannt worden. Sie atmen erleichtert tief durch, als Sie schließlich im RTW Platz genommen haben und die Fahrt losgeht. Zur chirurgischen Wundversorgung fahren Sie zunächst die Aufnahme des Rhein-Klinikums an, von dort aus wird später die psychiatrische Evaluation der Patientin durchgeführt werden. Überraschenderweise hat der Einsatz für Sie ein Nachspiel, denn der Vater des Mädchens, von Beruf Rechtsanwalt, verklagt Sie, da Sie die Patientin gegen ihren Willen mitgenommen haben. Sie dürfen zwar die Indikation dazu stellen, die Durchführung müssen Sie aber einer Landesbehörde oder deren Vertretern (der Polizei) überlassen. Sie verlieren 8 Kompetenzpunkte.

689 Obwohl es keine Daten dazu gibt, wird die Gabe von Adrenalin in der Reanimationssituation zur Verbesserung der zerebralen und koronaren Perfusion empfohlen. Auf Ihren Wunsch hin erhalten Sie eine Spritze mit 10 mg in 10 ml.

Sie erinnern sich daran, dass Sie davon nun alle 3–5 Minuten 1 mg geben müssen und tun dies für den Rest der Reanimation, solange der Herz-Kreislaufstillstand anhält. Welche Medikamente möchten Sie weiterhin anwenden, sofern der Patient weiter im Kammerflimmern bleibt und auch auf Ihre Elektrotherapie nicht reagiert? Wählen Sie aus den folgenden Optionen:
* Vasopressin (631)
* Dobutamin (419)
* Cordarex (777)
* Lidocain (697)
* Atropin (695)
* Bicarbonat (701)
* keine weiteren Medikamente, weiter bei 702

690 „Nein, HAES darf beim Verbrennungspatienten nie gegeben werden", geben Sie zur Antwort und der RA packt den Beutel mit HAES enttäuscht wieder weg. Er hängt stattdessen einen Beutel Elektrolytlösung an. Sie verlieren allerdings 5 Kompetenzpunkte. Es stimmt zwar, dass HAES zur Ödembildung beitragen kann, aber das bedeutet nicht, dass es gar nicht gegeben werden soll. Beim Patienten mit einer instabilen Hämodynamik kann es durchaus infundiert werden. Lesen Sie weiter bei 717.

691 Haben Sie sich für 100 pro Minute entschieden? Wenn nicht verlieren Sie 3 Kompetenzpunkte und 2 weitere, wenn Sie sich für 60 oder 70 pro Minute entschieden haben. Die beiden RA haben sich erneut abgewechselt mit den Thoraxkompressionen und führen diese jetzt deutlich schneller aus. Sobald wieder zwei Minuten durchgehend gedrückt wurde, stoppt der RA kurz, sodass Sie das EKG checken können. Immer noch Kammerflimmern! Sie spritzen schnell noch ein Milligramm Adrenalin, während der RA die Paddels greift und erneut mit 200 Joule schockt. Die Thoraxkompressionen werden sofort wieder aufgenommen. Ein kurzer Blick auf die Sauerstoffreserve der Beatmungseinheit versichert Ihnen, dass Sie so noch eine Weile weitermachen können. Bis jetzt haben Sie etwa zehn Minuten reanimiert. Tom betritt die Küche und informiert Sie: „Also, er ist der Sohn von der alten Dame und 48 Jahre alt. Letztes Jahr war er kurz im Krankenhaus wegen irgendeiner Herz-Geschichte, aber sonst sei er immer gesund gewesen …"

Also ein junger und auch mutmaßlich eher gesunder Patient. Mit aller Anstrengung und Konzentration setzen die Reanimation fort. Inzwischen haben Sie 3 mg Adrenalin und insgesamt 450 mg Cordarex gespritzt und fünf- oder sechsmal defibrilliert bei Kammerflimmern und sind jetzt bald 15 Minuten am Reanimieren. Gleich dürfte es wieder soweit sein: Zwei Minuten sind um, und der RA am Thorax stoppt die Kompressionen für einen kurzen EKG-Check. Sie schauen erwartungsvoll auf den Monitor des LifePak und greifen in der Erwartung von anhaltendem Kammerflimmern bereits nach den Paddels, um einen erneute Schock abzugeben. Doch nachdem das letzte durch die Thoraxkompression verursachte Artefakt auf der oszillierenden EKG-Ableitung verschwunden ist, sehen Sie … eine Asystolie! Entscheiden Sie über die weitere Therapie bei 127.

692 Nachdem es nicht gelingt, die Patientin freiwillig zum Mitkommen zu bewegen, rufen Sie die Polizei an, um den Transport gegen den Willen der Patientin zu veranlassen. Allein die Präsenz der Polizei bewirkt dann jedoch schon eine flexiblere Einstellung bei der Patientin. Sie lässt sich ohne große Probleme in die chirurgische Aufnahme des Rhein-Klinikums bringen. Dort finden die chirurgische Wundversorgung und anschließend die psychiatrische Evaluation statt. Weiter bei 752.

693 Sie ernten lediglich einen ungläubigen Blick des RA, als Sie verkünden, dass der Patient kardiovertiert werden müsse.

„Das bringt doch nichts bei Asystolie!", klärt er Sie auf und hat damit auch sehr Recht. Wenn Sie weitere Maßnahmen von 300 durchführen wollen, dann kehren Sie dorthin zurück, wenn Sie keine weiteren Maßnahmen durchführen sollen, sondern den Patienten so weiter bis zur Ankunft betreuen wollen, lesen Sie weiter bei 751.

694 Bitte blättern Sie eine zufällige Seite in diesem Buch auf und nehmen die letzte Ziffer der Seitenzahl als Zufallszahl (beispielsweise die 5 bei Seite 185). Entsprechend geht es weiter:

- 1–4 (783)
- 5–7 (582)
- 8–0 (596)

695 Der RA zieht Ihnen auf Ihren Wunsch hin widerstandslos Atropin auf, und Sie verabreichen es. Allerdings verlieren Sie 3 Kompetenzpunkte, denn bei einem Kammerflimmern ist Atropin nicht indiziert, wie Sie später aus Ihrem Schlauen Buch lernen. Zurück zur 689.

696 Sie lassen sich nicht davon abbringen, dass der präkordiale Faustschlag nur bei einem beobachteten Kollaps innerhalb der ersten Sekunden Erfolg versprechend ist und schlagen auf den Thorax das Patienten. Außer einem hässlichen Artefakt im EKG erreichen Sie nichts. Sie verlieren 3 Kompetenzpunkte. Zurück zur 127.

697 Sie möchten Lidocain spritzen, denn schließlich handelt es sich dabei auch um ein potentes Anti-Arrhythmikum. Leider ist das Präparat weder auf dem RTW, noch auf dem NEF zu bekommen. Und das hat seinen Grund, denn Lidocain ist nach den Richtlinien nur indiziert, wenn Amiodaron nicht verfügbar ist. Zurück zur 689.

698 Nachdem Sie das Kind in der Kinderklinik abgegeben haben, sind Sie gegen halb eins wieder bei Ihrem Zimmer angekommen.
„Nix gegen Dich, aber ich hoffe, wir sehen uns nicht so schnell wieder!", hat Tom Ihnen feixend zum Abschied zugerufen. In der Tat – nach mehr als 16 Stunden Dienst wäre eine Mütze Schlaf jetzt nicht das Verkehrteste. Ihre Füße schmerzen in den schweren Stiefeln und ein unangenehmer Druck macht sich langsam hinter Ihrer Stirn breit.
Wenn es jetzt ruhig bleibt, dann könnte es mit fünf oder sechs Stunden Schlaf doch noch was werden, denken Sie hoffnungsvoll und machen es sich auf dem Bett gemütlich. Die Sicherheitstreter kicken Sie in eine Ecke und werfen die Jacke über den Bürostuhl, bevor Sie sich langstrecken und das kleine Kissen unter den Kopf schieben.
Zwar meldet sich der Piepser tatsächlich nicht gleich wieder, aber der erlösende Schlaf lässt auf sich warten. Es ist einfach zuviel Neues passiert, und so starren Sie Löcher in die Dunkelheit, während die Bilder der heutigen Einsätze immer wieder in Ihrem Kopf auftauchen. Erst irgendwann zwischen zwei und drei fallen Sie in einen leichten Schlaf … aber genau darauf scheint irgend jemand gewartet zu haben, denn nur Augenblicke, nachdem Ihre

Atemzüge gleichmäßig und tief geworden sind, mischt sich die nächste Einsatzmeldung in Ihre Träume und lässt Sie schlaftrunken hochschrecken:

„Notarzteinsatz70506/1. Jun/2:56/nefso/kein Name/Suizid/Ahornstr. 12".

Suizid? Nachts um drei?? War macht denn so was?

Sie steigen in die Schuhe, raffen Ihre Jacke vom Stuhl und hechten zum Auto, während Sie über die vorgeschriebene Ausrückzeit fluchen. Laut Vorschrift müssen Sie zu jeder Tages- und Nachtzeit innerhalb von zwei Minuten am NEF sein. Das ist nachts fast unmöglich, wenn Sie nicht in voller Montur die ganze Nacht auf dem Bett sitzen und die weiße Wand anstarren wollen!

Tom ist bereits am Auto, als Sie dort ankommen, aber auf verbale Begrüßungen verzichten Sie beide – dafür ist jetzt nicht die richtige Uhrzeit. Schweigend gleiten Sie im Wagen in die Sommernacht hinaus und fragen sich, was auf Sie zukommt.

Die Meldung auf dem Piepser hilft Ihnen nicht weiter, denn schließlich ist es ein himmelweiter Unterschied, ob jemand in suizidaler Absicht von einer Brücke springt, sich die Pulsadern aufschneidet oder den nächsten Dachbalken und ein starkes Seil bemüht, um sich anschließend den Hocker unter den Füßen wegzutreten. Weitere Gedanken sind reine Verschwendung und so lehnen Sie den Kopf zurück, schließen die Augen und versuchen, sich wenigstens ein bisschen zu entspannen. Verglichen mit den ersten Einsätzen heute morgen sind Sie inzwischen doch um einiges ruhiger geworden, stellen Sie mit ein bisschen Stolz fest.

Tom steuert wie immer geschickt durch den nächtlichen Verkehr und Sie sind dankbar, dass er weitgehend auf das Horn verzichten kann, weil fast nichts los ist auf den Straßen.

Schon bald haben Sie die Einsatzstelle erreicht, und auf der Suche nach der richtigen Hausnummer gleiten Sie durch eine unauffällige Reihenhaussiedlung. Die schmalen, zweistöckigen Häuser drängen sich in gelblichen Reihen an beiden Seiten des Straßenrandes. Hier und da erblicken Sie zwischen den großen Müllcontainern an die Hauswand gelehnte Fahrräder, aber die Mehrheit der Bewohner scheint das Auto zu bevorzugen. Der Bürgersteig ist eng mit den Fahrzeugen zugeparkt.

Vor Ihnen sichten Sie einen blau blitzenden RTW, der sich in der engen Straße nur vorsichtig bewegen kann. Sie holen ihn schnell ein und schließen sich ihm an. Im Schein einer Straßenlaterne erkennen Sie die Hausnummer 22 auf Ihrer Höhe, sodass es nicht mehr weit bis zum Ziel sein kann. Folgerichtig bleibt der RTW auch schon stehen und verstopft nun die ganze Straße. „Da ist es!", Tom nickt mit dem Kopf schräg nach vorne zu einem Haus auf Ihrer Seite der Straße. Tatsächlich erkennen Sie dort die „12" neben einer erleuchteten Eingangstür. Die beiden Fenster im Erdgeschoss sind ebenfalls erleuchtet, durch die blassen Vorhänge können Sie jedoch nichts erkennen. „Auf ein Neues!", seufzen Sie und springen aus dem Wagen.

Sekunden später stehen Sie zu viert vor der Tür und drücken den einzigen Klingelknopf rechts neben der Haustüre. Ein junger Mann um die 25 reißt nach wenigen Augenblicken die Tür auf und erstarrt für einen Wimpernschlag, als er Ihr Team in voller Mannschaftsstärke erblickt. Seine dunklen Haare stehen in alle Richtungen ab und umrahmen ein blasses, hageres Gesicht. Sie registrieren sofort einige dunkle Flecken auf seinem verwaschenen, roten Kapuzenpullover und der schwarzen Jogginghose. Das könnte Blut sein, denken Sie sich, auch wenn der Kerl äußerlich keinerlei Verletzungszeichen aufweist.

Der junge Mann murmelt irgendwas, dreht sich um und läuft in den Wohnungsflur. Sie folgen mit einem staksigen Gang, um nicht auf die zahllosen Dinge zu treten, die überall auf dem Boden verstreut sind.

„Das nächste Mal sollten die aufräumen, bevor Sie uns rufen!", meint einer der RA scherzhaft, während er ein paar muffige Klamotten mit dem Fuß wegkickt und versehentlich auf eine DVD tritt, als er über einen prall gefüllten Müllsack steigt. Der Inhalt des Sackes ergießt sich am aufgeplatzten Ende über den Boden und lässt auf eine ausgewogene Ernährung aus Konserven und Tütennudeln schließen. Aufgeräumt hat hier wohl schon länger niemand mehr.

Die Treppe, die links nach oben in den ersten Stock führt, scheint zu einer Art Altkleidersammlung unfunktioniert worden zu sein. Sie streifen mit dem Blick weitere Unratansammlungen im ganzen einsehbaren Wohnungsbereich und folgen dem jungen Mann in das Wohnzimmer der Wohnung, indem es ebenfalls chaotisch aussieht.

Auf einem großen Sofa mit ausgeblichenem Stoffbezug hockt eine junge Frau in einem speckigen Pyjama und hält schluchzend das Gesicht in den Händen. Der Wohnzimmertisch vor ihr ist bedeckt mit Zeitschriften, DVD-Hüllen, Zigarettenkippen und halb leer gegessenen Tellern. Im Fernseher flimmert lautlos eine Gestalt im Kampfanzug über den Bildschirm.

Ihre Aufmerksamkeit wird von ein paar Tablettenschachteln erregt, die zu Füßen der jungen Frau auf dem Boden liegen. Sie haben schnell erkannt, dass es hier offensichtlich nicht um eine akut lebensbedrohliche Situation geht, und Sie wenden sich fragend dem jungen Mann zu. Fluchend öffnet einer der beiden RA eines der Fenster, um etwas gegen das Gemisch aus Muff und altem Rauch im Raum zu tun.

„Se will sich umbringe!", blafft der junge Mann Ihnen in breitem Dialekt entgegen.

„Aha, und was hat sie getan?", wollen Sie genervt wissen.

„Se hot sich do in die Händ geschnidde!" Der junge Mann deutet in einer wilden Geste zu dem Mädchen. Jetzt erkennen Sie vor ihr auf dem Tisch eine Rasierklinge und bewegen sich behutsam auf die Patientin zu. Weitere Messer oder Ähnliches sind nicht zu erkennen, und Sie schieben die Rasierklinge aus der Reichweite des Mädchens.

Nach einem kritischen Blick auf die Sitzfläche des Sofas nehmen Sie vorsichtig Platz.

„Guten Tag. Ich bin der Notarzt." Sie berühren die Patientin vorsichtig am Arm. „Was ist denn los?"

„Ei, isch habs doch gesagt, die will sich umbringe!", tönt der junge Mann von hinten dazwischen.

„Also, Sie verschwinden jetzt erstmal hier aus dem Zimmer. Klar?!" Tom baut sich vor ihm auf. Einen Moment lang scheint der Ungestüme auf sein gewohntes Schema der gewalttätigen Konfliktlösung zurückgreifen zu wollen, überlegt es sich jedoch dann angesichts der Präsenz von drei kräftigen Männern plus Notarzt schnell anders. Murrend verlässt er begleitet von Tom das Zimmer.

Ein paar Minuten später haben Sie es geschafft, durch vorsichtige Fragen die Situation zu erhellen und das Vertrauen der Patientin soweit wie möglich zu gewinnen. Sie beantwortet Ihre Fragen inzwischen zögernd und mit kaum hörbarer Stimme, hält den Kopf dabei aber gesenkt, sodass die strähnigen, blonden Haare Ihnen den Blick in ihr Gesicht verwehren.

Sie ist 21 Jahre alt und lebt mit ihrem Freund – dem zuvorkommenden jungen Mann – zusammen in der Wohnung. Beide sind arbeitslos und haben scheinbar keine sehr harmonische Beziehung. Bei ihr ist seit einiger Zeit eine Depression bekannt, die entsprechenden Medikamente hat sie jedoch nicht genommen. Die zugehörige Packung liegt ungeöffnet am Boden. Bei der Inspektion der Handgelenke erkennen Sie an beiden Seiten mehrere quer verlaufende Schnitte, die jedoch allenfalls zwei bis drei Millimeter tief sind. An weißlichen Narben in derselben Verlaufsrichtung erkennen Sie, dass es nicht die erste Verletzung zu sein scheint.

Die Wunden bluten kaum noch. Tom reicht Ihnen zwei große Pflaster, mit denen die Schnitte im Moment adäquat versorgt sind. Die Patientin bejaht, dass sie sich die Verletzungen mit einer Rasierklinge selbst beigebracht habe. Wollen Sie die Patientin direkt auf einen möglichen Suizidversuch ansprechen?
- ja (618)
- nein (652)
- Sie rasten aus, weil Sie übermüdet sind (639)

699 Sie lassen sich Amiodaron geben und bekommen eine 5 ml-Spritze mit den Worten: „150 mg Amiodaron!" in die Hand gedrückt. Wie dosieren Sie? Bitte wählen Sie zwischen 30 mg, 50 mg, 100 mg, 150 mg, oder fordern Sie eine weitere Ampulle, um 300 mg zu geben, und lesen Sie weiter bei 709.

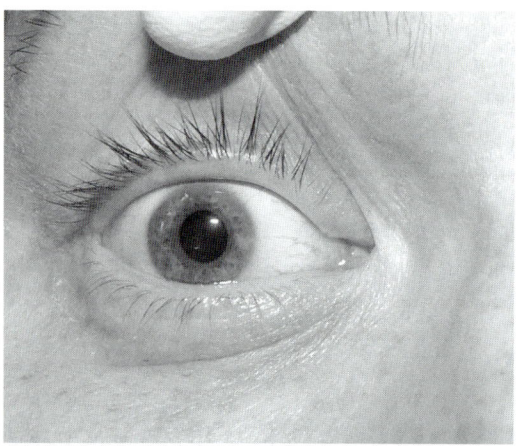
Abbildung 34: Sie sehen keine Lichtreaktion.

700 Nach der sog. Neunerregel nach Wallace sind etwa 70 % der Körper-oberfläche des Patienten verbrannt. Sie verlieren 2 Kompetenzpunkte für jeweils 5 Prozentpunkte, die Sie mit Ihrer Einschätzung daneben lagen. Nach der Parkland-Formel errechnen Sie den Volumenbedarf und geben 4 ml pro kg Körpergewicht x verbrannte KOF innerhalb der *ersten 24 Stunden* nach Trauma. Für den vorliegenden Patienten (75 kg Körpergewicht) errechnet sich somit ein Flüssigkeitsbedarf von 21 Litern.

Davon sollten Sie die Hälfte, also 2 ml pro kg Körpergewicht x verbrannte KOF innerhalb der *ersten acht Stunden* geben. Wenn Sie dies nicht wussten, verlieren Sie 4 Kompetenzpunkte. Einschränkend muss allerdings gesagt werden, dass die Parkland-Formel nur einen Anhaltspunkt für den Volumen-bedarf bietet. Klinische Parameter wie die Urinausscheidung und hämody-namische Parameter sollten in der stationären Behandlung zur Beurteilung des Volumenstatus herangezogen werden, um eine übermäßige Infusion zu verhindern. Während Sie in Ihre Berechnungen vertieft sind, ist ein Infusi-onsbeutel leer gelaufen. „Soll ich eine HAES anhängen?", will einer der RA von Ihnen wissen. Wie beurteilen Sie generell den Einsatz von kolloidaler Lösung beim Verbrennungspatienten?
- Sollte zur kristalloiden Lösung in der Regel dazugegeben werden (672)
- Sollte bei manifestem Schock dazu gegeben werden (732)
- Sollte nicht gegeben werden (690)

701 Bikarbonat ist leider nicht verfügbar, da es nicht zu der Standardausrüs-tung der Rettungswägen gehört. Dies hat auch seine Berechtigung, denn obwohl es immer wieder diskutiert wird, ist Bikarbonat nicht in den aktuellen Empfehlungen zur Therapie im Rahmen einer Reanimation enthalten. Sie verlieren 3 Kompetenzpunkte. Kehren Sie zurück zur 689.

702 Sie haben nun die elektrische und medikamentöse Therapie des Kammerflimmerns optimiert und führen die Reanimation weiter durch. Zwei Minuten Reanimation werden gefolgt von einer kurzen Rhythmuskontrolle und einem Schock mit 200 Joule – das Kammerflimmern scheint zunächst zu persistieren. Haben Sie sich entschieden, neben Adrenalin auch Amiodaron einzusetzen? Wenn nicht, dann verlieren Sie 4 Kompetenzpunkte.

Sie greifen in Ihre Brusttasche und ziehen die Stiftlampe heraus. Während ein RA weiterhin Thoraxkompressionen ausübt, klicken Sie mit dem Daumen auf den Druckknopf der Lampe und ziehen die Augenlider des Patienten nach oben (Abbildung 34, S. 230). Beide Pupillen imponieren mittelweit, eine Lichtreaktion ist nicht zu beobachten.

Das ist gar nicht gut, denken Sie bei sich und schweifen mit den Augen über den Patienten … und bleiben mit dem Blick am RA hängen, der müde seine Thoraxkompressionen ausführt. Sollten sich die beiden nicht mal wieder ablösen? Mit welcher Frequenz sollten Ihrer Meinung nach die Thoraxkompressionen durchgeführt werden? Wählen Sie zwischen 60, 70, 80, 90 oder 100 pro Minute und lesen Sie weiter bei 691.

703 Die korrekte Therapie bei einem AV-Block liegt zunächst in der Gabe von Atropin intravenös. Entsprechend hat einer der beiden RA auch schon eine Ampulle aufgezogen und hält sie Ihnen hin: „Hier, 0,5 mg Atropin in einem Milliliter." Sie spritzen die Ampulle, es geschieht jedoch nichts. Auch die Gabe von einer weiteren Ampulle führt zu keiner Änderung der Herzfrequenz.

Dem Patienten geht es weiterhin einigermaßen gut. Der Blutdruck beträgt 110/60 mmHg bei einer Herzfrequenz von 38/min. Sie entschließen sich, auf weitere Maßnahmen zur Behandlung des AV-Blocks zu verzichten und beschäftigen sich mit dem eigentlichen Problem – der Fraktur. Weiter bei 504.

704 Bitte blättern Sie eine zufällige Seite in diesem Buch auf und nehmen die letzte Ziffer der Seitenzahl als Zufallszahl (beispielsweise die 5 bei Seite 185). Entsprechend geht es weiter:

- 1–4 (582)
- 5–0 (596)

705 „Das müsste das hier sein", der RA streckt Ihnen eine rot-weiße Schachtel mit der Aufschrift „Cyano-Kit" entgegen, die er aus dem Tox-Koffer des NEF gezogen hat. Sie überfliegen die Packungsbeilage und erfahren, dass es sich bei Hydroxycobalamin um ein relativ nebenwirkungs-armes Antidot handelt, das durch Bindung der Zyanid-Ionen eine wirkungs-volle Therapie darstellt. Entsprechend den Hinweisen geben Sie 5 g intrave-nös. Eine Änderung des Patientenstatus erreichen Sie allerdings noch nicht. Zurück zu den Optionen von 713.

706 Richtigerweise wollen Sie sich zunächst noch nicht individuell um einzelne Verletzte kümmern, sondern triagieren. Das heißt, Sie müssen zunächst alle Verletzten orientierend untersuchen und sich ein Bild über den Schweregrad der vorliegenden Verletzungen machen. Dann müssen Sie entscheiden, ob weitere Rettungsmittel gebraucht werden. Erst dann kommt für Sie die Versorgung der einzelnen Opfer. Soeben steckt dementsprechend Tom den Kopf zur Tür des RTW herein und will wissen: „Brauchen wir noch jemanden? Notarzt? RTW?" Lesen Sie weiter bei 81.

707 „Okay!", der RA beginnt, mehrere kleine Ampullen aus dem Koffer zu ziehen und in einer Reihe aufzustellen, während sein Kollege die Thorax-kompressionen fortsetzt. Wenn Sie das aus der Entfernung richtig sehen, zieht der RA gerade mindestens fünf oder sechs kleine Ampullen auf. Wie viel Atropin sollte er Ihrer Ansicht nach aufziehen? Bitte wählen Sie 1, 2, 3, 4, 5 oder 6 mg und lesen weiter bei 648.

708 Bitte blättern Sie eine zufällige Seite in diesem Buch auf und nehmen die letzte Ziffer der Seitenzahl als Zufallszahl (beispielsweise die 5 bei Seite 185). Entsprechend geht es weiter:
- 1–2 (783)
- 3–7 (582)
- 8–0 (596)

709 Haben Sie sich für 300 mg (ca. 5 mg/kg KG) entschieden? Das wäre nämlich die korrekte Dosis. Falls Sie sich für eine andere Dosierung ent-schieden hatten, verlieren Sie 5 Kompetenzpunkte. Wie geben Sie das Amiodaron?
- als schnellen Bolus (716)
- langsam i.v. über 30 Sekunden (471)
- als Kurzinfusion (473)

710 Die Reanimation verläuft insgesamt nicht sehr gut, soviel haben Sie auch schon gemerkt. Das spiegelt sich auch in der Stimmung der beiden RA wider, die Ihre unsicheren Anweisungen nur sehr mürrisch ausführen und die Zweifel an Ihrer Kompetenz nicht verbergen. Zwischendurch lief die Reanimation zwar einigermaßen reibungslos: zwei Minuten drücken – EKG-

Kontrolle – Schock – Medis intravenös – weiterdrücken, aber insgesamt haben Sie einfach zu viele Fehler gemacht. Es gelingt Ihnen nicht, den Patienten zu retten. Die Asystolie stellt sich immer wieder und schließlich therapierefraktär ein und auch nach weiteren, frustranen Reanimationsversuchen müssen Sie erkennen, dass der Patient keine Chance mehr hat. Bedrückt brechen Sie die Reanimation ab und entlassen die missmutigen Rettungsassistenten aus diesem Einsatz. Sie erledigen die weiteren Formalitäten und sitzen ein paar Minuten später im NEF auf der Rückfahrt zum Rhein-Klinikum. Wenigstens Tom scheint nicht genervt von Ihnen zu sein, aber auch er überlässt Sie zunächst Ihren Gedanken. Schon bald geht es sicher weiter zum nächsten Einsatz – hoffentlich haben Sie da mehr Glück! Nichtsdestotrotz verlieren Sie nochmals 10 Kompetenzpunkte, denn die beiden RA beschweren sich zunächst beim Leiter der Rettungswache, und dieser gibt das direkt an den zuständigen Oberarzt Ihrer Abteilung weiter. Ein paar Tage später wird Ihnen dann in einem persönlichen Gespräch schnell klar gemacht, dass es Ihr letzter Dienst auf dem NEF gewesen ist, wenn Sie die nächste Reanimation genauso inkompetent durchführen.

711 Sie halten die CO-Intoxikation des Patienten für durchaus bedrohlich und möchten ein optimales Sauerstoffangebot durch eine Intubation erreichen. Sie klären den weiterhin hustenden Patienten über die Notwendigkeit der Therapie auf und schreiten zur Tat. Am Ende vom Lied ist der Patient diesmal problemlos intubiert – auch laryngeal haben Sie weitere Rußspuren sichten können. Mit Blaulicht geht es los in die Aufnahme des Rhein-Klinikums. Dort werden Sie bereits mit offenen Armen empfangen, allerdings bekommen Sie vom anwesenden Oberarzt ordentlich die Leviten gelesen. „18 % COHb?! Und den intubieren Sie??" Er scheint nicht sehr begeistert von Ihrer Therapie zu sein. „Da haben Sie sich aber eine große Kanone besorgt, um auf Spatzen zu schießen, mein lieber Scholli! Das nächste Mal lassen Sie einfach die Sauerstoffmaske auf der Nase des Patienten und gut ist! Danke, tschüß!" Er dreht sich um und ignoriert Sie ab jetzt.

Offensichtlich haben Sie übertherapiert. Erst ab einem Anteil von mindestens 20 % in Kombination mit einer deutlichen Symptomatik (Bewusstseinsstörungen etc.) sollten Sie an eine Intubation denken. Sie verlieren 8 Kompetenzpunkte.

712 Sie verlieren 3 Kompetenzpunkte, denn in den Optionen ist bereits die einzig sinnvolle Handlung angegeben. Zurück zur 576.

713 Sie haben nun die spezifische Therapie der CO-Vergiftung soweit abgeschlossen. Haben Sie dazu den Sauerstoff-Fluss auf 16 Liter/Minute angehoben? Da die Sauerstoffbereitstellung die einzig sinnvolle Therapie in der Präklinik darstellt, verlieren Sie 5 Kompetenzpunkte, wenn Sie das nicht getan haben – einer der beiden RA erledigt das dann für Sie. Wie möchten Sie nun die mögliche Cyanid-Intoxikation therapieren?

- durch die Gabe von Toluidinblau (737)
- durch die Gabe vom Dimethylaminophenol (41)
- durch die Gabe von Hydroxycobalamin (705)
- Es liegt keine relevante Zyanidvergiftung vor (722)
- Für die Diagnose sollte zunächst die Fraktion von Methämoglobin bestimmt werden (603)

714 Eine orientierende körperliche Untersuchung zeigt Ihnen, dass keine weiteren Verletzungen vorliegen. Allerdings ist das linke Bein bei Bewegung in der Hüfte stark schmerzhaft, und es zeigt sich die typische Verkürzung und Außenrotation des Beines. Das spricht für Sie alles für eine Schenkelhalsfraktur. Diese muss operativ versorgt werden. Zurück zur 757.

715 Inhalative Betasympathomimetika machen nur zur Therapie des Bronchospasmus Sinn, bei einer Rachgasinhalation haben sie erstmal nichts zu suchen. Natürlich kann es sekundär durch die Rauchgase auch zu einem Bronchospasmus kommen, allerdings ist dies bei Ihrem Patienten derzeit nicht der Fall. Sie verlieren 3 Kompetenzpunkte und gehen zur 722 zurück.

716 Dass Amiodaron ein Teufelszeug ist, wenn es schnell i.v. gespritzt wird, wussten Sie offensichtlich nicht. Ihr Patient reagiert umgehend mit eine therapierefraktären Hypotonie und wird bewusstlos. Sie reanimieren erfolglos und müssen 30 Minuten später erkennen, dass Sie den Patienten umgebracht haben. Das Gegenteil von „gut" ist halt doch nicht „böse", sondern „gut gemeint". Sie verlieren 30 Kompetenzpunkte.

717 Sie setzen die Volumentherapie mit kristalloider Lösung fort, da der Patient soweit einigermaßen kreislaufstabil ist. Sie müssen sich nun Gedanken machen, wie Sie die verbrannte Haut des Patienten versorgen können. Wählen Sie die Versorgungsstrategie, während einer der RA zum NEF läuft, um Flammazine-Salbe zu organisieren:

- sterile Flammazine-Verbände auf zweit-/drittgradige Verletzungen (645)
- sterile Flammazine-Verbände nur auf zweitgradige Verletzungen (662)
- sterile Flammazine-Verbände nur auf drittgradige Verletzungen (133)
- sterile Verbände ohne Salbe (637)

718 Lidocain ist leider bei Asystolie absolut nicht indiziert und auch weder auf dem RTW, noch auf dem NEF verfügbar. Sie verlieren 3 Kompetenzpunkte. Zurück zur 127.

719 Der zweite RA steht am Koffer und kramt in den Medikamenten. „Sollen wir noch Cordarex geben?", will er wissen. Sie antworten:
- „Nein, aber Atropin!" (707)
- „Nein!" (127)
- „Nein, aber Vasopressin!" (429)
- „Ja, 150 mg!" (627)
- „Ja, 300 mg!" (411)

720 „Das müsste das hier sein", der RA streckt Ihnen eine rot-weiße Schachtel mit der Aufschrift „Cyano-Kit" entgegen, die er aus dem Tox-Koffer des NEF gezogen hat. Sie stutzen, denn dem Namen nach ist das Präparat nicht dazu geeignet, eine CO-Vergiftung zu therapieren. Ein schneller Blick in Ihr Schlaues Buch bestätigt diesen Verdacht. Es wird lediglich bei Cyanidvergiftungen eingesetzt. Sie verlieren 5 Kompetenzpunkte. Zurück zu den Optionen von 643.

721 Sie schätzen den Patienten auf höchstens 60 kg und beginnen mit der Applikation von Ketanest. Inzwischen hat einer der beiden RA ein Tragetuch von unten geholt, welches jetzt unter den Patienten geschoben werden soll. Sie müssen insgesamt 45 mg Ketanest S geben, um den Patienten völlig schmerzfrei zu bekommen. Er hat weiterhin die Augen geöffnet, scheint jedoch um sich herum nichts mehr zu registrieren und lässt sich problemlos auf dem Tuch lagern. Er ist nun im sog. Zustand der dissoziativen Anästhesie. Die Kreislaufparameter sind unverändert, auch die Sauerstoffsättigung hält sich weiterhin bei beruhigenden 98 % auf. Wenn Sie sich für 0,1 oder 0,2 mg/kg KG Ketanest entschieden hatten, verlieren Sie 5 Kompetenzpunkte. Wenn Sie sich für 2 mg/kg KG entschieden hatten, lesen Sie weiter bei 727, ansonsten hier.

Die beiden RA packen jetzt ihre Sachen zusammen und schließen den Koffer mit den Medikamenten. „Brauchst Du noch was von den Medis, bevor ich das alles wegpacke?", will einer der beiden wissen. Sie haben jetzt noch etwa 60 mg Ketanest in Ihrer Spritze. „Ketanest kann ich Dir unten noch geben", fügt er hinzu.
- „Nein, ich brauche jetzt nichts mehr" (474)
- „Ja, ich brauche noch was" (514)

722 Die Symptome des Patienten sind vollständig erklärbar durch die nachweisbare Menge an COHb. Auf eine wesentliche Zyanidvergiftung lässt sich daher nicht schließen – dann würde der Patient deutlichere Zeichen einer Gewebshypoxie zeigen.

Die Sauerstoffsättigung ist unter der Gabe via Maske auf 96 % angestiegen, der Husten ist jedoch wenig gebessert und ist mehrmals pro Minute laut zu hören. Sie sollten nun über weitere Therapiemaßnahmen entscheiden:
- inhalative Kortikosteroide (399)
- inhalative Betasympathomimethika (715)
- Flüssigkeitstherapie entsprechend der Parkland-Formel (611)
- Intubation zur Atemwegssicherung (730)
- keine weitere Therapie, die Transportplanung steht an (592)

723 „Nein, Schmerzmittel habe ich keine eingenommen." Zurück zur 318.

724 Weiter bei 632.

725 Sie werfen einen kurzen Blick auf die nächste Wanduhr – Mist, schon fast halb vier! So langsam lohnt sich das Hinlegen auch nicht mehr. Andererseits: Wenn jetzt nichts mehr kommt, dann könnte das drei Stunden Schlaf bedeuten.

Tom ist bereits verschwunden, und so schlurfen Sie ebenfalls in Ihr Zimmer und werfen sich zum wiederholten Male auf Ihr zerwühltes Bett. Leider haben Sie kein Glück, denn der Schlaf will sich nicht einstellen, Sie sind innerlich einfach zu unruhig. Aber selbst wenn, der Schlaf wäre auch nur von kurzer Dauer gewesen, denn schon bald klingelt der Piepser erneut, und Sie wuchten sich müde vom Schlaflager hoch und laufen blinzelnd im hellen Licht der Gänge zum Auto.

Mal sehen, was Sie diesmal erwartet. Sarkastisch denken Sie daran, dass Sie als LKW-Fahrer oder Pilot schon längst nicht mehr auf den Beinen sein dürften, sondern Ihre vorgeschriebenen Ruhezeiten einhalten müssten. Aber Sie sind nur ein Notarzt und dürfen 24 Stunden nonstop auf die Menschheit losgelassen werden …

„Notarzteinsatz70595/1.Jun/4:52/nefso/Brandeinsatz/Kein Name/Schubertstr. 42", meldet der Piepser unverdrossen.

Die Anfahrt gestaltet sich kurz, denn der Einsatzort liegt wenige Minuten Fahrzeit vom Rhein-Klinikum entfernt. Als das NEF rutschend um die letzte Kurve schlingert, erkennen Sie bereits die vom blinkenden Blaulicht der schon angekommenen Feuerwehrautos erhellte Einsatzstelle. Erfolglos spähen Sie den langsam heller werdenden Himmel nach Rauchwolken aus, bei der Anfahrt schleicht sich jedoch der Geruch von verbranntem Plastik in Ihre Nase – ein Fehlalarm scheint das nicht zu sein.

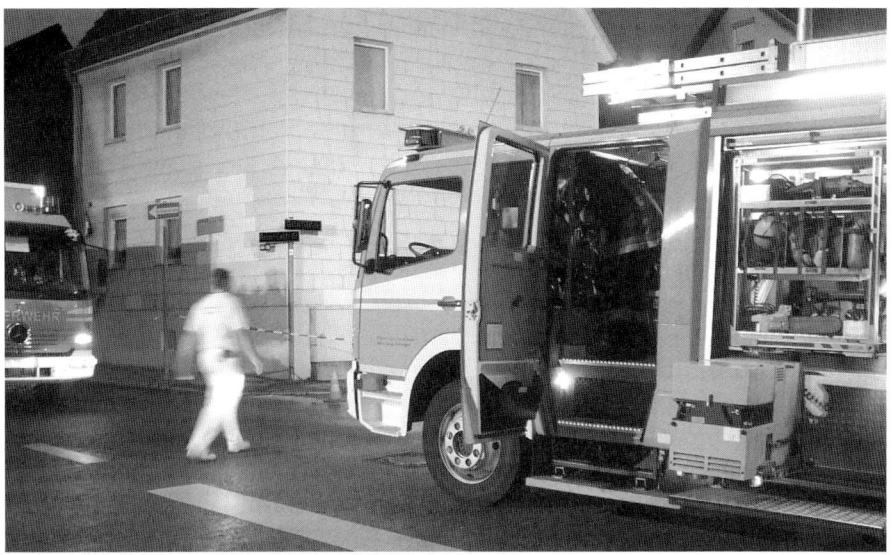
Abbildung 35: Die Feuerwehr ist bereits vollauf beschäftigt

Tom bringt den Wagen in einiger Entfernung zu den Einsatzfahrzeugen der Feuerwehr (Abbildung 35) zum Stehen und schwingt sich aus der Fahrertür: „Mal schauen, was da los ist!"
Sie treten ebenfalls auf die Straße und sofort verstärkt sich der leichte Brandgeruch zu einem intensiven Geschmack auf der Zunge. Die Besatzung der insgesamt drei Feuerwehreinsatzfahrzeuge ist bereits im vollem Einsatz: Schläuche werden von den Autos ausgehend in eine kleine Gasse zwischen den Häusern an der Straße gerollt, und ein kleiner Trupp Männer in schwerer Schutzkleidung verschwindet zwischen den Häusern. Tom geht zielstrebig auf einen der Männer zu, der einige Papiere und ein Funkgerät in der Hand hält, in das er abwechselnd hinein schreit und horcht. Als er Sie kommen sieht, hebt er grüßend die Hand und macht einige Schritte auf Sie zu, während er sich das Funkgerät ans Ohr presst.

„Schönen guten Morgen! Scheinbar brennt's da hinten in einem Haus in der zweiten Reihe. Die Hausbewohner haben uns verständigt, sind wohl vom Geruch wach geworden. Die stehen dahinten!" Sie folgen mit dem Blick dem ausgestreckten Arm und erkennen im Dämmerlicht zwei erwachsene Personen und drei oder vier Kinder, die in der Gasse zwischen den Häusern stehen und die Arbeit der Feuerwehr beobachten. Das betroffene Haus können Sie von hier aus noch nicht erkennen.

„Im Haus scheint keiner mehr zu sein, alle sind einigermaßen wohlauf, aber wir gehen jetzt rein und sehen nach!", beendet der Einsatzleiter der Feuerwehr seinen kurzen Lagebericht.

Gemeinsam mit Tom treten Sie zwischen den an der Straße gelegenen Häusern in die kleine Gasse, die zu dem in zweiter Reihe versetzt stehenden Haus führt und bereits mit dicken Schläuchen ausgelegt ist.

„Schau Du Dir die Leute an, ich winke die Jungs vom RTW ein!", meint Tom und verschwindet wieder Richtung Straße – eine vertraute Sirene kündigt von dort das Eintreffen weiterer Rettungskräfte an. Sie gehen auf die Personengruppe zu, die offensichtlich aus den Bewohnern des brennenden Hauses besteht. Die Fenster der umliegenden Häuser sind bis auf ein oder zwei Ausnahmen dunkel, aber Sie können im blinzelnden Blaulichtschein einige dunkle Silhouetten an den Fenstern erkennen, die als Zaungäste das Spektakel verfolgen.

Während Sie weitergehen, wird Ihre weitere Aufmerksamkeit zunächst von der Sicht auf den Brandherd abgelenkt, den Sie jetzt hinter einer Häuserecke erspähen können. Das kleine, zweistöckige Haus scheint im Inneren zu brennen, denn aus fast allen Fenstern quillt dicker schwarzer Rauch, der vereint in einer mächtigen Rauchsäule im Nachthimmel verschwindet. Flammen können Sie nicht erkennen, aber in diesem Moment zeigt ein ohrenbetäubender Knall gefolgt von klirrend berstendem Glas aus dem Inneren des Hauses an, dass vermutlich ein Feuer mit großer Hitze wütet.

Inzwischen sind Sie von den Opfern des Brandes als Notarzt identifiziert worden und hören, was in den letzten Minuten geschehen ist. Der Vater der Familie schildert hustend die Geschehnisse, während sich ein Junge und ein Mädchen im Grundschulalter mit großen Augen an ihn drücken. Seine Frau trägt schluchzend ein Kleinkind auf dem Arm und scheint von den Ereignissen geschockt zu sein.

Scheinbar muss im Keller des Hauses ein Feuer ausgebrochen sein. Bei einem frühmorgendlichen Toilettengang sei der Mutter der Brandgeruch aufgefallen. Zunächst hatte man angenommen, es würde in der Nachbarschaft vielleicht brennen. Als der Geruch jedoch immer stärker wurde, hatte der Vater auf dem Weg in das untere Stockwerk festgestellt, dass dort bereits dicker, beißender Qualm die Sicht vernebelte. Er rannte daraufhin sofort zurück in das Schlafgeschoss und führte gemeinsam mit seiner Frau die drei Kinder nach unten. Alle hatten sich Tücher vor den Mund gehalten, um sich so vor dem Rauch zu schützen. Soweit die Familie berichten kann, gab es keine Flammen im oberen oder unteren Stockwerk, der Boden im Erdgeschoss sei jedoch sehr warm gewesen, was auf ein Feuer im Keller hindeute. Der Mann kehrte anschließend nochmals in das Haus zurück, um den Brand zu bekämpfen, allerdings kam er nur wenige Meter die Kellertreppe hinab und musste dann aufgrund der starken Hitze und der Rauchentwicklung wieder ins Freie laufen. Weitere Personen seien nicht im Haus gewesen.

„Kommen Sie mit zum Rettungswagen – da werde ich Sie sicherheitshalber noch untersuchen." Die Familie folgt Ihnen auf die Straße hinaus, wo inzwischen der Rettungswagen angekommen ist und bereits einladend die Schiebetür zum Versorgungsraum geöffnet hat.

Sie haben es nun zum ersten Mal mit einer Gruppe von Verletzten zu tun. Wie sieht Ihre weitere Versorgungsstrategie aus?

- Versorgung des Vaters, der die größte Rauchexposition erlitten hat (604)
- Sie versorgen die Kinder, um initiale Rauchschäden bei Ihnen sofort zu erkennen (632)
- Sie versorgen die Mutter, da diese unter Schock steht (414)
- etwas anderes (706)

726 „Du drückst 30-mal und dann gebe ich zwei Beatmungen. Klar?"

Der RA nickt und beginnt mit den Kompressionen. Ist das korrekt oder hätten Sie die Reanimation mit zwei Beatmungen beginnen sollen?

- Die Reanimation ist korrekt mit der Thoraxkompression begonnen worden (624)
- Richtliniengetreu hätte die Reanimation mit zwei Beatmungen begonnen werden müssen (626)

727 Ihre Dosis ist viel zu hoch! Anders ist jedenfalls nicht zu erklären, dass der Patient zügig die Atmung einstellt und jetzt von Ihnen intubiert werden muss! Allgemeine Hektik bricht aus, aber die Sicherung der Atemwege gelingt Ihnen problemlos, da der Herr kaum noch Zähne im Mund hat. Schöner Nebeneffekt der Vollnarkose ist die Tatsache, dass Ihr Patient jetzt schmerzfrei ist. So laden Sie ihn dann auch in der chirurgischen Aufnahme des nächsten Krankenhauses ab. Dort schaut man Sie jedoch schief an – eine Intubation wäre wirklich nicht nötig gewesen! Sie verlieren 10 Kompetenzpunkte.

728 Trotz allem bleibt Ihnen der Blick auf die Epiglottis oder die Stimmbänder weiter verwehrt, und Sie versuchen panisch noch ein paar Mal, eine bessere Sicht zu bekommen.

„Die Sättigung ist nicht mehr messbar!", unterbricht Tom mit deutlich hörbarem Stress und Angst in der Stimme Ihre klonischen Aktivitäten. Sie lassen das Laryngoskop fallen und greifen eilig nach dem Ambu-Beutel. Sie beginnen, den Patienten mit Maskenbeatmung zu oxygenieren, während Sie fieberhaft nach Alternativen suchen. Wenn Sie diesen Absatz schon einmal lesen mussten, dann gehen Sie jetzt weiter zu 225, ansonsten lesen Sie hier weiter.

Wie wäre es mit einer Not-Koniotomie? Nein, nicht in Ihrem ersten Dienst! Weiter bei 44.

729 „Fordere noch einen RTW an, um die Kinder und die Mutter zu versorgen! Ich kümmere mich dann weiter um den Vater der Familie."

„Okay!", bestätigt Tom.

„Also, nein, wir gehen nicht ins Krankenhaus. Uns geht es doch gut, und wir können bei Nachbarn unterkommen", fügt die Mutter hinzu, die Ihr Gespräch mitbekommen hat, und legt die Arme um ihre Kinder. Wie wollen Sie weiter verfahren?

- Sie bestehen darauf und überzeugen die Mutter, dass es aus Sicherheitsgründen besser wäre, zumindest ambulant im Krankenhaus untersucht zu werden (671)
- Sie akzeptieren den Willen der wohl unverletzten Mutter, bitten sie aus dem Wagen und kümmern sich um ihren Ehemann (650)

730 Sie klären den Patienten darüber auf, dass aufgrund der Reizgaseinwirkung die Gefahr einer sekundären Atemwegsverlegung besteht. Er akzeptiert ungläubig, dass Sie ihn intubieren wollen und auch die beiden RA scheinen von der Idee nicht begeistert. Sie verwirklichen Ihren Plan nach der üblichen Vorbereitung letztendlich. Am Ende vom Lied ist der Patient diesmal problemlos intubiert – auch laryngeal haben Sie weitere Rußspuren sichten können. Es folgt ein unauffälliger Transport in das Rhein-Klinikum. Leider ist man auch dort von Ihrer Therapie absolut nicht begeistert. „Sie sind noch nicht so lange dabei, das ist mir klar. Allerdings sollten Sie trotzdem wissen, dass eine prophylaktische Intubation im Rahmen einer Rauchgasintoxikation generell nicht sinnvoll ist. Sie sollten dies nur tun, wenn der Patient tatsächlich schwer bewusstseinsgestört oder pulmonal instabil ist. Andere Gründe wären enorale Verbrennungen oder inspiratorischer Stridor", belehrt Sie der übernehmende Kollege wenigstens ohne auszuflippen. Er wird den Patienten jetzt aufwachen lassen und baldmöglichst extubieren. Sie verlieren leider 10 Kompetenzpunkte. Unglücklich kehren Sie zum Auto zurück.

731 Ein anderer Rhythmus kommt nicht in Frage, Sie verlieren 5 Kompetenzpunkte. Zurück zur 178.

732 Richtig. „Nein, lass mal. Solange der Patient einigermaßen vom Kreislauf her zu halten ist, sollten wir mit HAES vorsichtig sein. Es weiß zwar keiner so ganz genau, aber es wird befürchtet, dass die Gabe von HAES nur noch die Ödembildung verstärkt." Lesen Sie weiter bei 717.

733 Sie bringen den Patienten unter Analgesie in die chirurgische Aufnahme des nächsten Krankenhauses, wo die aufnehmende Kollegin bereits auf Sie wartet. Während der Übergabe beginnt eine Schwester bereits, bei dem Patienten ein EKG zu schreiben – das scheint ein Routine-Vorgang zu sein. Wenig später kommt sie mit dem Ausdruck eilig herbeigelaufen:

„Paula, kannst Du Dir das anschauen? Da stimmt was nicht!"

Ihre Kollegin studiert den EKG-Ausdruck und hält ihn Ihnen anschließend unter die Nase. „Das haben Sie wohl gar nicht gemerkt, was?!", will sie aggressiv wissen. Ihr ahnungsloses Gesicht ist Antwort genug und sie entfernt sich eiligen Schrittes, um die geeignete Therapie in die Wege zu leiten. Den Streifen hat sie mitgenommen und so können Sie sich nicht anschauen, was genau Sie denn da nicht bemerkt haben. Sie verlieren 10 Kompetenzpunkte und verdrücken sich ohne Weiteres.

734 Um das CO vom Hb zu verdrängen, müssen Sie korrekterweise ein Überangebot an Sauerstoff schaffen. Erschwert wird dies, weil das CO im Vergleich zu Sauerstoff eine deutlich erhöhte Affinität zum Hämoglobin besitzt. Wie möchten Sie dieses Überangebot an Sauerstoff in diesem Fall erreichen?
* Vorlage von 16 l Sauerstoff via Maske (780)
* Aufklärung, Intubation des Patienten, Beatmung mit 100 % O_2 (711)
* Aufklärung, Intubation des Patienten und Transport in ein Zentrum zur hyperbaren Sauerstofftherapie (HBOT) (667)

735 Nachdem es nicht gelingt, die Patientin freiwillig zum Mitkommen zu bewegen, lassen Sie sich über die Leitstelle des Rettungsdienstes mit dem zuständigen Amtsrichter verbinden. Es tutet eine Weile, bis am anderen Ende der Leitung eine verschlafene Stimme antwortet. Sie schildern ihm kurz die Problematik der widerwilligen Patientin und bitten ihn um Rat. „Also, wenn Sie die Indikation für eine stationäre Einweisung bzw. einen Transport aufgrund der Wunden an den Händen oder der möglichen Suizidalität gestellt haben, dann rufen Sie die Polizei dazu. Die darf dann – im Gegensatz zu Ihnen – den Transport zur Not auch mit Gewalt durchsetzen. Ich komme dann erst später ins Spiel, wenn eine längerfristige Unterbringung zur Diskussion steht. Schönen Abend noch." Klick. Er hat bereits aufgelegt. Sie verlieren 4 Kompetenzpunkte, da Sie offensichtlich mit der Rechtslage nicht vertraut sind und gehen zur 692.

736 Das spielt hier leider keine Rolle! Sie verlieren 5 Kompetenzpunkte. Zurück zur 347.

737 „Tollu … was?!", der RA schaut Sie verwirrt an. „Einen Moment … ",
er verschwindet kurz nach draußen, kommt aber nach kurzer Zeit mit einer
Ampulle Toluidinblau zurück und hält sie Ihnen stolz vor die Nase: „Hier,
aus dem Tox-Koffer des NEF!" Sie lesen auf der Ampulle: „10 ml enthalten
300 mg Toluidinchlorid."

Nach einem kurzen Blick in Ihr Schlaues Buch (die Dosis beträgt 2–
4 mg/kg Körpergewicht) applizieren Sie 250 mg und warten ab. Leider
erreichen Sie erstmal nichts, denn Toluidinblau ist indiziert bei einer
Methämoglobinämie – und leider besteht bei einer Zyanidvergiftung keine
Methämoglobinämie. Sie verlieren 5 Kompetenzpunkte. Zurück zu den
Optionen von 713.

738 Gerade rechtzeitig ist Ihnen eingefallen, dass Ketanest niemals ohne
Dormicum gegeben werden soll. Andernfalls kann es bei dem Patienten
durch Ketanest zu schweren Wahnvorstellungen und Albträumen kommen.
Sie bitten um 5 mg Dormicum und bekommen eine entsprechende Spritze
vom RA gereicht. Vorsichtig geben Sie insgesamt 2 mg Dormicum und
achten dabei darauf, dass Sie den Patienten nicht aus Versehen in eine
Vollnarkose befördern – denn das ist alles eine Frage der Dosis.

Gemeinsam mit Tom und den beiden RA bugsieren Sie den Patienten so
auf dem Tragetuch problemlos bis vor die Haustüre, wo bereits die Patien-
tentrage mit Vakuum-Matratze gerichtet ist. Wenige Augenblicke später
rastet die Trage im RTW ein.

• Wenn Sie bereits ein EKG geschrieben haben, geht es weiter bei 541.
• Wenn Sie noch kein EKG geschrieben haben, geht es weiter bei 733

739 Der aufnehmende Arzt in der St. Josephs-Klinik unterbricht Sie nach
wenigen Sätzen der Übergabe. „AV-Block Grad 3? Dann muss er auf eine
Intensivstation!"

Außer einem zögerlichen „Ähhhh", fällt Ihnen keine bessere Antwort ein,
und so dürfen Sie den Patienten gleich wieder einladen und in Richtung
einer anderen Klinik fahren. Sie verlieren 5 Kompetenzpunkte. Zurück zu
den Optionen von 541.

740 Im Tox-Koffer des NEF findet sich nach einigem Suchen tatsächlich
eine Ampulle mit einem Inhalt von 5 ml klarer Flüssigkeit. Laut Aufschrift
enthält Sie 250 mg 4-Dimethylaminophenol (4-DMAP). Sie erinnern sich
zufällig an die Dosierung von 3–4 mg/kg Körpergewicht und injizieren dem
Patienten daraufhin die komplette Menge.

Kurz darauf beginnt der Patient unruhig zu werden und sich an der Sauerstoffmaske zu ziehen: „Ich kriege keine Luft mehr!", jappst er zwischen ein
paar ziehenden Atemzügen. Er lässt sich nicht beruhigen, sondern beginnt,

mit wilden Bewegungen um sich zu greifen und nach Luft zu ringen. Im EKG erkennen Sie eine zunehmende Tachykardie mit Frequenzen bis 130/min. Hier stimmt irgendwas ganz und gar nicht! Ein Blick auf das Pulsoxymeter zeigt Ihnen eine Abnahme der Sauerstoffsättigung bis auf 85 %. Offensichtlich haben Sie mit Ihrer Therapie die Situation nur noch deutlich verschlimmert. Den Grund dafür erfahren Sie, als Sie den Patienten unter maximalem Stress und Dyspnoe in der Notaufnahme des Rhein-Klinikums abliefern: Bei 4-DMAP handelt es sich um einen Met-Hb-Bildner. Sie haben damit „gesundes" Hb in Met-Hb ungewandelt und so den Anteil des Hämoglobins reduziert, der am Sauerstofftransport teilnehmen kann – und der war ohnehin schon durch eine deutliche Fraktion CO-HB eingeschränkt. In der Notaufnahme wird das Antidot Toluidinblau gegeben, und Sie verlieren 10 Kompetenzpunkte.

741 Glücklicherweise erweist sich der RA als erfahrener Helfer, und so gelingt Ihnen innerhalb weniger Augenblicke die Intubation. Der Patient wehrt sich gegen den Tubus, sodass Sie die Narkose noch vertiefen. Sie schließen den Patienten an die Beatmungseinheit an und überlassen der Maschine die Ventilation. Wenn Sie weitere Maßnahmen von 300 durchführen wollen, dann kehren Sie dorthin zurück, wenn Sie keine weiteren Maßnahmen durchführen wollen, sondern den Patienten so weiter bis zur Ankunft betreuen, lesen Sie weiter bei 751.

742 Sie stellen vorsichtig eine Frequenz von 70/Minute und eine Stromstärke von 40 mA ein. Der RA stoppt die Herz-Druckmassage und Sie beginnen mit der Stimulation. Gespannt starren Sie auf den Bildschirm des LifePak. Tatsächlich! Sie erkennen in regelmäßiger Frequenz die Stimulationsausschläge und die jeweils nachfolgende ventrikuläre Antwort. Sie haben dem Patienten wieder eine ordentliche Herzfrequenz verschafft und können so die paar Minuten bis zur Übergabe im Rhein-Klinikum überbrücken. Sie regulieren die Stromstärke einmal nach und erhöhen auf 50 mA, da nicht jede Stimulation vom Ventrikel beantwortet wird, aber ansonsten ist hämodynamisch alles in bester Ordnung. Es besteht ein kräftiger Femoralispuls und der Blutdruck wird mit 100/60 mmHg gemessen. Weiter bei 751.

743 „Habt Ihr eine Ampulle Paspertin da?!"
Der Patient hatte über Übelkeit geklagt, und auch wenn Sie MO geben sollten, kann es zu Übelkeit kommen. Deshalb ist eine antiemetische Therapie oft ratsam, um sich spätere Probleme schon früh vom Hals zu schaffen. Der RA zieht eine Ampulle Paspertin auf und spritzt dem Patienten intravenös. Weiter geht's bei 200.

744 „Tom! Bring mir eine Halskrause mit!", rufen Sie in Richtung Auto und begeben sich hinter den Kopf des Verletzten. Wenige Sekunden später kniet Tom neben Ihnen und gemeinsam legen Sie die Halskrause an. Die HWS-Immobilisation ist enorm wichtig, um weitere Schäden vom Patienten abzuwenden. Sie haben zwar sehr früh daran gedacht, aber nicht früh genug. Die HWS-Immbobilisation wird laut den gängigen Algorithmen zur Polytraumauversorgung bereits direkt nach dem Check der Atemwege durchgeführt. Sie hätten erst die Halskrause anlegen müssen und dann erst auskultieren. Sie verlieren 4 Kompetenzpunkte. Weiter bei den Optionen von 235.

745 Aus der Spritze Urapidil, die Sie bekommen haben (50 mg in 10 ml), geben Sie langsam 10 mg intravenös (Abbildung 36).

Innerhalb der nächsten zwei Minuten begibt sich der Blutdruck des Patienten auf einen komfortablen Sinkflug, der sich nach erneuter Gabe von 10 mg i.v. bei Werten von 120/60 einpendelt. Gehen Sie zur 200 zurück für die weitere Therapie.

746 „Anaphi … was?!" Außer Ihnen scheint noch niemand von einem solchen Medikament gehört zu haben. Und auf dem RTW gibt's das schon dreimal nicht. Sie verlieren 5 Kompetenzpunkte. Zurück zur 296.

747 Sie schauen sich die Augen des Mannes an. Die Pupillen sind isokor, es gibt keine äußerlichen Verletzungszeichen, die Okulomotorik ist normal. Sie verlieren allerdings 4 Kompetenzpunkte, denn es gibt erstmal Wichtigeres! Zurück zur 650.

748 Sie bitten freundlich um Histidin und werden leider enttäuscht. Histidin zählt zwar zu den essenziellen Aminosäuren, eine antiallergische Wirkung konnte aber leider noch nicht nachgewiesen werden. Und im Koffer des RTW gibt es leider auch keine Präparate zur Nahrungsergänzung. Sie verlieren 5 Kompetenzpunkte. Zurück zur 296.

749 „Der Tubus liegt nicht korrekt!", alarmieren Sie die anderen. Zügig entblocken Sie den Tubus, reißen die Fixierung ab und ziehen ihn heraus. Sie reißen den Klettverschluss der Halskrause auf. „Halt noch mal den Kopf!", der angesprochene RA fasst eilig Kopf und Nacken des Patienten zur Stabilisation. Sie reklinieren den inzwischen blass-blauen Kopf des Patienten soweit, wie Sie es sich trauen, ohne die Halswirbelsäule zu gefährden und laryngoskopieren erneut. Weiter bei 371.

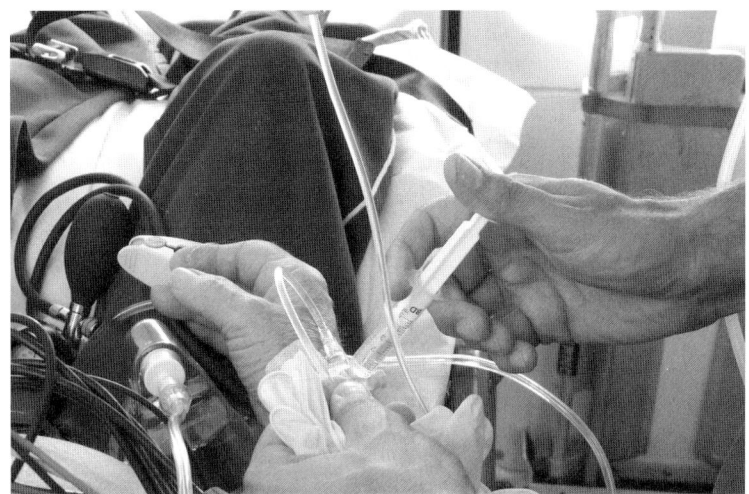
Abbildung 36: Sie spritzen und warten ab

750 „Hm …,“ Herr Maurer überlegt kurz und schüttelt den Kopf. „Nein, eine Verletzung hatte ich da nie.“ Zurück zur 318.

751 Haben Sie dem Patienten einen transthorakalen Schrittmacher (mittels LifePak) verpasst? Wenn nicht, dann verlieren Sie 10 Kompetenzpunkte. Ebenfalls sollten Sie eine Atemwegssicherung durchführen, da Sie bei einer so instabilen Kreislaufsituation nicht von erhaltenen Schutzreflexen ausgehen können. Und die Herz-Druckmassage versteht sich natürlich von selbst, bis Sie den transthorakalen Schrittmacher richtig angepasst haben. Weiter bei 767.

752 Nachdem Sie die Patientin in der chirurgischen Aufnahme abgegeben haben, gehen Sie in Gedanken zum NEF zurück. Zum zweiten Mal heute haben Sie neben Ihrer medizinischen Kompetenz Kenntnisse bezüglich der juristischen Sachlage unter Beweis stellen müssen. In der Tat kann es öfter vorkommen, dass Sie Patienten vorfinden, die sich nicht von Ihnen behandeln lassen oder nicht mit ihnen in ein Krankenhaus kommen wollen. Sie müssen dann zunächst entscheiden, ob der Patient derzeit rational entscheidungsfähig erscheint oder nicht, und ob eine Eigen- oder Fremdgefährdung besteht. Halten Sie den Patienten für rational und zurechnungsfähig, so steht es ihm frei, jede Therapie und den Transport auch gegen Ihre Empfehlung abzulehnen. Sie sollten den Patienten dann zur Ihrer Sicherheit auf alle möglichen Komplikationen der aktuelle Beschwerden aufklären. Möchte er auch nach Aufklärung keine Therapie, lassen Sie ihn eine entsprechende

Erklärung unterschreiben und unterlassen die weitere Behandlung. Sind Sie jedoch der Ansicht, dass der Patient nicht zurechnungsfähig erscheint, dann können Sie eine Therapie auch gegen den Willen des Patienten durchsetzen. Entsprechend der Gesetzgebung dürfen Sie als Notarzt den Patienten allerdings nicht gegen seinen Willen in ein Krankenhaus bringen, sondern allenfalls die Indikation dazu stellen. Dann wird ein behördliches Unterbringungsverfahren eingeleitet im Rahmen einer sog. Notbefugnis in der Akutsituation. Die Ausübung dieser Notbefugnis müssen Sie den Vertretern der entsprechenden Landesbehörde überlassen wird (hier: die Polizei). Dieses ermöglicht die kurzfristige Unterbringung von Patienten gegen ihren Willen in einer stationären Einrichtung etwa im Rahmen akuter Suizidalität, Rausch, Aggression etc. Für eine längerfristige Unterbringung muss dann ein gerichtliches Unterbringungsverfahren angestrengt werden. Dies führt das zuständige Vormundschaftsgericht durch und fordert dazu dann auch ein detailliertes ärztliches Zeugnis an (je nach Landesgesetzgebung von einem psychiatrisch erfahrenen Arzt). Zur Rechtfertigung des behördlichen Unterbringungsverfahrens sollten Sie die Indikation (hier: Suizidalität) dazu kurz schriftlich auf dem Notarztprotokoll vermerken. Weiter bei 76.

753 Hier wurden Sie mit „der" klassischen Notfallsituation konfrontiert: dem Herz-Kreislaufstillstand. Wie Sie dabei vorzugehen haben, wurde zuletzt im Jahr 2005 im Rahmen der Guidelines des ERC (European Resuscitation Counsil) publiziert. Die dort vorgeschlagene Vorgehensweise sollten Sie im Schlaf beherrschen. Entsprechendes finden Sie über diverse Suchmaschinen und Webseiten im Internet (z. B. www.erc.edu). Wesentliche Unterschiede zu den vorherigen Guidelines bestehen in einer Änderung des Verhältnisses von Beatmung zu Herzdruckmassage mit einer Verschiebung zu einem höheren Anteil von Thoraxkompressionen. Ursächlich ist die Erkenntnis, dass in der Vergangenheit die Thoraxkompression deutlich zu kurz gekommen ist (und letztendlich ist die Thoraxkompression *der* wesentliche Faktor, um eine Sauerstoffversorgung des Patienten aufrecht zu erhalten). In diesem Sinne sollen auch Unterbrechungen im Rahmen von Defibrillationen minimiert werden. Deshalb wird ein Schock bei entsprechender Indikation zur Defibrillation nur noch einmal abgegeben (früher dreimal) und die Thoraxkompression sofort wieder begonnen. Näheres finden Sie – wie gesagt – auf den einschlägigen Internetseiten oder in der entsprechenden Literatur.

Insgesamt hängt bei dieser Mission Ihr Erfolg davon ab, wie viele Kompetenzpunkte Sie während der Reanimation verlieren. Je mehr Fehler Ihnen unterlaufen, desto geringer ist die Chance, den Patienten mit einem vernünftigen neurologischen Outcome zu retten. Ich hoffe, Sie hatten Erfolg! Selbst wenn Sie fehlerfrei arbeiten, bedeutet das allerdings nicht, dass Ihr Patient ohne Residuen überlebt. In der Praxis erlangen nur 3–8 % aller Patienten nach Reanimation ein gutes neurologisches Outcome. Weiter bei 433.

754 „Haloperidol? Was willste denn damit?", will Tom wissen. Ein richtig guter Grund fällt Ihnen auch nicht ein, schließlich liegt hier kein psychiatrischer Notfall vor. Sie verabschieden sich von Ihrem Vorhaben und lesen weiter bei 474.

755 Sie entschließen sich, den Transport einzuleiten und eine Analgesie durchzuführen. Sie klären den Patienten über die weiteren Maßnahmen auf und erklären, dass Sie ihm jetzt ein Schmerzmittel spritzen werden.

Die Spritze enthält Ketanest S. Wie viel möchten Sie dem Patienten geben, um eine wirkungsvolle Analgesie durchzuführen. Entscheiden Sie sich für eine der folgenden Dosierungen (0,1 mg/kg KG, 0,2 mg/kg KG, 0,5 mg/kg KG, 1,0 mg/kg KG oder 2 mg/kg KG) und lesen Sie weiter bei 721.

756 Sie ziehen sich nach der Übergabe zurück und sind froh, dass Sie diesen stressigen Einsatz abgeschlossen haben.

Sie wurden im vorliegenden Fall mit mehreren Opfern eines Hausbrandes konfrontiert. Zunächst sollten Sie in einer solchen Situation „triagieren". Das heißt, Sie müssen alle Patienten sichten und entscheiden, welche Verletzungen und wie viele Opfer vorhanden sind. Hier haben Sie es mit einer begrenzten Zahl von Patienten zu tun, sodass diese Aufgabe nicht sehr anspruchsvoll ist. Sollten Sie allerdings in einen Massenanfall von Verletzten (MANV) geraten, dann müssen Sie die Patienten in Kategorien einordnen und priorisieren. Dazu ordnen Sie die Patienten in Sichtungskategorien (SK) ein:

SK 1: vitalbedroht, sofortige Behandlung.

SK 2: schwer verletzt, dringliche Behandlung

SK 3: leicht verletzt, spätere Behandlung

SK 4: hoffnungslos, betreuende Behandlung, wenn Kapazität

Anschließend erfolgt die Anforderung von weiteren Rettungsmitteln (RTW, NEF, RTH), um eine adäquate Versorgung aller Patienten zu gewährleisten.

Im vorliegenden Beispiel müssen Sie sich außer im Rahmen einer kurzen körperlichen Untersuchung nicht weiter um die Kinder und die Mutter der Familie kümmern, da diese nur ganz leichte Rauchgasintoxikationen aufweisen (SK 3). Auch eine stationäre Aufnahme muss nicht unbedingt sein. Wenn Sie sich sicher sein wollen, dann kann eine kurze klinische Überwachung eine spätere Verschlechterung der Lage vorbeugen. Den Familienvater sollten Sie eingehender untersuchen. Da keinerlei äußerliche Brandverletzungen relevant sind, sollten Sie sich auf die Untersuchung der Atemwege konzentrieren. Eine Basisuntersuchung besteht dabei aus einer genauen Auskultation und einer Inspektion des Gesichts- und Mundbereiches. Verbrannte Gesichtsbehaarung oder (enorale) Rußspuren können wertvolle Hinweise auf eine ernst zu nehmende Rauchgasexposition sein. Selbstverständlich sollten Sie mittels Pulsoxymetrie die Sauerstoffsättigung kontrollieren, auch wenn diese nicht immer verlässlich ist.

Die häufigsten Intoxikationen werden durch Zyanid (HCN) oder Kohlenmonoxid (CO) beobachtet, weitere gefährliche Gase sind Phosgen, Nitrosegase oder Chlor. Exemplarisch soll hier nur auf die beiden wichtigsten Rauchgase eingegangen werden (CO und HCN). Im Rahmen einer CO-Intoxikation bindet Kohlenmonoxid an Hämoglobin und verdrängt aufgrund seiner 200 bis 300fach höheren Affinität dort den Sauerstoff.

Bereits bei einer COHb-Konzentration von 2–5 % treten Beeinträchtigungen des zentralen Nervensystems in Form von Sehstörungen oder psychomotorischer Unruhe auf. Zwischen 10–20 % kommt es zu Kopfschmerzen, Müdigkeit, Übelkeit und einer ST-Veränderungen im EKG. Bei mehr als 20 % kommen Symptome wie Schwindel und Bewusstseinseinschränkung vor. Bei mehr als 30 % treten eine verlangsamte Atmung und Bewusstlosigkeit auf. Mehr als 60 % COHb im Blut verursacht Muskelkrämpfe, Koma sowie Atemstillstand und Tod. Die Therapie die CO-Intoxikation besteht in einem Überangebot von Sauerstoff, um das CO aus seiner Bindung am Hämoglobin zu verdrängen. Ab einem CO-Hb von 20 % kann eine Intubation mit anschließender hyperbarer Sauerstofftherapie (HBOT) angewandt werden, letztendlich entscheidend für die Indikation zur Intubation sollte allerdings die Ausprägung der Symptomatik sein.

Blausäuregas blockiert im Rahmen einer Intoxikation das Enzym Cytochrom C als zentrales Element der zellulären Atmungskette und führt so zu einer „inneren" Erstickung. Eine Therapie kann 4-Dimenthylaminophenol (DMAP) sein. Dieses führt zu einer Methämoglobinbildung, welches dann wiederum HCN bindet und dieses so aus der Atmungskette entfernt. Nachteilig ist jedoch, dass das gebildete Met-Hb selbst nicht mehr für den Sauerstofftransport zur Verfügung steht. Alternativ kann mit Hydroxycobalamin (Cyano-Kit) therapiert werden, welches mit HCN Komplexe bildet und dieses so unschädlich macht.

Im vorliegenden Beispiel des Familienvaters liegt eine relevante CO-Vergiftung vor, keine Vergiftung mit HCN (SK 2-3). Eine Intubation muss jedoch aufgrund der eher milden Symptomatik noch nicht erfolgen, eine Therapie mit Sauerstoff via Maske reicht aus. Ein Wort zur Intubation: Diese sollte auch beim Brandverletzten nicht aus Angst vor zu erwartenden Schleimhautödemen prophylaktisch erfolgen.

Im Falle des Patienten, der noch im Keller des brennenden Hauses aufgefunden wird, geht es grundsätzlich um die Versorgung der Brandwunden. Die Verbrennungsschwere schätzen Sie nach der sog. Neuner-Regel ein und kommen für den Patienten auf etwa 70 % verbrannte Körperoberfläche, was mit einer ausgesprochen schlechten Prognose einhergeht. Sie können schon fast von einer „SK 4" sprechen, gehen jedoch zunächst von „Sk 1" aus. Die Volumentherapie führen Sie entsprechend der Parkland-Formel durch, allerdings sollten Kreislaufparameter, ZVD und Urinausscheidung ebenfalls als Surrogatparameter in die Infusionstherapie (auf der Intensivstation) mit einbezogen werden.

Eine lokale Behandlung der Brandwunden sollte nicht erfolgen, denn eine Kühlung mit Wasser birgt besonders bei großen Wundflächen das fatale Risiko einer Hypothermie des Patienten. Ebenso sollte die Behandlung mit Salben unterbleiben – selbst wenn diese so verlockende Namen wie „Flammazine" aufweisen. Durch aufgetragene Salben werden die Brandwunden überdeckt und können von dem übernehmenden Team der Verbrennungsklinik nur eingeschränkt beurteilt werden.

Bezüglich des Transportes empfiehlt es sich, den Patienten zunächst vorübergehend zu stabilisieren, bevor Sie ihm den längeren Transport zumuten.

Nachdem der Einsatz abgeschlossen ist, verabschieden Sie sich müde von Tom und wanken in Richtung Ihres Dienstzimmers. Eine Mütze voll Schlaf wäre jetzt auch nicht verkehrt! Inzwischen ist es kurz nach 6 Uhr morgens und in zwei Stunden werden Sie bereits abgelöst. Die Vorstellung, bis dahin noch ein wenig Tiefschlaf zu genießen, hört sich äußerst verlockend an, und so fallen Sie fast komatös ins Bett und dämmern langsam weg. Lesen Sie weiter bei 757.

757 „Oh Mann, schon wieder!", fährt es Ihnen durch den Kopf, als sich der Piepser bereits nach gefühlten zwei Minuten Schlaf erneut meldet. So wird das nichts mit Erholung! Das grelle Licht der Nachttischlampe blendet Sie einen Augenblick und mit zusammen gekniffenen Augen tasten Sie nach Ihren Sicherheitsstiefeln. Ein Blick auf die Uhr zeigt Ihnen, dass Sie tatsächlich nur ein paar Minuten geschlafen haben, denn es ist kurz nach halb sieben.

Glücklicherweise müssen Sie die Schnürsenkel nicht kompliziert binden, sondern nur einen Reißverschluss zuziehen! Völlig k.o. bemühen Sie sich eiligen Schrittes zur Fahrzeughalle. Die Gänge des Klinikums füllen sich bereits wieder mit der Frühschicht des neuen Tages, und eine Putzfrau zwitschert Ihnen ein freundliches „Guten Morgen!" hinterher, als Sie sich an ihrem Putzwagen vorbeischieben.

Tom hat das NEF bereits gestartet und steht am Hallenausgang – Sie schwingen sich auf den Beifahrersitz und ab geht die Post.

Seufzend greifen Sie zum Gürtel und lesen:

„Notarzteinsatz70652/1.Jun/6:34/nefso/Rerser/Treppenhaus/Hirschberger Allee."

„Ein RTW ist vor Ort. Da ist wohl jemand im Treppenhaus gestürzt und ist jetzt ohne Analgesie nicht transportfähig." Tom hat offensichtlich schon über Funk einige Infos eingeholt, als er am Auto auf Sie wartet. „Hm, toll", murmeln Sie in sich hinein. Das hört sich zwar nicht sehr interessant an, aber auch solche Einsätze gehören zum Alltag!

Ein paar Minuten später erreichen Sie den Einsatzort – ein übliches Treppenhaus in einem einfachen Mehrfamilienhaus. Der RTW steht mit blinkenden Lichtern auf der Straße, während die Kollegen oben bereits in vollem Einsatz sind. Im Treppenhaus finden Sie Herrn Rerser, einen scheinbar noch ganz rüstigen Rentner, der über ein paar Stufen gefallen ist und jetzt über stärkste Hüftschmerzen linksseitig klagt. Er liegt oberhalb einer kleinen Treppe auf der linken Seite und scheint sich möglichst wenig zu bewegen. Der Patient ist bereits von den beiden RA mit Pulsoxymeter, Sauerstoff und i.v.-Zugang versorgt worden. Sie beugen sich zum Patienten herunter und erkennen auf dem Display des Pulsoxymeters eine Sauerstoffsättigung von 99 % und eine Herzfrequenz von 62.

Außer den beiden RA empfängt Sie ein Mitarbeiter eines örtlichen Hausnotdienstes, der wohl ebenfalls verständigt wurde. Aufgeregt berichtet er, dass er von den Nachbarn informiert wurde, als Herr Rerser gestürzt ist, da er den alten Mann wohl schon länger kenne und ambulant betreut. Er war es auch dann, der den Rettungsdienst verständigt hat.

Sie bedanken sich bei dem aufgeregt umher hüpfenden jungen Mann und versuchen ihm durch ein beruhigendes Nicken das Gefühl zu geben, dass er alles richtig gemacht habe.

„Herr Rerser ist ein 81 Jahre alter Patient, der mobil in seiner Wohnung hier im Haus lebt und vor etwa einer halben Stunde beim Holen der Tageszeitung gestürzt ist", hören Sie von einem der beiden RA. „Er konnte danach nicht wieder aufstehen und hat durch Rufen die Nachbarn auf sich aufmerksam gemacht."

„Er ist völlig stabil", fährt der RA mit einem Blick in sein Protokoll fort. „Der Blutdruck liegt bei 110/60, der BZ ist bei 197. Wir hätten ihn gerne ohne Euch transportiert, aber der Patient klagt über starke Schmerzen in der linken Hüfte. Da könnte was gebrochen sein, und so kriegen wir ihn nicht runter ins Auto. An Vorerkrankungen ist nur eine arterielle Hypertonie bekannt."

Er reicht Ihnen einen alten Arztbrief von 2006 aus dem NeoVitae-Krankenhaus. Der alte Herr hat inzwischen mitbekommen, dass weitere Personen angekommen sind. „Guten Tag, ich bin der Notarzt", stellen Sie sich vor und gehen in die Hocke. „Sehr erfreut!", lautet die zittrige Antwort unter der Sauerstoffmaske. „Wie geht's im Moment?!", wollen Sie erstmal wissen. „Ach, ich bin soweit zufrieden", entgegnet Ihr Patient, aber Sie haben den Eindruck, dass der alte Herr die Gesamtsituation nicht vollständig überblickt. „Herr Rerser, wissen Sie denn, wo Sie hier sind?!", fragen Sie weiter.

Ihr Patient zögert einen Moment und vermutet dann: „In der Turnhalle!?" Offensichtlich ist Ihr Patient derzeit nicht ganz orientiert.

„Hier, wir haben schon alles gerichtet!", der RA hält eine Spritze in der Hand, auf der Sie die Beschriftung „Ketanest" lesen können.

Was möchten Sie tun? Bitte wählen Sie höchstens drei Optionen – mehr Zeit sollten Sie nicht aufwenden, um die Diagnostik abzuschließen. Wenn Sie drei Absätze gelesen haben, geht es weiter bei 755 mit Therapie und Transport.

- Sie versuchen, eine Anamnese durchzuführen (458)
- Sie lesen den Arztbrief (469)
- Sie versuchen, den Hausarzt zu erreichen (136)
- Sie erheben den GCS (126)
- Sie führen einen Body-Check und eine Untersuchung der Fraktur durch (714)
- Sie führen eines Auskultation der Lunge durch (510)
- Sie führen eine Auskultation des Herzens durch (494)
- Sie überprüfen den Blutzucker (181)
- Sie messen die Körpertemperatur (214)
- Sie prüfen einen Meningismus (311)

758 Sie geben keine Ruhe, bis Sie sicher sind, dass der Tubus richtig platziert ist. Deshalb schicken Sie Tom zum NEF, um das Kapnometer zu holen, das standardmäßig auf jedem NEF vorhanden sein muss. Wenige Augenblicke später schließen Sie das Kapnometer an die Beatmung an. Wählen Sie, wie es weitergeht anhand des Punktwertes, den Sie vor der Intubation errechnet hatten.

- Bei einem Wert von –10 bis –3 lesen Sie weiter bei (370)
- Bei einem Wert von –2 oder größer lesen Sie weiter bei (361)

759 Der Kollege wirkt erleichtert. „Alles klar. Vielen Dank, dann kann ich ihn ja jetzt entlassen!" Er schnappt sich seinen Papierstreifen und verschwindet in einem Behandlungszimmer. Sie verharren noch einen Moment und gehen dann langsam zum Auto zurück. Da Sie sich aber doch nicht so ganz sicher sind, schlagen Sie in Ihrem Schlauen Buch nach und erfahren dort, dass ein Bigeminus zwar in der Regel harmlos ist, zugrunde liegende Herzerkrankungen sollten aber zumindest mit nicht-invasiven Maßnahmen ausgeschlossen werden. Sie verlieren 4 Kompetenzpunkte. Weiter bei 382.

760 Sie nehmen den Zettel und bewegen sich zum Telefon auf einer kleinen Kommode im Flur. Nachdem Sie die Nummer des Sohnes gewählt haben, merken Sie, dass Sie von Tom und den beiden anwesenden Rettungssanitäter belustigt angesehen werden. Scheinbar meinen die drei, dass es im Moment vielleicht doch Wichtigeres gibt, als den Sohn anzurufen – und damit haben sie wirklich Recht! Sie verlieren 5 Kompetenzpunkte. Tom meint: „Komm gib das her, ich kann mich da später noch drum kümmern." Zurück zu 209.

761 Der Patient ist inzwischen dank Ihrer Therapie weitgehend schmerzfrei und fühlt sich aufgrund seines Dickschädels auch wieder wohl, was allerdings von dem Rest seiner Familie nicht geteilt wird.

Entsprechend löst Herr Maurer die EKG-Kabel und steht erleichtert auf, als Sie sagen, dass er doch bitte heute oder morgen zum Hausarzt gehen soll. Seine Familie ist regelrecht schockiert, denn sie machen sich immer noch große Sorgen. Während Herr Maurer inzwischen in eine heftige Diskussion mit seinem Sohn verwickelt ist und dann beleidigt nach draußen in den Garten stapft, überlegen Sie noch, ob Sie ihn nicht doch mitnehmen sollten.

Die Entscheidung wird Ihnen allerdings schnell abgenommen, denn ein spitzer Schrei von Herr Maurers Schwiegertochter lässt Sie erst zu ihr und dann in den Garten schauen, wo Herr Maurer auf der Wiese liegt. „Oh-Oh", denken Sie.

Sie stürzen gemeinsam nach draußen und finden Herr Maurer bewusstlos im Kammerflimmern. Leider ist die anschließende Reanimation erfolglos – Herr Maurer verstirbt.

„Das wird Ihnen noch leid tun!", bellt Ihnen sein Sohn hinterher, und tatsächlich haben Sie einige Tage später Post von der Staatsanwaltschaft. Sie verlieren 50 Kompetenzpunkte.

762 „He, Tom, wirfst Du mir einen Totenschein rüber?"

Tom runzelt die Stirn und blättert mit den Fingern durch den Formularkatalog in seiner Kladde. „Also, einen Totenschein hab' ich nicht dabei. Habe auch noch nie einen gebraucht im Rettungsdienst!"

Sie sind verwirrt – müssen Sie denn keinen ausfüllen? Offensichtlich nicht. Sie verlieren 3 Kompetenzpunkte und gehen zurück zu den Optionen von 388.

763 Von der von Ihnen notierten Ziffer ziehen sie ab:
- 1 Punkt, wenn Sie bereits mehr als 50 Intubationen durchgeführt haben oder
- 2 Punkte, wenn Sie bereits mehr als 200 Intubationen durchgeführt haben.
- 3 Punkte, wenn Sie die Halskrause des Patienten abgenommen haben und der RA den Kopf mit den Händen fixiert hält.
- 4 Punkte, wenn Sie entweder Rocuronium oder Succinylcholin in einer Dosis von 1 mg pro kg Körpergewicht gegeben haben.
- 1 Punkt, wenn Sie den Kopf des Patienten in die Jackson-Position gebracht haben.

Sie sollten jetzt einen Wert zwischen –10 und +9 erhalten haben. Bitte notieren Sie diesen Wert, Sie werden ihn später noch brauchen!

- Sie haben eine Zahl zwischen –10 und –6 (299)
- Sie haben eine Zahl zwischen –5 und –2 (291)
- Sie haben eine Zahl zwischen –1 und +1 (130)
- Sie haben eine Zahl größer gleich +2 (111)

764 Lange Rede, kurzer Sinn. Sie geben noch einige Medikamente, dann fahren Sie ins nächste Krankenhaus. Der aufnehmende Kollege schaut während der Übergabe beiläufig auf Ihren EKG-Streifen und zuckt zusammen.

„Mensch, der hat einen akuten Hinterwandinfarkt mit Hebungen in II, III und AVF!!", ruft er laut aus. „Haben Sie das nicht gesehen, Mann?!"

Sie stottern herum, aber der Kollege ist schon auf und davon und organisiert die Notfall-Verlegung in ein Krankenhaus mit Herzkatheter – denn das braucht der Patient jetzt schnell!

Letztendlich wird ihr Patient bereits während der weiteren Verlegung aufgrund eines Kammerflimmerns reanimationspflichtig, kann aber unter Reanimation erfolgreich rekanalisiert werden und überlebt das ganz nur knapp – was er allerdings nicht Ihnen zu verdanken hat. Sie verlieren 35 Kompetenzpunkte.

765 Sie glauben an eine AV-Reentry-Bradykardie, die derzeit keine weitere Therapie erfordert, schließlich ist der Patient dabei noch mit einem akzeptablen Blutdruck unterwegs. Sie kümmern sich als Nächstes um die Fraktur. Lesen Sie weiter bei 733.

766 Sie verzichten vorerst auf eine Therapie, da der Patient soweit kreislaufstabil ist und neurologisch keine wesentlichen Defizite aufweist. Sie kümmern sich jetzt in erster Linie um die Frakturversorgung und lesen weiter bei 733.

767 Bei diesem Einsatz wurden Ihre Fähigkeiten bezüglich EKG-Auswertung und Rhythmustherapie erneut auf die Probe gestellt. Der Patient zeigte in der letzten Zeit rezidivierende Stürze, da er immer wieder einen AV-Block Grad III entwickelt.

Sie werden zunächst hinzugerufen, um eine Analgosedierung durchzuführen. Tückisch ist dabei, dass noch kein EKG angeschlossen ist und die beiden RA die Bradykardie entweder nicht bemerkten, oder diese nur intermittierend zu sehen ist. Das Pulsoxymeter zeigt Ihnen zwar zu Beginn des Einsatzes eine normofrequente Herzfrequenz an, allerdings kann hier auch ein Messfehler unterstellt werden. Nur wenn Sie sich bewusst sind, dass Sie bei unklarer Synkope eine Überprüfung der Kreislaufparameter machen müssen, entdecken Sie den AV-Block und können ihn entsprechend therapieren. Dies können Sie zunächst medikamentös mit Atropin oder Orciprenalin tun. Erwartungsgemäß kommt es jedoch dabei zu keiner wesentlichen Besserung – diese Pharmaka wirken beim kompletten AV-Block oftmals nicht. Da der Patient zu diesem Zeitpunkt noch soweit grenzwertig kreislaufstabil ist, müssen Sie erst wieder intervenieren, wenn sich die Situation auf dem Transport nochmals deutlich verschlechtert.

Die Einstellung des Schrittmachers erfolgt mit einer Frequenz von 70–100/Minute und einer Stromstärke von ca. 40–70 mA, muss jedoch individuell an den Patienten angepasst werden. Adipöse Patienten benötigen dabei eine höhere Stromstärke als schlanke Patienten. Bei dem alten Herren sollten Sie niedrig starten und ggf. erhöhen, bis auf jede Schrittmacheraktion eine Herzaktion folgt, um eine zu hohe Stromstärke und damit verbundene myokardiale Schäden zu vermeiden.

Des Weiteren müssen Sie in diesem Einsatz nachweisen, dass Sie Ketanest S (und Dormicum) einsetzen können. Laut Packungsbeilage benötigen Sie 0,5 mg/kg KG Ketanest für eine Analgesie, in der Praxis reicht das jedoch oft nicht aus. Sie müssen sich bis zur Schmerzfreiheit des Patienten langsam vorarbeiten. Der Patient braucht dazu auf jeden Fall 2–3 mg Dormicum, um ein wahnhaftes Erleben der Situation zu verhindern.

Diskussionswürdig ist im vorliegenden Fall noch die Anlage einer Halskrause. Einerseits wissen Sie nicht genau, ob im Rahmen des Sturzes möglicherweise ein zervikales Trauma vorliegt, andererseits empfiehlt sich die Anlage einer Halskrause bei bewusstlosen/analgosedierten Patienten, um unkontrollierte Kopfbewegungen zu vermeiden. Aus technischen Gründen wurde jedoch auf die Halskrause im Einsatz verzichtet. Weiter bei 804.

768 Sie sehen eine harmlose Sinusbradykardie, die keine Therapie erfordert, da der Patient soweit blutdruckstabil ist. Weiter bei 733.

769 Sie sind der Ansicht, dass es am besten ist, wenn Sie den Patienten in das NeoVitae-Krankenhaus fahren, schließlich ist er dort bereits bekannt. Allerdings werden Sie bei Aufnahme gleich wieder weggeschickt in Richtung Rhein-Klinikum, denn ein AV-Block 3. Grades stellt eine intensivpflichtige Schrittmacher-Indikation dar – und das geht leider im NeoVitae-Krankenhaus nicht, denn es gibt dort keine Kardiologen. Sie verlieren 5 Kompetenzpunkte und lesen weiter bei 300.

770 „Die Dame hat keine Schutzreflexe, die müssen wir intubieren", geben Sie an Ihre Kollegen weiter und beugen sich zur weiteren Untersuchung wieder über die Dame. Tom und die beiden Rettungsassistenten sind zwar nicht der Ansicht, dass das der richtige Weg ist, aber es wird die Intubation gerichtet und von Ihnen unter Assistenz der anderen problemlos durchgeführt. Die Dame braucht allerdings einiges an Narkose, um überhaupt zu schlafen.

Nachdem die Intubation vollbracht ist, meldet der RA: „Der Blutzucker ist bei 33 mg/dl." Er hat offensichtlich in der Zeit den BZ gemessen. Ist das ein Normalwert? Egal, für eine Blutzuckertherapie ist es jetzt ohnehin zu spät!

Sie bringen die alte Dame in den Schockraum des Rhein-Klinikums, nachdem sie von Ihnen als „unklare Bewusstlosigkeit, intubiert, beatmet" dort angemeldet wurde. Der dortige Oberarzt unterbricht Sie schon nach wenigen Sätzen der Übergabe: „Sagen Sie, die Dame hat doch bloß einen Unterzucker! Was haben Sie sich gedacht? Das ist wirklich eine üble Versorgung, was Sie hier abliefern!!"

Sie verlieren 25 Kompetenzpunkte und schleichen bedröppelt zum Auto zurück. Schweigend fahren Sie zurück in die Klinik.

771 Da sind Sie wohl zu übereifrig, denn während Sie schon nach den Paddels greifen, fällt es Ihnen auch wieder ein: Bei einer Asystolie wird nicht kardiovertiert, denn es ist kein Erfolg zu erwarten! Sie verlieren 3 Kompetenzpunkte. Zurück zur 127.

772 „TNI?", fragt der Kollege zweifelnd. „Das habe ich nicht gemessen. Muss das wirklich sein?"
Tatsächlich sind Sie sich auch nicht sicher, sondern haben nur geraten.
„Du, ich rufe sicherheitshalber den OA an, danke trotzdem!", fügt Ihr Kollege hinzu und verschwindet wieder in einem der Behandlungszimmer. Tatsächlich war Ihr Ratschlag falsch – eine TNI-Bestimmung ist nicht nötig. Sie verlieren 5 Kompetenzpunkte und lesen weiter bei 382.

773 Sie sehen sich den Hals der Patientin und insbesondere die Jugularvenen an. Sie erkennen die Vena jugularis externa beidseits deutlich als gut mit Blut gefülltes Gefäß unter Haut. Da könnten Sie vermutlich problemlos eine dicke Kanüle platzieren! Zurück zur 220.

774 „Tom, wir müssen den Patienten jetzt unbedingt kühlen und die Hypothermie einleiten!"
Er fährt mit dem Kopf herum und starrt Sie völlig verwirrt an.
„Hä?? *Was* willst Du machen?" Auf Ihr ungläubiges Gesicht hin fährt er fort: „Gerade bei Traumapatienten verschlechtert sich die Prognose enorm, wenn sie auskühlen. Das solltest Du doch wissen!"
Etwas beschämt nuscheln Sie eine Entschuldigung und gehen zurück zu den Optionen von 285. Sie verlieren 7 Kompetenzpunkte.

775 Lesen Sie weiter bei 590.

776 Für einen Moment denken Sie daran, den Patienten jetzt sofort zu intubieren, da die Maskenbeatmung nicht funktioniert. Aber ein schneller Blick zu den anderen Ihres Teams zeigt, dass dafür noch nichts gerichtet ist. Tom greift eilig ein paar Dinge aus dem Koffer, während der andere RA mit dem LifePak beschäftigt ist. Sie verlieren einen Kompetenzpunkt und müssen erstmal noch ohne Tubus auskommen. Zurück zur 624.

777 Sie lassen sich Amiodaron aufziehen. Wie viel davon wollen Sie im weiteren Verlauf der Reanimation geben?
- 300 mg, ggf. bei anhaltendem Kammerflimmern (KF) weitere 150 mg
- 150 mg, ggf. bei anhaltendem KF weitere 300 mg
- 300 mg, ggf. bei anhaltendem KF weitere 300 mg
- 150 mg, ggf. bei anhaltendem KF weitere 150 mg

Wählen Sie eine Option und lesen Sie weiter bei 682.

778 Die korrekte Dosis lautet 2 mg, Sie können sogar 4 mg geben. Wenn Sie das nicht wussten, verlieren Sie 5 Kompetenzpunkte. Für die weitere Therapie geht es zurück zur 296.

779 Sie können beidseits einen kräftigen Puls der Arteria temporalis tasten. Leider verlieren Sie 4 Kompetenzpunkte, denn diese Untersuchung ist hier völlig sinnlos. Zurück zur 550.

780 Sie überprüfen, ob über die aufgesetzte Maske tatsächlich ein Fluss von 16 l Sauerstoff pro Minute läuft und sind erstmal zufrieden. Sie erwarten, dass dieses Sauerstoffangebot ausreichen wird, um die CO-Intoxikation zu behandeln. Kehren Sie zurück zur 643 und wählen Sie ggf. weitere therapeutische Optionen.

781 Weiter bei 21.

782 „Los, drück weiter!", weisen Sie den RA an, der zunächst gezögert hatte, da er bemerkt hat, dass Ihnen die Beatmung nicht gelungen ist. Während der nächsten 30 Kompressionen setzen Sie die Maske neu am Patientengesicht an und konzentrieren sich drauf, die Beatmung das nächste Mal besser hinzukriegen. Im Geiste rekonstruieren Sie, dass zwischen dem Absetzen des Notrufs und Ihrer Ankunft am Ort des Geschehens etwa zehn Minuten vergangen sein müssen.

Um was möchten Sie sich als Erstes kümmern?

- Die Intubation soll gerichtet werden (574)
- Das Extremitäten-EKG soll abgeleitet werden (656)
- Es soll ein i.v.-Zugang gelegt werden (587)
- Die sofortige Defibrillation (548)

783 Einige Sekunden zögern Sie, aber dann sind Sie sich sicher: „Wir haben einen Spontankreislauf!", rufen Sie erleichtert. Wenige Sekunden später hat einer der RA bereits eine Blutdruckmessung durchgeführt. „80/40!", Sie atmen das erste Mal seit 20 Minuten erleichtert tief durch. Ihre Bemühungen haben sich scheinbar gelohnt. Ein Blick in die Augen des Patienten zeigt Ihnen die enger erscheinenden Pupillen. Trotzdem – der Patient ist weiterhin in einem kritischen Zustand!

Tom übernimmt die Logistik, während Sie mit den beiden RA den Transport des Patienten in den RTW durchführen. Er erweist sich jetzt als einigermaßen stabil, benötigt jedoch immer wieder kleine Dosen Adrenalin, um den Blutdruck zu halten. Die Beatmung scheint weiterhin problemlos zu funktionieren, und der Transport in den Schockraum des Rhein-Klinikums gestaltet sich erfolgreich. Mit nicht ganz zu verbergendem Stolz in der Stimme übergeben Sie den Patienten an den zuständigen Oberarzt mit folgenden Werten: Blutdruck 110/50, Herzfrequenz 110/Minute arrhythmisch, 97 % Sauerstoffsättigung auf dem Pulsoxymeter. Für Sie geht es dann auch gleich weiter, allerdings erkundigen Sie sich im Verlauf nach dem Patienten, der zügig auf die internistische Intensivstation gelegt wird. Das neurologische Outcome ist überraschend gut: Bereits am nächsten Tag zeigt der Patient eine erste Aufwachreaktion, ein Schädel-CT zeigt keinen hypoxischen Hirnschaden und nach insgesamt sechs Tagen auf der Intensivstation kann der Patient in einem orientierten neurologischen Status auf eine Normalstation verlegt werden. Sie haben tatsächlich gute Arbeit geleistet! Weiter bei 753.

784 „Die Schmerzen hatte ich letzte Woche schon ein paar Mal. Heute Morgen waren sie dann aber doch schlimmer als je zuvor." Zurück zur 318.

785 Den Cuff prüft man normalerweise *vor* der Intubation, und es besteht kein Hinweis darauf, dass er undicht sein könnte! Sie verlieren 5 Kompetenzpunkte. Zurück zur 63.

786 Ihr Patient hat eine Menge Blut verloren, was sich in einer Hypotonie mit Bedarfstachykardie äußert. Sie möchten die Tachykardie medikamentös behandeln und spritzen nach kurzem Überlegen einen Betablocker. Sie aggravieren dadurch allerdings nur die hypovolämische Schocksituation, indem Sie den kardialen Kompensationsmechanismus außer Gefecht setzen.

Der Blutdruck des Patienten ist kaum mehr messbar und lässt sich nur durch eine Bolusgabe von 2 Ampullen Akrinor gerade so auffangen. Sie verlieren 10 Kompetenzpunkte und kehren zur 179 zurück.

787 ASS i.v. – ein Standardmedikament bei einem akuten Koronarsyndrom zur Hemmung der Thrombozytenfunktion, das ist Ihnen sofort klar! Wie viel geben Sie?!
- 50 mg (261)
- 100 mg (206)
- 200 mg (137)
- 500 mg (262)

788 Eine kurze Untersuchung der Schulter zeigt Ihnen keine Verletzungszeichen oder eine Bewegungsabhängigkeit der Schmerzen. Weiter bei 304.

789 Kümmern Sie sich erstmal um die Sicherung der Vitalfunktionen! Sie verlieren 5 Kompetenzpunkte und gehen zurück zu den Optionen von 45.

790 „Hm", er überlegt kurz. „Im Moment eher bei 4, aber vorhin im Garten sogar bis 8, würde ich sagen." Zurück zur 318.

791 „Herr Maurer, warum nehmen Sie denn das Aspirin?!"
Herr Maurer schaut Sie verständnislos an. Erst als Sie den Namen „Herz-ASS" fallen lassen, klart sich seine Miene auf und er antwortet:
„Ah, da hat der Doktor gesagt, das soll ich fürs Herz nehmen!" Auf Ihren fragenden Blick fährt er fort: „Letztes Jahr war ich mal da, als ich mich nicht wohl gefühlt habe. Da hat er so ein EKG gemacht, und ich musste auf dem Fahrrad treten. Aber es war alles in Ordnung!", beteuert Herr Maurer. Ob das so stimmt?! Jedenfalls wissen Sie jetzt, dass Herr Maurer möglicherweise kardial schon vorbelastet ist. Zurück zur 154.

792 Sie tasten vorsichtig auf der Suche nach Frakturen, während die Eltern und Ihre Kollegen Sie verwundert anschauen – denn schließlich gibt es vielleicht im Moment erstmal Wichtigeres?! Zum Beispiel die Vitalfunktionen sicherstellen? Sie verlieren 3 Kompetenzpunkte. Zurück zur 431.

793 Schlaumeier! Den gibt es gar nicht. Sie verlieren 5 Kompetenzpunkte und gehen zurück zur 534.

794 „Marcumar?!", Tom schaut Sie verwundert an. „Das gibt's wirklich nicht auf unseren Autos. Und ich bin mir auch nicht sicher, ob das jetzt überhaupt Sinn macht."

Offensichtlich ist er mit Ihrem Vorhaben überhaupt nicht einverstanden. Sie werfen einen Blick in Ihr Schlaues Buch und erfahren, dass in der akuten Behandlung einer myokardialen Ischämie tatsächlich überhaupt kein Platz für Marcumar ist. Sie verlieren 5 Kompetenzpunkte und gehen zurück zur 200.

795 Sie glauben an eine Pankreatitis und führen eine abdominelle Untersuchung durch, die jedoch keinerlei pathologischen Befunde erbringt. Eine Pankreatitis ist dadurch äußerst unwahrscheinlich. Sie verlieren 5 Kompetenzpunkte. Zurück zur 304.

796 In der jetzigen Situation macht eine weitere medikanentöse Therapie aus dem Koffer keinen Sinn. Sie verlieren 5 Kompetenzpunkte. Weiter bei 802.

797 Sie haben ziemlich unorthodoxe Ideen! Die Fingerkuppen sind unauffällig, aber Sie verlieren 3 Kompetenzpunkte. Zurück zur 431.

798 Sie haben Pech, denn Sie haben soeben 5 Kompetenzpunke verloren. Die wahrscheinlichste Diagnose ist unter den genannten aufgeführt. Zurück zur 304.

799 Sie glauben an eine Bradykardie als Ursache der Beschwerden und untersuchen den Patienten entsprechend. Leider passt das Beschwerdebild nicht, und ein schneller Griff an den Radialispuls des Patienten ergibt allenfalls eine Tachykardie. Sie verlieren 5 Kompetenzpunkte und kehren zur 304 zurück.

800 Einen solchen Test gibt es leider im Rettungsdienst nicht. Sie verlieren 5 Kompetenzpunkte und kehren zur 159 zurück.

801 Hm, so richtig sicher sind Sie sich nicht, also schauen Sie noch schnell auf eine EKG-Karte … ein Rechtsschenkelblock sieht anders aus … Sie verlieren 10 Kompetenzpunkte. Weiter bei 192.

802 Sie benötigen jetzt nichts mehr. Der Ehemann der Patientin packt ein paar Dinge zusammen, während die Rettungsassistenten die Patientin, die noch viel Hilfe beim Laufen benötigt, langsam nach draußen bringen. Widerwillig sieht sie ein, dass es so am besten ist. Eine Messung des BZ im RTW ergibt einen Wert von 98 mg/dl, und so entscheiden Sie sich, dass der RTW ohne Ihre Anwesenheit ins nächste Krankenhaus fahren kann, während Sie mit Tom zurück in die Klinik fahren.

Bitte wählen Sie aus, ob Sie die Patientin in das Rhein-Klinikum, das NeoVitae-Krankenhaus oder die St. Josephs-Klinik schicken wollen. Die Patientin bevorzugt das NeoVitae-Krankenhaus, dieses ist jedoch das kleinste der drei städtischen Krankenhäuser. Ob Ihre Wahl des Transportzieles richtig war, erfahren Sie bei 344.

803 Sie wollen ganz sicher sein, dass es zu keiner Schädigung des Rückenmarkes kommt, falls eine Fraktur der Wirbelsäule vorliegt. Leider ist diese Maßnahme nicht sinnvoll und in der jetzigen Situation reine Zeitverschwendung. Der Patient ist schwer respiratorisch dekompensiert, Sie müssen handeln! Sie verlieren 5 Kompetenzpunkte und wählen eine andere Option von 112.

804 „So, jetzt reicht es aber wirklich langsam, oder?!", will Tom wissen, nachdem Sie den letzten Patienten übergeben haben.

„Wem sagst Du das. Ich habe jetzt auch genug", ächzen Sie zustimmend und werfen einen hoffnungsvollen Blick auf die Uhr. Es ist halb acht – bald müsste die Ablösung kommen.

„Also, ich geh' wieder nach oben. Falls wir uns nicht mehr sehen – hat echt Spaß gemacht mit Dir! Und Du hast Dich auch gut geschlagen!", meint Tom und winkt zum Abschied.

„Ohne Dich hätte ich wohl dumm ausgesehen. Vielen Dank für Deine Hilfe. Ich hoffe, wir sehen uns dann demnächst!", rufen Sie ihm nach und freuen sich, dass er offensichtlich nicht glaubt, Sie wären völlig ungeeignet für den Notarzt-Job.

Sie konzentrieren sich wieder auf Ihren Papierkram und füllen weiter die letzten Einsatzpapiere in der Ambulanz des Rhein-Klinikums aus, als jemand von hinten laut über den Gang ruft:

„Hey, na, wie war der erste Dienst?!"

Erstaunt drehen Sie sich um und erkennen freudig, dass da bereits Christine über den Gang kommt, die Kollegin aus Ihrer Abteilung, der Sie den Piepser gleich in die Hand drücken können.

„Puh, ging ganz gut, aber jetzt reicht es mir auch!"

„War's wenigstens einigermaßen ruhig?"

„Nee, ich hab kaum geschlafen und brauch' jetzt dringend entweder 2 Liter starken Kaffee oder ein Bett!", entgegnen Sie grinsend und ziehen erleichtert den Piepser von Ihrem Gürtel. „Hier, da hast Du das kleine Mistding!"

„Herzlichen Glückwunsch zur bestandenen Feuertaufe! Komm, ich lad' Dich noch auf einen Kaffee ein. Was hältst Du davon?!"

„Klar, gerne!", antworten Sie erfreut und raffen die Papiere zusammen. Gemeinsam schlendern Sie dann zum nächsten Kaffee-Automaten, berichten von den letzten 24 Stunden und lassen sich erschöpft den verdienten Kaffee spendieren (Abbildung 37). Glückwunsch, Sie haben soeben Ihren ersten Notarztdienst hinter sich gebracht! Ende.

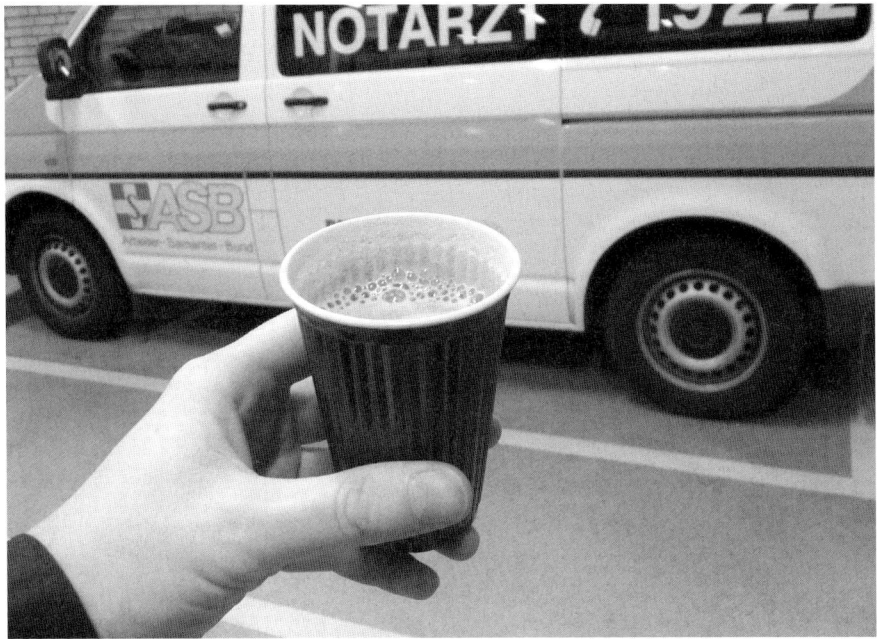

Abbildung 37: Der verdiente Kaffee nach dem Dienst

Raum für Diskussionen, Kritik, Anregungen und Gedankenaustausch finden Sie auf: http://www.NA-Einsatz.de

Anhang

Anhang 1: Details der erreichbaren Kliniken

	Rhein-Klinikum	NeoVitae-Krankenhaus	St. Josephs-Klinik
Bettenzahl	1100	200	600
Notaufnahme	Ja	Ja	Ja
Schockraum	Ja	Nein	Ja
Allg. Innere Medizin	Ja	Ja	Ja
- Kardiologie	Ja	Nein	Ja
- Notfall-Herzkatheter	Ja	Nein	Nein
- Gastroenterologie	Ja	Ja	Nein
- Pulmonologie	Ja	Nein	Ja
- Onkologie	Ja	Nein	Ja
Neurologie	Ja	Ja	Rufbereitschaft
- Lysetherapie	Ja	Nein	Nein
Allgemeinchirurgie	Ja	Ja	Ja
Thoraxchirurgie	Ja	Nein	Nein
Gefäßchirurgie	Ja	Nein	Ja
Herzchirurgie	Nein	Nein	Nein
Unfallchirurgie	Ja	Ja	Ja
Anästhesie	Ja	Ja	Ja
Intensiv	18 Betten	4 Betten	8 Betten
Verbrennungsbetten	0	0	0
Pädiatrie	Ja	Nein	Ja
Päd. Intensiv	8 Betten	Nein	Nein
Gynäkologie/Geburtshilfe	Ja	Nein	Ja
Radiologie	Ja	Ja	Ja
- CT	0–24 Uhr	8–16 Uhr	0–24 Uhr
- MRT	0–24 Uhr	Nein	8–16 Uhr
HNO	Ja	Nein	Nein
Augenheilkunde	Ja	Nein	Ja
Urologie	Ja	Ja	Nein
Dermatologie	Ja	Nein	Nein

Anhang 2: Notarztprotokoll - Kopiervorlage

Einsatznummer

Vorerkrankungen/Dauermedikation

Akute Anamnese

Erstbefund

Herzfrequenz   Blutdruck   SpO2

GCS   EKG-Rhythmus   Atemfrequenz

Applizierte Medikamente   Sonstige Maßnahmen

Kompetenzpunkte

Anhang 3: Verzeichnis ausgewählter Quellen

- Adams HA, Flemming A, Gänsslen A (2008): Massenanfall von Verletzten. Notfall Rettungsmed, 11, 386–392.
- Breckwoldt J (2006): Präklinische Behandlung der Anaphylaxie. Notfall Rettungsmed, 9, 711–720.
- Brenner T, Bernhard M, Hainer C (2006): Aktuelle prähospitale und frühe klinische Therapie des akuten Koronarsyndroms (ACS). Notfall Rettungsmed, 9, 556–560.
- Byhahn C, Dörges V (2007): Präklinische Intubation. Notfall Rettungsmed, 10, 482–487.
- Leitlinie der Deutschen Gesellschaft für Neurologie (2005): Ischämischer Schlaganfall: Akuttherapie (3. überarbeitete Auflage). Stuttgart: Georg Thieme Verlag.
- Dodegge G (2005): Unterbringung nach den Landesunterbringungsgesetzen. Nofall Rettungsmed, 8, 139–149.
- European Resuscitation Council: The European Resuscitation Council Guidelines for Resuscitation 2005. http://www.erc.edu.
- Genzwürker H, Ellinger K (2007): Atemwegsmanagement: Alternative Techniken. Notfall Rettungsmed, 10, 488–493.
- Groeben H (2005): Der akute schwere Asthmaanfall. Notfall Rettungsmed, 8, 67–77.
- Gruen RL, Jurkovich GI, McIntyre LK (2006): Patterns of errors contributing to trauma mortality. Lessons learned from 2594 deaths. Ann Surg, 244, 371–380.
- Haverkamp W, Breithardt G (2003): Moderne Herzrhythmustherapie. Stuttgart: Georg Thieme Verlag.
- Kafka G, Maybauer DM, Traber DL (2007): Das Rauchgasinhalationstrauma in der präklinischen Versorgung. Notfall Rettungsmed, 10, 529–540.
- Kern, R., Grond, M., Stingele, R (2008).: Prähospitalversorgung von Patienten mit Verdacht auf akuten Schlaganfall. Notfall Rettungsmed, 11, 159–165.
- Madler C, Jauch KW, Werdan K (2005): Das NAW-Buch. Akutmedizin in den ersten 24 Stunden. München: Urban und Fischer Verlag.
- Von Hintzenstern U (2004): Notarzt-Leitfaden, München: Urban und Fischer Verlag.
- Wölfl CG, Wölfl A, Wentzensen A (2007): Notfallmanagement bei Schwerbrandverletzten. Notfall Rettungsmed, 10, 375–387.

Über den Autor

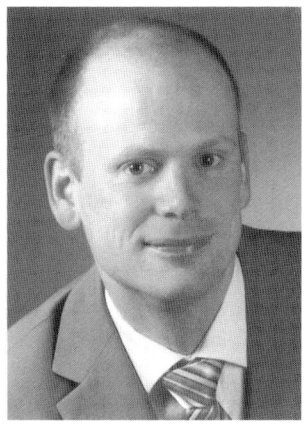

Dr. Daniel Schmitz, geb. 1976, studierte Medizin, Psychologie und Angewandte Ethik in Gesundheits- und Sozialsystemen (MA) in Freiburg, Madison/WI, USA, New Orleans/LA, USA und Bridgetown, Barbados. Nach einem 2-jährigen Gastspiel in der Allgemeinchirurgie ist er seit 2005 als Assistenzarzt an der Klinik für Anästhesiologie und Operative Intensivmedizin der Universitätsmedizin Mannheim beschäftigt und seit 2006 als Notarzt tätig. 1983 begann seine Karriere als Rollenspieler, sein erstes Abenteuer-Spielebuch bekam er 1984 in die Hand. Daniel Schmitz lebt in Heidelberg.

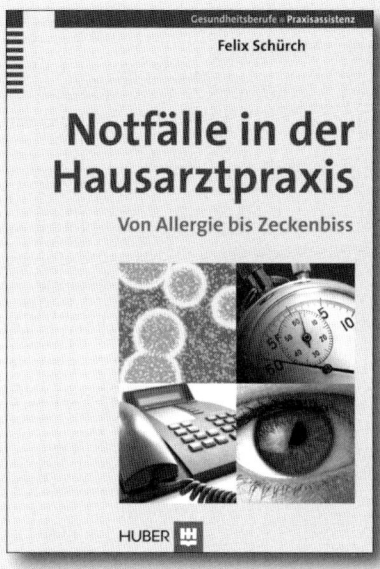

Felix Schürch

Notfälle in der Hausarztpraxis

Von Allergie bis Zeckenbiss

2010. 63 S., Gb
€ 17.95 / CHF 29.90
ISBN 978-3-456-84778-8

Die Zahl der ernsthaften Notfälle in einer Hausarztpraxis ist beschränkt, aber für diese Fälle muss jeder Handgriff «im Schlaf» sitzen. Dieser praktische Leitfaden stellt zu 28 häufigen Notfallsituationen die zu beobachtenden Symptome, die zu treffenden Entscheidungen, das praktische Vorgehen und die benötigten Medikamente dar.

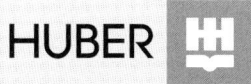

Erhältlich im Buchhandel oder über
www.verlag-hanshuber.com

HUBER

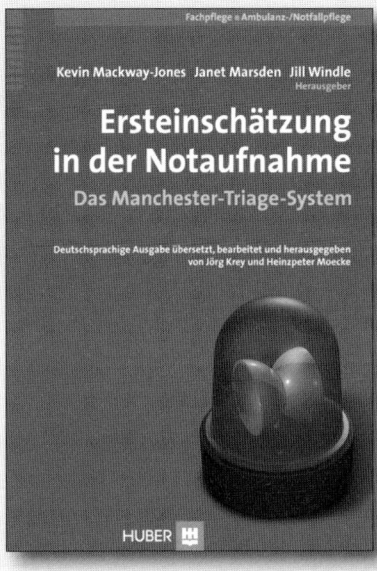

Kevin Mackway-Jones /
Janet Marsden / Jill Windle
(Hrsg.)

Ersteinschätzung in der Notaufnahme

Das Manchester-Triage-System

Deutschsprachige Ausgabe übersetzt,
bearbeitet und herausgegeben von
Jörg Krey und Heinzpeter Moecke.
2006. 213 S., 20 vierfarb. Abb., 64 Tab.,
Kt € 29.95 / CHF 48.90
ISBN 978-3-456-84317-9

Das Manchester-Triage-System ist eines von vier weltweit verbreiteten Systemen, um Notfallpatienten in ihrer Behandlungsdringlichkeit einzuschätzen und einzustufen. Kein anderes System ist in Europa so etabliert. Das System unterstützt den Neuling in der Pflege genauso wie den Experten, es zeigt die Bedürfnisse des Patienten auf und hilft bei der Organisation der Behandlungsprozesse.

«Ein modernes Handbuch für den aufgeweckten Praktiker von heute!»

PsychoLit-Newsletter

Erhältlich im Buchhandel oder über
www.verlag-hanshuber.com

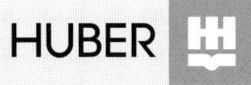